ビジュアルでわかる
トリガーポイント治療

THE CONCISE BOOK OF TRIGGER POINTS

増補改訂版

著　Simeon Niel-Asher
監訳　伊藤和憲
翻訳　皆川陽一・齊藤真吾

緑書房

The Concise Book of Trigger Points
A Professional and Self-Help Manual , Third Edition
by Simeon Niel-Asher

First published in 2005, and republished in 2008.
This third edition published in 2014
by Lotus Publishing/North Atlantic Books

Copyright © 2005, 2008, 2014 by Simeon Niel-Asher

Japanese translation rights arranged with Lotus Publishing/North Atlantic Books
through Japan UNI Agency, Inc., Tokyo

Lotus Publishing/North Atlantic Books発行の
The Concise Book of Trigger Points　A Professional and Self-Help Manual , Third Editionの
日本語に関する翻訳・出版権は株式会社緑書房が独占的にその権利を保有する。

ご注意

　本書で紹介する、適応症状、副作用、治療計画、製品については、細心の注意をもって記載されています。しかし記載された内容がすべての点において完全であると保証するものではありません。国の医療情報、製造元のパッケージ情報をよくご確認の上、ご活用ください。

　また、著者、監訳者、翻訳者、編集者、原著出版社ならびに緑書房は、本書記載の診断法、治療法を使用した結果として、不測の事態が起こったとしても一切の責任を負いかねます。（株式会社緑書房）

序文

ワクワクする旅の始まりにようこそ。

　数あるトリガーポイントに関する書籍のなかで、本書を手に取ってくださったことを感謝します。私が本書の初版の執筆を依頼されたのは2003年のことでしたが、とてもうれしかったのを今でも覚えています。

　出版後、本書は20カ国以上で翻訳され、世界中でベストセラーとなりました。しかし、初版の刊行からすでに10年以上が経過していることから、このたび内容を改訂し、最新の情報を盛り込むことにしました。自宅で行える簡単なセルフケアの方法はもちろんのこと、施術者向けの最新研究、エビデンス、高度なテクニックが網羅されています。

　本書を読む多くの人が、身体の痛みや機能障害を経験していると思います。しかしトリガーポイント治療によって、その多くが速やかに、そして効果的に軽減されることでしょう。

　本書をきっかけに身体の痛みから解放される平穏や希望がみつかることを願っています。

2014年

Simeon Niel-Asher
https://www.nielasher.com

目次

序文 003	参考文献 222
概論 007	索引 226
略語一覧 010	筋肉名index 232
	兆候・症状に対するトリガーポイントチェックリスト 233
	監訳をおえて 238
	著者・監訳者・翻訳者プロフィール 239

第1章 セルフケアテクニックによる治療 011

出会い 011	トリガーポイントができる部位はどこか？ 017
トリガーポイント治療を始める前の注意点 012	セルフケアトリガーポイント
セルフケア 014	リリーステクニック 020

第2章 骨格筋、筋肉のメカニズム、柔軟性 021

骨格筋 021	柔軟性 028
筋収縮の生理学 024	筋膜の発生学 028
筋骨格系のメカニズム 025	

第3章 トリガーポイントとトリガーポイントの形成 031

トリガーポイントの定義 031	トリガーポイント形成と姿勢 036
鍼、指圧とトリガーポイント 033	姿勢によるトリガーポイントと交差パターン 036
線維筋痛症 033	筋節内のトリガーポイント 037
Chapman反射ポイント（圧痛ポイント）	トリガーポイントの病態生理 037
vs.トリガーポイント 034	末梢性感作と中枢性感作 039
栄養要因と生化学的要因 034	トリガーポイントの分類 040
自律神経系の影響 034	トリガーポイント徴候 041
鑑別診断 035	身体所見 042
トリガーポイントと筋線維のタイプ 035	患者へのアドバイス 043

第4章 治療 ... 045

触診 ... 045	トリガーポイントリリーステクニックの実践 ... 052
注射とドライニードリング ... 046	テクニックの実践：詳細 ... 053
ドライニードリング ... 047	ストレッチ＆リリーステクニック ... 054
スプレー＆ストレッチ ... 051	治療者からのQ＆A ... 059

第5章 ストレッチと運動 ... 061

健康と柔軟性 ... 061	筋力トレーニング ... 064
ストレッチ ... 062	

第6章 トリガーポイントを超えて ... 065

身体（全身）から考えるトリガーポイント ... 065	筋・筋膜の経線 ... 070
複雑性理論 ... 067	ニールアッシャーテクニック（NAT） ... 074
ストレンジアトラクター ... 068	3次元（3-D）治療 ... 075
スーパートリガーポイント ... 069	

第7章 顔面部・頭部・頚部の筋肉 ... 077

頭蓋表筋（後頭前頭筋） ... 078	前・中・後斜角筋 ... 092
眼輪筋 ... 080	胸鎖乳突筋 ... 094
咬筋 ... 082	顎関節TMJ ... 096
側頭筋 ... 084	顎関節症 ... 097
外側翼突筋 ... 086	頭痛 ... 098
内側翼突筋 ... 088	頚部痛 ... 099
顎二腹筋 ... 090	

第8章 体幹および脊柱の筋肉 ... 101

脊柱起立筋（仙棘筋） ... 102	腹直筋 ... 114
後頚筋群 ... 104	腰方形筋 ... 116
多裂筋／回旋筋 ... 106	腸腰筋（大腰筋／腸骨筋） ... 118
頭板状筋／頚板状筋 ... 108	横隔膜 ... 120
外腹斜筋 ... 110	腰痛 ... 122
腹横筋 ... 112	

第9章 肩および上腕の筋肉 ... 123

僧帽筋 ... 124	棘下筋 ... 140
肩甲挙筋 ... 126	小円筋 ... 142
菱形筋群（小菱形筋／大菱形筋）... 128	肩甲下筋 ... 144
前鋸筋 ... 130	大円筋 ... 146
大胸筋 ... 132	上腕二頭筋 ... 148
広背筋 ... 134	上腕三頭筋 ... 150
三角筋 ... 136	肩痛 ... 152
棘上筋 ... 138	

第10章 前腕および手の筋肉 ... 153

円回内筋 ... 154	（総）指伸筋 ... 164
長掌筋 ... 156	回外筋 ... 166
手関節屈筋群 ... 158	母指対立筋／母指内転筋 ... 168
腕橈骨筋 ... 160	小手筋 ... 170
手関節伸筋群 ... 162	手関節痛 ... 172

第11章 殿部および大腿の筋肉 ... 173

大殿筋 ... 174	内転筋 ... 186
大腿筋膜張筋 ... 176	恥骨筋 ... 188
中殿筋 ... 178	縫工筋 ... 190
小殿筋 ... 180	大腿四頭筋 ... 192
梨状筋 ... 182	骨盤痛 ... 194
ハムストリングス ... 184	膝痛 ... 195

第12章 下腿および足部の筋肉 ... 197

前脛骨筋 ... 198	長趾屈筋／長母趾屈筋 ... 212
長趾伸筋／長母趾伸筋 ... 200	後脛骨筋 ... 214
長腓骨筋／短腓骨筋／第3腓骨筋 ... 202	足の浅層筋 ... 216
腓腹筋 ... 204	足の深層筋 ... 218
足底筋 ... 206	足関節痛 ... 220
ヒラメ筋 ... 208	足部痛 ... 221
膝窩筋 ... 210	

概 論

私（著者）について

　私は14歳のとき、大叔父から人間の自然治療を活かした医学である「オステオパシー」について学んだ。大叔父は現代医学に大きな変化のあった1960年代に、オステオパシー医、鍼師、自然療法医として働いていた人物であり、当時、彼から聞いた、「自分の身体を自分自身で治療することを推奨する」という概念は、私に衝撃を与えた。オステオパシー整復医学（OMT：Osteopathic Manipulative Treatment）は、身体が本来持っている自然治癒力に重点を置き、この「半自動」反応を引き起こすための技術を教えるものである。身体にはまだ現代医学を打ち負かし、出し抜くような自動調節や自然治癒のメカニズムが存在している。オステオパシー医としての仕事を通して、私は言葉では言い表せない「タッチの言葉（触れることの大切さ）」を感じることを学び、理解してきた。

　トリガーポイントに出会ったのは大学2年生のときで、その出会いは私にとって特別なものとなった。それから2年半は、2〜3人の友人と毎週末、その道のマスター（達人）であるDavid Warren, D.O.を訪ね、見学・学習した。

　1992年の大学卒業後、私はオステオパシー医、研究者、教員としての仕事をしながら、22年間にわたり幸運にも何千人もの人に出会い、治療の手助けを続けてきた。そしてそれらを通じて、かけがえのない家族、友人、海外での職歴など、多くのものを得ることができた。さらに、歌手、ハリウッド俳優、経済界のリーダー、政治家、オリンピック選手といったトップランナーたちとも出会い、彼らの癒しに貢献するという、うれしい経験もした。そして、1999年にニールアッシャーテクニック（NAT）と呼ばれる新たなトリガーポイント治療を開発した。これらはすべて、私が痛みの医学において公然には知られていなかった"トリガーポイント治療"を学び、理解しようと努力を続けてきた賜物だと考えている。

あなた（読者）について

　「急性痛」と「慢性痛」は、人に治療の必要性を意識させる最大のタイミングとなる。痛みが生じているときは弱気になるため、他者にすすめられるままにさまざまな治療法を試してみることだろう。しかし医者に行っても、MRIや血液検査をして何らかの薬が処方されて追い返されるか、どこも悪くないといわれる程度かもしれない。最悪の場合、心の問題とされる可能性だってある。また、理学療法、栄養学、食事療法、鍼、カイロプラティック、オステオパシー、マッサージ、ボーエンセラピー、ピラティスなどを試しても全く効果がないこともあるだろう。この情報化社会では、自社製品を販売することにしか興味のない製薬企業のさまざまな薬、根拠や再現性に欠ける食事療法や治療、そして自分勝手な治療家に、誰もが翻弄されている。

　だが、トリガーポイント治療は本物である。効き目が早く、低価格で、再現性があり、エビデンスに基づいており、容易に修得できる。なぜ医師や徒手療法者はトリガーポイントを実践したり、知ろうとしたりしないのだろうか。治療に携わるすべての人がトリガーポイントを取り入れるのは時間の問題であろう。また、トリガーポイントを知らなくても、治療者の多くは日々の治療のなかでこれを使っている。すなわち、トリガーポイントを正確に使用することができれば、治療効率や完治までのスピード、有効性を高めることができるのである。

痛みについて

　筋肉の痛みと機能障害は、外傷、慢性的な姿勢、スポーツによる外傷、全身性疾患など多くの因子から生じることがある。筋肉の痛みは、我々にとってとても大切な防御機構であり、何か故障が起きたことを我々に知らせる重要な警告信号となっている。また、トリガーポイントは、さまざまな症状と関わっており、他の疾患と似た症状を呈する。頭痛、耳痛、歯痛から背部痛、テニス肘（外側上顆炎）、さらにめまいでさえ、トリガーポイントがその痛みの発生原因となっていることがある。

　本書では、痛みの原因を確認する方法と自宅で簡単に行える効果的なケアについて解説している。すでにトリガーポイント治療を行っている施術者にとっては簡潔なガイドブック、臨床的に価値ある本となるだろう。第4〜5章では、新たなテクニックとして、ドライニードリング、スプレー＆ストレッチ、PNF（固有受容性神経筋促進法）、進化した手技PRT（ポジショナルリリーステクニック）、また基本となるNATなどを紹介する。

本書について（使い方、特徴）

　本書は、鍼灸・マッサージや整体、理学療法などを学ぶ読者に有益な情報を提供するため、トリガーポイントと関連の深い主要な骨格筋を理解しやすい形式にまとめた参考書である。各筋肉の情報は、統一した形式で記載しており、本書の見方を図1に示す。

筋　膜

　例えば、あなたが果物のオレンジだとしよう。あなたの皮膚（果皮）は表層の膜であり、微細な毛と受容器が埋め込まれている。果皮の真下にある白い頑丈な中果皮（内側の白いもの）も膜であり、各分節を取り囲む袋は深層の膜である。もっと細かく観察すると、オレンジの果汁は、均一の小さな膜袋で保たれている。つまり、オレンジとヒトの構造はすべてが似ていると考えられる。

　私たちの身体の至る所に膜は存在し、臓器や骨、腱を包んだり支えたりしており、なかでも筋肉を包んでいる膜は「筋膜」として知られている。膜は生きた組織であり、記憶する力も有しており、化学物質や他の物質を全身に運ぶ手助けをすることもある。本書で「筋膜トリガーポイント」と表記するときは、特定の筋肉とそれを包んでいる膜におけるトリガーポイントのことを示している。なお、筋膜は身体の多くの組織に結合しているため、結合組織として分類されることがある。

トリガーポイントの決め方

　本書ではさまざまな書籍を参考にした上でトリガーポイントの部位を決定し、それを点（●）に示しているが、トリガーポイントはその部位だけに限局して現れるわけではなく、その周囲にも出現する可能性がある。筋・筋膜は連続体であるため、骨格、姿勢、体重増加などの小さな変化がトリガーポイントの位置や形成に大きく影響を与えている。実際、臨床においては、トリガーポイントが決まった場所（第7〜12章に示すような部位）に存在するのではなく、状況に応じてさまざまな場所に出現する。

　また、トリガーポイントを圧迫する際の方向・幅・力などの因子が、トリガーポイントの部位を決定するのに影響していることも考慮しなくてはならない。

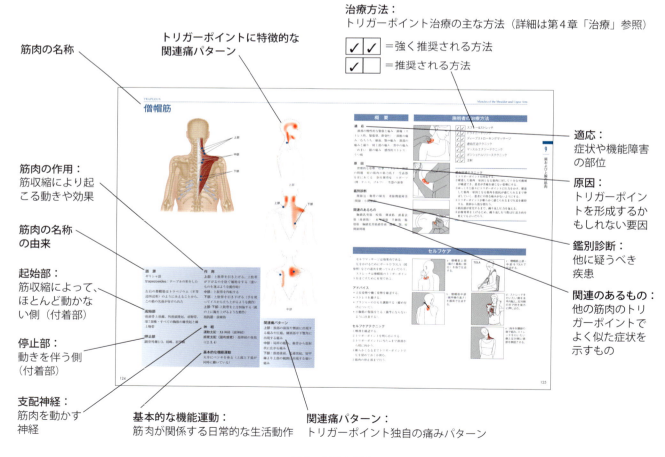

図1　本書の見方

末梢神経支配についての注釈

神経系の構成
- 中枢神経系（CNS）：脳、脊髄
- 末梢神経系（自律神経系も含む）：脳や脊髄以外のすべての神経構造

末梢神経系は12対の脳神経と31対の脊髄神経から成り、脊髄神経は生じている脊髄の高さ（レベル）に応じて番号が付けられている（このレベルを「脊髄分節」と呼ぶ）。

本書では、筋肉の末梢神経支配について、この情報を必要とする人のために記載した。しかし、脊髄分節＊（図2）に関する情報は資料によって異なっている。それは、神経線維が叢（神経の網状組織。「編む」という意味を持つラテン語「plectere」が語源）を成すことで他の神経線維との関連が複雑になった結果、神経線維のルートを調べた解剖学者によって意見が食い違うためである。以上のことから、支配神経に関する情報は、解剖学的な意味合いよりもむしろ、臨床的な観察から得られたものであることを理解すべきである。

また、支配神経に関してできるだけ正確な情報を記載するために、Florence Peterson Kendall と Elizabeth Kendall McCreary によって考案された方法を用いた（『Muscles：Testing and Function』参照）。その方法とは、Kendall & McCreary（1983）が、6つの著名な解剖書（Cunningham、deJong、Foerster & Bumke、Gray、Haymaker & Woodhall、Spalteholzによる著書）の情報をまとめる手法である。その方法で得られた結果とKendall & McCrearyの結果を交差試験し、それぞれの筋肉にとって最も重要な神経根を決定し、次に説明する**太字**で示している。

例を挙げて説明していこう。回外筋の場合、橈骨神経の深枝【C5, **6**, 〈7〉】によって支配されている。関連する脊髄分節はアルファベットで【C】、レベル番号で【C5, **6**, 〈7〉】と示している。

上記の中央、太字の番号【**6**】は少なくとも5冊以上の解剖書で一致したことを示している。また、左端の太字でない番号【5】は3冊以上に記載されているものとなっている。さらに、右端の太字でなく、括弧で示している番号【〈7〉】は2冊の解剖書に記載されているもの、あるいは2冊以上に記載されていたとしても"重要でない"と本に記載されているものを示している。なお、1冊の解剖書にしか脊髄分節が記載されていないものについては無視している。したがって、太字は主要な支配神経、太字でないものはあまり重要ではない支配神経を示しており、括弧書きにされている〈番号〉は関連する可能性がある、もしくはまれな支配神経と考えてよいだろう。

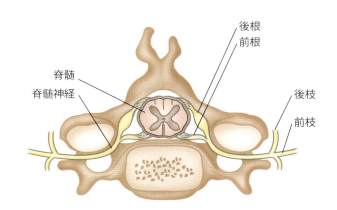

図2　脊髄分節
前根と後根が結合して脊髄神経を形成し、そのあと前枝と後枝にわかれる。

＊脊髄分節とは、それぞれの脊髄神経（1つは体幹の右側に、もう1つは体幹の左側に存在する）が起こる脊髄の部位である。それぞれの脊髄神経は運動線維や感覚線維を含んでいる。脊髄神経が孔（上下の椎骨の間隙：椎間孔）を通って出るとすぐに、後枝（背側）と前枝（外側・前側）にわかれる。後枝は頸部・体幹の皮膚と伸筋群を支配している。前枝は四肢・体幹の側面と前面を支配している。

略語一覧

ACh：アセチルコリン
AIIS：下前腸骨棘
ANS：自律神経系
ASC：前矢状線
ATP：アデノシン三リン酸
BK：ブラジキニン
CRHR：コントラクト リラックス／ホールド リラックステクニック
CNS：中枢神経系
CNSP：皮質神経体性プログラミング
COPD：慢性閉塞性肺疾患
DAC：深前線
DSM：ディープストローキングマッサージ
EMG：筋電図
ENT：耳鼻咽喉科
GCA：巨細胞性動脈炎（側頭動脈炎）
GI：胃腸
GTO：ゴルジ腱紡錘
HLA：ヒト白血球抗原
ICT：虚血（抑制）圧迫テクニック
IMES：筋肉内電気刺激療法
IMS：筋肉内刺激
IT：腸脛靭帯
ITPH：トリガーポイント総合仮説
LC：外側線
LTR：局所単収縮反応
MEP：運動終板
MET：マッスルエナジーテクニック
MLD：徒手リンパドレナージ
MT：マイオセラピー

MTP：筋・筋膜トリガーポイント
NAT：ニールアッシャーテクニック
NLP：神経言語プログラミング
NMDA：N-メチル-D-アスパラギン酸
NMT：神経筋テクニック
OMT：オステオパシー整復医学
PID：骨盤内炎症性疾患
PIR：等尺性運動後の筋伸張法
PMR：ポリモーダル受容器
PNF：固有受容性神経筋促通法
PNS：末梢神経系
POL：後斜線
PRT：ポジショナルリリーステクニック
PSC：後矢状線
PSLE：下肢長差
RI：相反抑制テクニック
RSI：反復性のストレス障害
RTA：道路での交通事故
SCS：ストレイン・カウンターストレイン
SCM：胸鎖乳突筋
SLE：全身性エリテマトーデス
SNS：交感神経系
SR：筋小胞体
STP：スーパートリガーポイント
TCM：中医学
TFL：大腿筋膜張筋
TMJ：顎関節
TMJD：顎関節症
TPR：トリガーポイントリリース

第1章
セルフケアテクニックによる治療

Healing Yourself through Self-Help Techniques

- 出会い
- トリガーポイント治療を始める前の注意点
- セルフケア
- トリガーポイントができる部位はどこか？
- セルフケアトリガーポイントリリーステクニック

出会い

まずはJohnの話から始めよう。

彼の母親によると、Johnは昔から病弱で、3歳になる直前には高熱で生死の境をさまよったことがあった。また、5歳までに、百日咳、水疱瘡にかかり、健康状態はよくなかった。10代は健康に気をつけながらさまざまなスポーツを行っていたが、消化器系の問題があり、14歳で体重は43kgだった。さらに、大腸疾患、セリアック病と診断され、腰痛もあった。彼が17歳のときには、父親とともにミネソタ州ローチェスターのメイヨ・クリニックに行き、副腎の機能が低下するアジソン病と診断された。

やがて、Johnは筋肉の痛みを訴えるようになる。最初は、兵役中に脊髄に損傷を受けたことが原因と診断され、腰部の大手術を受けた。手術は成功したが、服薬と背中を固定する装具を装着していても、痛みは悪化していった（図1.1）。彼の兄弟によれば、耐え難い痛みだったようだ。彼は次第に趾に触れることもできなくなり、靴ひもさえ結べなくなった。時に松葉杖を使うこともあり、薬はいつも服用しなければならない。だが、この薬は一時的には症状を楽にするものの、副作用として抑うつ感、骨粗鬆症、慢性的な筋肉の痛み、スパズムなどが出るようになった。

JanetとJohn

Johnは30代後半に、友人の紹介で、筋筋膜トリガーポイント治療と呼ばれる新しい治療を行っている議論好きで聡明なJanet Travellの所を訪れた。彼女は、定期的にJohnを治療し、踵を上げるように心がけること、そしてロッキングチェアが痛みを和らげるとアドバイスした。数週間後、Johnは筋肉の痛みを調整できるようになり、

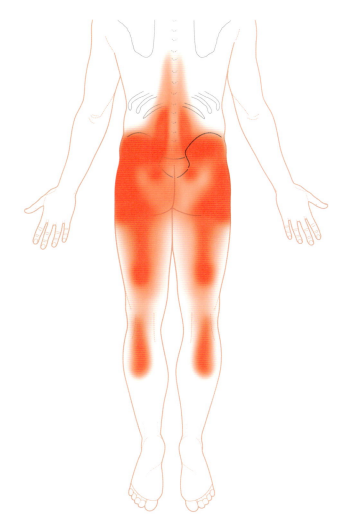

図1.1　John F. Kennedyが訴えた痛みの範囲
両側の脊柱起立筋の下部、両側の大殿筋、中殿筋、小殿筋、両側の大腿筋膜張筋、両側の腓腹筋

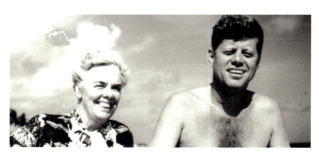

図1.2　Janet TravellとJohn F. Kennedy
Janet TravellとJohn F. Kennedy。Travellのサクセスストーリーは、http://www.janettravellmd.com

トリガーポイント治療を始める前の注意点

　トリガーポイントはさまざまな理由で発生するため、トリガーポイントの痛みが身体のどこにあるか考えることは重要である。本書で紹介しているテクニックは有資格者の治療に代わるものではないということを強調しておかなければならない。トリガーポイントは、一般的な痛みを引き起こすが、時に深刻な症状を引き起こすことがある。そのため、医師あるいは経験のある手技療法者から適切に診断してもらうことをおすすめする。

急性痛と慢性痛

　筋肉の痛みの75〜95％は、トリガーポイントが最初の原因となっているとの報告がある。そのため、トリガーポイントを理解し、治療方法を身に着けることが痛みを抑えることに役立つ。

　トリガーポイントはさまざまな理由によって生じる。以下のような日常生活の動作や姿勢も原因となる。

- 頭部が前方に出ている姿勢（上位交差パターン）
- 猫背（上位交差パターン）
- 頭部が傾いている姿勢（電話の姿勢）
- 人間工学に基づかない職場環境（机やイスの高さなど）
- 立位での前かがみの姿勢（下位交差パターン）
- 座位での前かがみの姿勢（パソコン前での姿勢）
- 脚を組んだ姿勢
- 習慣的な姿勢や癖
- 運転時の姿勢
- 側彎
- 関節の過可動性
- 重い荷物の上げ下げや持ち運び
- 顎関節症

　その症状が軽減するようになった。実際に、彼女の治療のおかげで、Johnはその後、世界を変えるような素晴らしい政治家となった（図1.2）。

　Johnは多くの優秀な医師が治せなかった痛みから解放された。彼の痛みの原因は、筋肉にあるトリガーポイントによるものだった。Travellの治療は、シンプルな手技による治療で、筋肉内に存在する隠された痛みの原因を開放するものだった。JohnはTravellの仕事を公的に認め、大統領就任後、専属の医師とした。彼女は、民間人からこのポストについた最初の女性となった。Travellは、1997年に95歳で亡くなるまで、トリガーポイントに隠された理論と技術を探求し続けた。彼女の遺産は、時を超えて、幅広く研究され、検証されてきた。こうして、多くの人がこのシンプルで効果的な治療の恩恵を受けることができるようになった。

- 頚椎捻挫後遺症（むちうち）
- 下肢長差
- 反復動作やスポーツ
- ビタミンやミネラルの不足
- 鉄分の不足、甲状腺機能低下
- 医原性（薬剤）

痛みが長く続くことで、痛みの原因となる局所部位だけでなく、局所から遠く離れた部位にまで痛みが及ぶことになる。

トリガーポイントには、活性化と非活性化の2つの状態がある。また、主要な痛みの周辺に生じること（衛星トリガーポイント）や2次的に他の筋肉に生じること（2次的トリガーポイント）もある。アンギナ、滑液包炎、前立腺炎、虫垂炎、膀胱炎、関節炎、食道炎、手根管症候群、骨盤痛、肋軟骨炎、坐骨神経痛、狭心症、胆嚢炎に似た症状を呈することもある。

トリガーポイント101

トリガーポイントという言葉は、Janet Travellによって、「筋肉内の緊張部位で痛みのある塊あるいは硬結」と定義されている。トリガーポイントは、以下の特徴をもつ。

- 痛み、時に激しい痛みが散在している
- 硬結は筋肉の索状部位にある
- 圧迫することで、特有の部位に再現性のある痛み（関連痛）が起こる
- 痛みの原因は、神経学的検査の結果からは説明することができない

トリガーポイントの重要な特徴の1つは、痛みを感じる場所から離れた筋肉にトリガーポイントがあることである。そのことを知らない多くの治療者は、治療がうまくいかない。多くの場合、施術者や医師は、痛みの原因をみつけるよりも痛みの部位に注目する傾向にある。トリガーポイントは筋肉を短くさせ、機能を低下させる。このことが神経や血管を圧迫することにつながる。そのため、トリガーポイントやその関連痛を理解することが痛みの原因の発見を促す。

トリガーポイントの形態的特徴とは？

感覚を言葉で表現することは難しい。手に感じるものを表現する言葉も多くないが、「トリガーポイントをどのように感じるか」いくつかの表現を紹介する。

- 押しピンのような小さな硬結
- 豆粒大の硬結
- 大きな硬結
- いくつかの連なった硬結
- 筋肉に線のように感じる少し硬い索状部位の中の圧痛点
- パスタのようなロープ状のもの
- 周囲の皮膚よりも少し温かい部位（代謝や自律神経の亢進のため）

トリガーポイント治療とは？

トリガーポイント治療の目的は、痛みの原因を不活性化することである。普段から行うことができる多くのアプローチがあり、道具を使った治療をパートナーとあるいは自分ひとりで自宅で行うことができる。さらに、生活様式を見直すことで、トリガーポイント治療が驚くほど早く、そして継続的な治療効果を生む。この治療には次のような目的がある。

- トリガーポイントを正確にみつけること
- トリガーポイントの発生原因をみつけること
- トリガーポイントを不活性化するための適切な治療を行うこと
- トリガーポイントを再発させない方法を考えること

またトリガーポイントを圧迫すると次のようなことが起こる。

- 圧迫部位と痛みを感じている部位の痛みが減少・消失
- 痛みのフィードバック経路が減少
- 痛みの悪循環を断つ
- 緊張を緩めることで、他の組織に間接的な効果を生む
- 圧迫している周囲の筋膜を緩める
- 血流を改善し、老廃物を流す
- 鎮痛物質であるエンドルフィンを放出
- 自律神経系に影響

関連痛とは？

トリガーポイントの関連痛は、狭心症からの顎や腕の痛み、虫垂炎による肩の痛みと同じものではない。トリガーポイントを5〜6秒間圧迫すると、関連痛部位の一部やすべてが活性化する。これが症状の再現（圧迫した場所と離れた場所に症状が出る場合が多い）である（**図1.3**）。

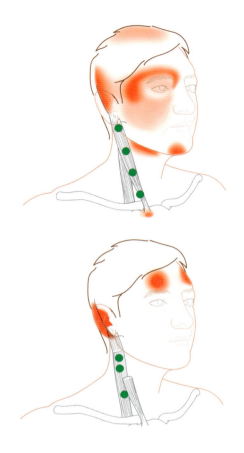

図1.3　胸鎖乳突筋の関連痛パターン

自律神経系とは？

自律神経系とは、発汗、消化、呼吸のような植物性機能と関係している。トリガーポイントは、発汗、皮膚炎、風邪、鳥肌、充血、多汗、めまい、月経困難症、頻尿、耳痛、耳閉、呼吸困難などの自律神経症状を起こす原因となることがある。

セルフケア

痛みの原因であるトリガーポイントを正しく理解することが治療につながる。治療の際に痛みを再現させて確認することは、決して間違ったことではなく、治療を手助けする手段となる。私は、患者自身の力でよくなることが重要であり、「知識は力である」と考えている。そのため、治療を始める前に、筋肉のことを学び、治療方法を理解し、生活習慣を確認するようにしよう。

セルフケアは、自宅で施術者の力を借りずに、自分自身の痛みを理解し、コントロールする助けとなるものである。トリガーポイント治療を身につければ、友人、家族、近所の人から治療を依頼されることもあるだろう。もしかしたら、いつの日か、あなたが施術者になっているかもしれない。

本書では、私の長年の治療に基づいた最も効果的なセルフケアテクニックやストレッチを紹介している。

どんな道具が必要か？

テーブルでも構わないが、ベッドか長イスの方が安定する。ディープストローキングマッサージでは、クリームやローションを使用する。圧迫するために道具を使用した方が指と手を守ることにつながる。

トリガーポイントはどこにあるか？

以下に示すものを探す。
- 罹患した筋肉の緊張した部分
- 圧痛部位（激しい痛み）
- 触知可能な索状硬結
- 関連痛の存在
- 症状の再現（正確な）
- トリガーポイント部位の皮膚弾力性の低下

罹患した部位は、周囲よりも湿り気があったり、温たかったり冷たかったりする。またサンドペーパーのような肌ざわりに感じることもある。

トリガーポイントを探す手の部位は？（第4章 図4.1参照）

- 指先：爪を短く切る
- 指の平らな部分：指先で筋肉を横切るように動かす
- 挟む：母指とその他の指で筋腹を挟み、筋線維を前後に転がす
- 手掌での触診：腹部（内臓）でよく使われる
- 肘：てこの原理を利用する

どのように自分でトリガーポイントを治療するのか（圧迫するのか）？

トリガーポイント治療を受けたことがある人なら、セルフトリガーポイント治療に抵抗はないだろう。受けたことがない人にとっては、虚血圧迫テクニック、ディープストローキングマッサージが簡単で安全、効果的な治療となる。

圧迫する力はどの程度か？

痛みのある組織を母指で強く、ゆっくり、深く圧迫する。注意すべきことは、「ゆっくり」、「慎重に」、「均等に」圧迫することである。そのためディープストローキングマッサージは、歯磨き粉をチューブからゆっくり押し出すような感じで行う。

組織に変化を起こすのに必要な圧迫の強さを決めるも

う1つの要素は、筋線維のタイプ（I型とII型）と患者の体格で、このことは治療する深さに影響する。がっちりとした体格ならば、特に姿勢筋に対して、しっかりとした強さで圧をかける。華奢な体格であれば、組織に変化を起こすのに強い力は必要ない（第2章参照）。

圧迫方法はどうか？

しっかりとした深い正確な圧を、硬結あるいは豆粒大のトリガーポイントへ与えることが望ましい。私はこれまでホットゾーン（図1.4）の理論によって説明してきた。トリガーポイントの中心はこのゾーンのどこかにある。このゾーンから痛みを再現する圧迫方向をみつけよう。圧迫の方向を少し変えることで他の部位に痛みを起こして驚いたことがある。その場所に手があれば、感じることができるだろう。

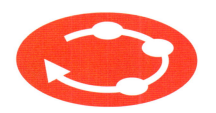

図1.4　ホットゾーン

圧迫の時間は？

痛みのある組織を6秒圧迫する。
- すぐに痛みを止めたいなら、圧迫によりトリガーポイントが軟らかくなるか、消失するまで圧迫する
- 痛みが変わらないなら、さらに15秒圧迫する
- 必要に応じて3回繰り返す
- 3回繰り返してもトリガーポイントが非活性化しないなら、2次的トリガーポイントか衛星トリガーポイントの可能性がある

圧迫の後は？

軽擦法で深部にアプローチする。深部は圧迫によって軟らかくなっているかもしれないが、必ず軽擦を行おう。発痛物質を押し流し、筋膜の修復を促す作用がある。

トリガーポイントや関連痛はすべて同じ部位か？

基本的には同じ部位だが、個々の身長や体重、脂肪や筋肉の割合によっては、トリガーポイントの位置が変化する。上記の要素は筋膜レベル、さらにはトリガーポイントの位置に影響を与える。瘢痕組織やケロイドが筋膜のゆがみやトリガーポイントの位置を変化させる。

筋線維のタイプは？

身体の部位や働きによって、筋線維はさまざまな形態をしている（第2章 図2.4参照）。その形態によって、より強い力を発揮する。中心トリガーポイントは、筋線維の方向によっても変化する。例えば、多羽状筋では、数個のトリガーポイントは、羽状にわかれたそれぞれの中央に存在する。

使用するクリームやローションは？

一般的に、探し出した部位を圧迫する際にすべる可能性があるため、オイルは使用しない方がよいだろう。私は、青い容器に入ったニベアクリームを使用する。ビタミンEを混ぜたアルニカクリームや保湿クリームを使ってもよいだろう。羊毛脂にアレルギーがあるようなら、石油製の油、ベビーパウダー、マッサージオイルを使用する。

治療の回数は？

私の経験では、セルフケアは1日に1回以上、3、4日にわけて各部位を行うべきである。ボール、ローラー、フックなどの道具の使用は、1つの部位に対して10分以内で、1日6回までとする。

道具

トリガーポイント治療に最も使われるのは指（特に母指）、肘だが、治療のためのさまざまなセルフケア道具も販売されている（図1.5）。
- ボール
- 棒
- ノブル
- TOLA System（図1.5のhを使用した治療）
- ローラー（軟らかい形状）

治療効果は道具によって異なり、トリガーポイントの圧迫や治療後に筋肉を伸ばすために使用する。道具にはそれぞれ長所と短所がある。ボールやノブルのような道具は、手や肘の代わりに圧を強めたり、指への負担を減らすために使用する。セラケイン（図1.5g）やTOLAのような道具は、ポイントを強く圧迫するために使う。

道具は、立位、座位、側臥位など肢位を変えて使われることもある。「ちょうど、そこ」という部位まで、ゆっくりと優しく圧迫を加えていけば、活動性トリガーポイントを刺激することができる。周囲が軟らかくなるか症状が再現されるまで圧迫する。慢性の度合いにもよるが、圧迫の道具の使用は1日に6回までを限度とする。

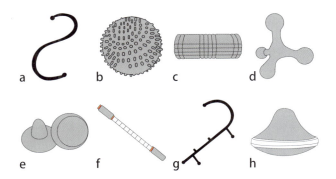

図1.5 トリガーポイント治療のためのセルフケア道具
a　バックノバー
b　ボール
c　ローラー（軟らかい形状）
d　圧迫棒（圧迫方向が4つ）
e　ノブル
f　圧迫棒（圧迫方向が1つ）
g　セラケイン
h　TOLA
詳細は、http://www.Nielasher.comに記載。

ボールやフックを使って、どうやってトリガーポイントを治療するのか？

治療方法は、慢性か急性かで異なる。慢性のトリガーポイントでは、痛みが減少するまで、1日に6回を限度に圧迫を行う。急性の場合は、回数は少なくする。優れた治療者は、状況に合わせて圧迫する回数を増やしたり減らしたりする。それは要因の違いによる。

症状が悪化することはあるのか？

正確な場所に正しく治療を行えば、悪化することはない。治療後2日程度は痛みがあるかもしれないが、それ以上たっても痛みが収まらない、あるいは悪化するようなら、自分で治療するのを止めて専門家に相談しよう。

内出血は起こるのか？

指示通りに行えば、内出血が起こることは通常ない。ただ、抗凝固剤を服用していると起こることもある。治療を何度か行うことで、内出血は起こりにくくなる。私は、内出血の原因は、治療（圧迫）の深さではなく、圧迫の速さだと考えている。そのため、圧迫の際には皮膚の下に、筋肉と固い硬結を感じるようにしよう。アルニカクリームなどを使えば、内出血を起こす可能性を減らすことができる。しかしながら、もともと内出血を起こしやすい人もいるので注意しよう。

[ヒント]
皮膚の下に筋肉と固い硬結を感じるようにして、ゆっくりと圧迫しよう。決して、急に放してはいけない。

治療後、痛みが出るなどの副作用は？

治療後1～3日間は痛みや内出血が起こることはある。しかし、これが治療効果か副作用かは明確ではない。治療の反応として起こることもあり、頚部で最も起こりやすい。この痛みや内出血は治療効果としての反応か、副作用かよく議論される。副作用には、疲労感、インフルエンザに似ただるさや倦怠感、眠気のような症状も含まれる。

ストレッチ

治療の日はストレッチを1時間程度、数週間から数カ月間は1日に3回程度行うことが推奨される。各筋肉へのストレッチ方法は、本書内にて適宜紹介する（図1.6）。

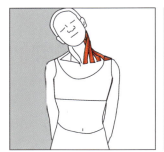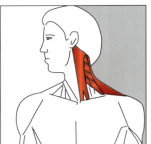

図1.6　胸鎖乳突筋へのストレッチ

ライフスタイルと食事

葉酸、鉄分、ビタミン、ミネラルなどの栄養成分がトリガーポイントの活性化に関与するとの報告がある。腱はニコチンによって修復されにくくなることが知られている。さらに、最近の研究では、現代のライフスタイルが筋肉や腱に影響し、脂肪増加や予期しない怪我を起こすことがわかっている。脂肪の多い食事や活性酸素なども軟部組織に影響する。葉酸だけでなく、オメガ3脂肪酸、亜鉛、マグネシウム、鉄分、ビタミンK、ビタミンB12、ビタミンCといったサプリメントを取ることは、修復過程を早めることになる。

セルフケアNAT方法

第7～12章では、各章の終わりでスーパートリガーポイントとともにNATテクニックを紹介している。全身のどの部位に対しても万能とは限らないが、この方法は私がこれまで何千人もの患者を診てきたなかで確立した方法である。

スーパートリガーポイントとNATテクニックの詳細については第6章で紹介する。

トリガーポイントができる部位はどこか？

p233において、痛みの部位から問題となる可能性のある筋肉のリストを掲載している。第7～12章の本文ではトリガーポイントと関連痛が確認できる。症状とトリガーポイントの起こりやすい部位を以下の**表1.1**（p17～p19）にまとめた。症状からトリガーポイントをみつけることができる。

症 状	トリガーポイントの起こりやすい部位
あい気（げっぷ）	腹部（特に腹直筋）、上胸部の脊柱起立筋
握力低下	棘下筋、斜角筋、手の伸筋群、腕橈骨筋、短母指外転筋
足首の不安定性	前脛骨筋、腓骨筋
脚の腫脹	梨状筋、その他の外旋筋群、長・短内転筋
趾の痙攣	長趾伸筋
息切れ	肩甲挙筋、斜角筋
一回換気量の減少	前鋸筋、肋間筋
嚥下困難	頭長筋、頸長筋、内側翼突起、顎二腹筋
嚥下時の痛み	内側・外側翼突筋、顎二腹筋、頭長筋、胸鎖乳突筋
嘔吐	腹筋（特に腹直筋）
音と光に対する過敏	後頭筋
外陰部痛	骨盤底筋、腸腰筋、腹直筋、内閉鎖筋
開口制限	咬筋、大頬骨筋（10～20mmの開口距離となる原因）。
階段を上れない	脊柱起立筋、腰方形筋、前脛骨筋、ヒラメ筋、長趾屈筋
顎関節症（TMJS）	外側翼突筋、咬筋（深部）
下垂足	前脛骨筋
かすみ眼、視力障害	頭板状筋、眼筋、胸鎖乳突筋（胸骨頭）、上部僧帽筋、眼輪筋、咬筋（近視）

症 状	トリガーポイントの起こりやすい部位
過敏性腸症候群（IBS）	直腸、腹部の筋肉（特に腹斜筋）、多裂筋（胸部と腰部）、骨盤底筋、大内転筋
眼圧上昇	頭板状筋
眼瞼下垂	胸鎖乳突筋（胸骨部）、眼輪筋
逆流性食道炎	外腹斜筋（上部）
胸郭出口症候群の痛み	斜角筋、大胸筋、広背筋、大円筋、肩甲下筋、小胸筋、僧帽筋、肩甲挙筋、上腕三頭筋
車酔い／船酔い	胸鎖乳突筋
痙性腹痛／疝痛	腹直筋－臍の外側
結膜炎（眼の充血）	前頭筋、眼輪筋（上部）、胸鎖乳突筋（胸骨部）
下痢	下腹部、腹直筋右下部、腹横筋
幻肢痛	切断された下肢、上肢、胸部の周囲の筋肉のトリガーポイントが、術後に離れた組織の部位に痛みを出す
肩峰下インピンジメント症候群	前鋸筋
睾丸の萎縮	脊柱起立筋
睾丸の病変	多裂筋
光線過敏症	前頭筋、眼輪筋（上部）、胸鎖乳突筋（胸骨部）、頭直筋
後鼻漏	内側・外側翼突筋、胸鎖乳突筋
声機能障害	内側・外側翼突筋、頸部前方の筋肉、顎二腹筋、喉頭筋
鼓腸	腹部の筋肉
こむらがえり	腓腹筋
鎖骨下動脈の絞扼障害	小胸筋
耳閉／聴力低下／聴覚過敏／難聴	内側翼突筋、外側翼突筋、咬筋
しゃっくり	横隔膜、口蓋垂

症　状	トリガーポイントの起こりやすい部位
腫脹（足部、足関節）	梨状筋、ヒラメ筋
腫脹（手）	斜角筋
腫脹（喉）	顎二腹筋（リンパ節の腫脹に似ている）
消化不良	腹直筋
上気道機能障害	大胸筋（気管支の上）、肋間筋
食品アレルギー	腹横筋
食欲不振	腹直筋
シンスプリント（後方）	長趾屈筋、後脛骨筋
シンスプリント（前方）	長趾伸筋、前脛骨筋
座っていられない	大殿筋、内閉鎖筋、小殿筋、大内転筋（上部）
性交疼痛（性交時の痛み）	梨状筋、大内転筋上部
生殖器の痛み	大内転筋（上部）、腹横筋
咳、空咳	大・小胸筋と胸鎖乳突筋（胸骨頭）の周囲
腺組織の肥大	顎二腹筋、胸鎖乳突筋、内・外側翼突筋、頚部前方
疝痛	腹横筋、腹直筋
足底筋膜炎	足部の内在筋（浅層・深層）
第1肋骨が拳上している	前斜角筋（肋鎖症候群となることもある）
大腿部と下腿部の筋力低下	大腿直筋
乳首過敏症（衣類に対して）	大胸筋（左右を確認）
注意力や集中力の低下	前頭直筋、外側頭直筋
聴覚過敏	側頭筋、内側翼突筋
長期の座位でのむずむず脚症候群	大殿筋、梨状筋、会陰横筋、鼠径靱帯、仙結節靱帯
腸の動きに伴う痛み	内閉鎖筋
直腸過敏症	内閉鎖筋
手で持ったときの物の重さがわかりにくい	胸鎖乳突筋
てんかん様の症状	大後頭直筋、小後頭直筋

症　状	トリガーポイントの起こりやすい部位
涙目（過剰）	側頭筋の前部・中央部、胸鎖乳突筋（胸骨部）、前頭筋、眼輪筋（上部）
尿便失禁	内閉鎖筋（左右）
寝汗	下腹部における活動性トリガーポイント
喉の違和感	頚長筋、頭長筋、顎二腹筋
喉のドレナージ	内側・外側翼突筋、頚部前方の筋肉、顎二腹筋
吐き気	腹部の筋肉、傍脊柱部（上胸部）、腹横筋、側頭筋
鼻づまり／副鼻腔炎	咬筋、咀嚼筋、内側・外側翼突筋、鼻孔と副鼻腔
バネ指（母指）	長母指屈筋腱
バネ指（母指以外）	手と指の屈筋群、指の屈筋の腱鞘
歯の痛み、知覚過敏（冷、熱、圧）	胸鎖乳突筋（鎖骨頭）、僧帽筋、咬筋、側頭筋、上部僧帽筋、顎二腹筋、頭長筋
光の調節機構の障害	胸鎖乳突筋
膝に力が入らない	大腿直筋、膝窩筋
頻脈、不整脈（心房細動を含む）	大胸筋、肋間筋、自律神経症状
腹痛／婦人科疾患による痛み	腹直筋下部、大内転筋上部
副鼻腔のつまり、鼻づまり	胸鎖乳突筋、外側翼突筋
腹部膨満	腹直筋、腹横筋
腹部膨満感／腹部膨満／吐き気	腹直筋（特に上部）
腹壁下部の緊張	Th9の高さの脊柱起立筋
婦人科疾患	梨状筋、他の回旋筋群、骨盤底筋
不整脈	大胸筋（第5肋骨と第6肋骨高さ）、小胸筋（胸骨と乳頭との間の中央－最初は胸骨筋のトリガーポイントを非活性化する）

症　状	トリガーポイントの起こりやすい部位	症　状	トリガーポイントの起こりやすい部位
ブラキシズム（歯ぎしり）	側頭筋	胸焼け	外腹斜筋（上部）、腹直筋上部（剣状突起付近）、腹横筋
噴出性嘔吐	噴出させる部位は、第12肋骨角かその直下	眼の痛み	胸鎖乳突筋、頭長筋（後頭部）
変形性関節症（股関節）	大腿直筋と中間広筋（上部）	眼の後ろの痛み	側頭筋、後頭筋、僧帽筋
変形性関節症（膝関節）	内側広筋、外側広筋	眼の奥の痛み	胸鎖乳突筋（胸骨部）
変形性関節症（足関節）	腓骨筋	眼のかゆみ（眼の充血）	胸鎖乳突筋、眼の周囲の筋肉
便秘	腹筋、腸間膜、内閉鎖筋	めまい	胸鎖乳突筋、上部僧帽筋、頭板状筋、頚半棘筋、側頭筋
膀胱痛	大内転筋	指の痙攣	腕橈骨筋、前腕伸筋群
母指が動かしづらい（書くとき、ボタンを留めるとき）	母指内転筋、母指対立筋	腰痛	腰腸肋筋、胸最長筋、梨状筋およびその他の外旋筋群、脊柱起立筋、腰方形筋、中殿筋、大腰筋
母指の痙攣	長母指外転筋		
勃起不全（ED）	梨状筋、他の外旋筋群、陰部神経と血管の絞扼部	流涎症（唾液の過剰分泌）	側頭筋（中央部）
まっすぐ立てない	腸腰筋	ロッキング（膝）	内側広筋、外側広筋
耳鳴り	外側翼突筋、咬筋、内側翼突筋、頭板状筋、胸鎖乳突筋、側頭筋	脇腹の痛み	前鋸筋、外腹斜筋、横隔膜

表1.1　トリガーポイント部位と関連した症状（Starlanyl & Sharkey〈2013〉）

参考文献：Bezerra Rocha et al. (2008), Doggweiler-Wiygul (2004), Funt & Kinnie (1984), Qerama et al. (2008), Sharkey (2008), Simons et al. (1998), Starlanyl & Copeland (2001), Teachey (2004), and Travell & Simons (1992)

セルフケアトリガーポイントリリーステクニック

虚血圧迫テクニックとディープストロー キングマッサージを紹介する。このテクニックは、Simonsらの著書（1998）に掲載されている。より詳しい方法は第4章を参照してほしい。

虚血（抑制）圧迫テクニック

このテクニックは、トリガーポイントや圧痛部の中心をみつけて行う。ここを圧迫することで、特有の関連痛を引き起こす（症状が再現）。ポイントに対して、正確にゆっくりと圧迫を持続させる（図1.7）。

手　順
① トリガーポイント／圧痛部を探す。
② 治療を行う筋肉を緩ませ、ストレッチが十分に受けられる位置にする。
③ 治療者が抵抗を感じるまで、ポイントに徐々に圧をかける。圧迫の程度は、痛みを感じるのでなく、心地よい程度とする。
④ 関連する痛みが生じ、組織が軟らかく感じるまで、持続して圧迫する。
⑤ 上記③〜④を繰り返し、徐々に圧を増加させる。
⑥ さらに効果を上げるため、圧迫の方向を変えてみる。

ディープストロー キングマッサージテクニック

TravellとSimonsによって推奨されたテクニックで（Travell & Simons, 1992; Simons et al., 1998）、前述のような圧迫ではなく、トリガーポイントや圧痛部にゆっくりとストローキング（軽擦）を行うものである（図1.8）。このテクニックはトリガーポイントを非活性化することができるだけでなく、目的とした筋肉の機能を向上させる効果も期待できる。

手　順
① トリガーポイントの位置、筋線維の方向を確認する。
② 治療を行う筋肉をストレッチが十分に受けられる位置にする。
③ 必要であれば、クリームを塗る（ニベアクリームなど）。
④ トリガーポイント／圧痛部あるいは索状部位を探す。
⑤ 筋肉の停止部から起始部に向かって、緊張した索状部位の上を母指／肘でゆっくりとストローキングマッサージを行い、もう一方の手で補強する。歯磨き粉をチューブから押し出すような感じで行う。痛みや不快な感じがないように行う。
⑥ 10〜15秒ほど行い、次に筋の停止部に向かってストローキングマッサージを行う。

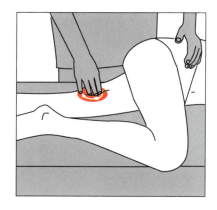

図1.7　虚血（抑制）圧迫テクニック

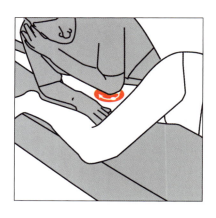

図1.8　ディープストロー キングマッサージテクニック

第2章
骨格筋、筋肉のメカニズム、柔軟性

Skeletal Muscle, Muscle Mechanics, and Flexibility

- 骨格筋
- 筋収縮の生理学
- 筋骨格系のメカニズム
- 柔軟性
- 筋膜の発生学

骨格筋

骨格筋には多くのトリガーポイントが存在している。ヒトの身体は、215以上の骨格筋でできていて、体重の約40％を占めている。ほとんどが骨に付着しており骨を動かすことから、骨格筋と呼ばれ、身体を動かす役割がある。

骨格筋には、神経や血管が豊富にあり、最も重要な機能である収縮に大きく関わる。それぞれの骨格筋には、栄養を運ぶ太い動脈と老廃物を運び出すいくつかの静脈がある。血管と神経は筋肉の中央から入り、筋線維の周りの筋内膜を貫く。

筋線維

骨格筋線維には、赤筋－遅筋線維、中間（赤と白の）筋－速筋線維、白筋－速筋線維の3つのタイプがある。色の違いは、酸素を貯蔵するミオグロビンの量に関係する。ミオグロビンは酸素供給量に関係するため、ミオグロビンの多い赤筋－遅筋線維は長時間収縮することが可能で、特に持久力を発揮する。一方、白筋－速筋線維はミオグロビンの量が少なく、エネルギーをグリコーゲンに依存するので収縮は速いが疲労しやすいため、短距離走やウエイトリフティングのような短時間の速い動きに適する。国際大会のマラソン選手は腓腹筋の遅筋線維の量が93～99％で、国際大会の短距離選手では約25％との報告がある（Wilmore & Costill, 1994）。

骨格筋の筋線維は円筒状の筋細胞で（**図2.1**）、筋鞘と呼ばれる細胞膜で包まれている。筋鞘にはT細管と呼ばれる管につながる孔がある（筋鞘は、特に筋収縮に必要な筋小胞体へ信号を伝える膜電位を保つ）。

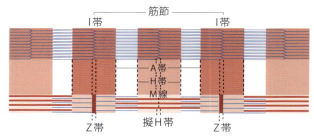

図2.2　筋節内の筋フィラメント
筋節はZ線によって、両端が境界されている。M線は筋節の中央にある。I帯はアクチンで構成され、A帯はミオシンで構成される。

骨格筋の位置

個々の骨格筋は、数百、数千の筋線維の束で構成され、筋外膜と呼ばれる結合組織の鞘に包まれている（**図2.3**）。筋外膜は、周囲の筋肉との境界線を作るだけでなく、筋肉の形を決めている。筋膜は、筋外膜の外側の結合組織で、筋肉を取り囲み、個々の筋肉に分ける。

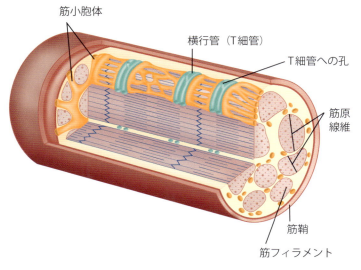

図2.1　骨格筋線維は円筒型の筋細胞

筋線維は、筋原線維（myofibrils：myoは、ラテン語で筋肉を意味する）から構成される。筋原線維は、一定に並んだ筋フィラメントで構成されているため、横紋状にみえる。筋フィラメントはタンパク分子から成り、電子顕微鏡レベルでは明るい帯と暗い帯が交互に並んでいるようにみえる（**図2.2**）。明るい帯（I帯）はアクチンで構成され、暗い帯（A帯）はミオシンで構成される（タイチンと呼ばれる第3のタンパクが確認されていて、筋肉のタンパク内に11％程度含まれる）。筋肉が収縮する際は、クロスブリッジ（架橋）により、アクチンフィラメントがミオシンフィラメントの間を動く。その結果、筋原線維が短くなったり長くなったりする（p24、「筋収縮の生理学」参照）。

筋外膜の一部は、筋肉を区画にわけるために内部に入り込んでいる。それぞれの区画は筋線維の束（たば）となる。それぞれの束（たば）は、「束（そく）」と呼ばれ、筋周膜と呼ばれる結合組織に取り囲まれている。それぞれの束（そく）は数個の筋細胞から成り、この筋細胞は薄い結合組織である筋内膜に覆われている。

筋外膜、筋周膜、筋内膜は、筋肉の部分から、太いロープ状の腱あるいは腱膜として知られる薄く平らなシート状の腱組織に伸びている。腱や腱膜は、筋肉を骨膜や他の筋肉の結合組織へ間接的に結び付ける留め具の役割を果たしている。しかしながら、筋肉の中には、大腿四頭筋のような多くの留め具（4つ）を持った筋肉もある。そのため、筋肉は両端に腱で骨に付着し、関節を形成する。筋肉が収縮すれば、一方の端が動き、もう一方の端は固定されたままとなる。

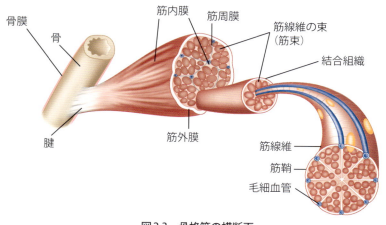

図2.3　骨格筋の横断面

骨格筋の形状

骨格筋は、位置や作用と関連した筋肉の機能によって筋肉の束をなしているため、特有の形状をしている（図2.4）。筋肉の長軸と平行に走る筋束を平行筋と呼ぶ（例：縫工筋）。腱に斜めに付着し、羽のような形状をしている短い筋束を羽状筋と呼ぶ（例：大腿直筋）。複数の部位から1つの腱に向かって収束している筋束を収束筋と呼ぶ（例：大胸筋）。孔の周囲に同心円状に配列された筋束を輪状筋と呼ぶ（例：眼輪筋）。

運動単位

それぞれの筋線維は、筋線維の中央で終わる1つの運動神経によって支配されている。支配されるすべての筋線維と1つの運動神経を合わせて、運動単位と呼ぶ（図2.5）。1つの神経線維によって支配される筋線維の数は、必要とされる運動による。

目や指の動きのように緻密な運動が必要とされる場合は、1つの神経線維で少ない数の筋線維を支配する。一方、大殿筋のような大きな筋肉で粗大な運動が必要とされる場合は、数百の筋線維を支配する。

骨格筋線維は、神経線維が興奮すると、少しだけ収縮するということはなく、収縮するか全くしないかの"全か無の法則"の原理で動く。目的とした筋肉を収縮する場合、他の筋肉は収縮しない状態で、目的とする筋線維だけが収縮する。

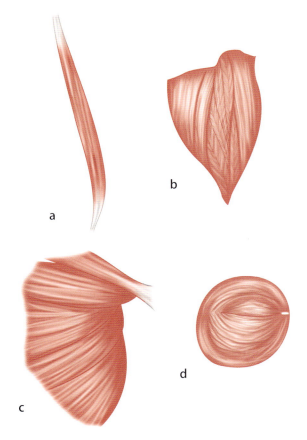

図2.4　骨格筋の形状
（a）平行筋、（b）羽状筋、（c）収束筋、（d）輪状筋

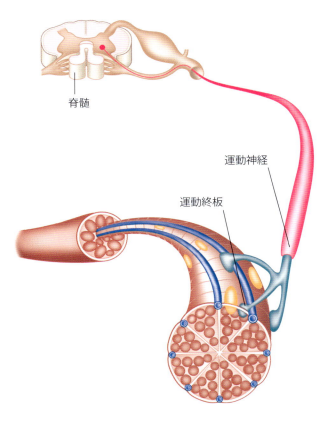

図2.5　骨格筋の運動単位

筋収縮の生理学

神経インパルスは骨格筋線維を収縮させる（**図2.6**）。筋線維は運動神経と神経筋接合部でつながり、ここを介して神経インパルスが筋鞘に近いシナプス終末に伝わる。シナプス終末には、神経伝達物質であるアセチルコリンで満たされた小胞が存在し、神経インパルスがシナプス終末に達すると、この小胞からアセチルコリンが放出される。このアセチルコリンがチャネルを開き、ナトリウムイオンを流入させる。筋肉の静止膜電位は、-95mVであるが、このナトリウムイオンにより電位が変化し、終板電位を発生させる。終板電位が閾値（約-50mV）に達すると、ナトリウムイオンが流れ込み、終板電位が線維内に発生する。

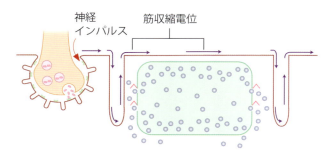

図2.6　神経インパルスによる活動電位と筋収縮の発生

終板電位が発生している間は、筋線維に明らかな変化（筋収縮）は起こらない。この期間は、不応期と呼ばれ、3〜10ミリ秒続く。不応期の間は、アセチルコリン分解酵素がアセチルコリンを阻害し、ナトリウムチャネルを閉じ、次の神経インパルスの信号の情報が伝わらない状態となる。線維の休止電位は、カリウムイオンの流出によって回復している。この休止電位の回復に必要な期間は、不応期と呼ばれている。

筋線維の収縮

筋線維はどのような仕組みで短くなるのか？　その説明には、滑走説（Huxley & Niedergerke, 1954）が有力である。神経インパルスが筋線維に達すると、筋小胞体に蓄えられたカルシウムイオンが放出される。筋肉が動くためにはエネルギーが必要となる。ATPが分解されエネルギーが生じると、カルシウムイオンが放出され、アクチンフィラメントとミオシンフィラメントが磁性結合することで線維が短くなり、その結果が筋収縮となる。筋収縮は、カルシウムが筋小胞体に取り込まれて（筋小胞体では次の神経インパルスが来るまで貯蔵）、カルシウムが枯渇するまで続く。

筋反射

骨格筋には筋肉が伸張されることに反応するセンサーがある。そのセンサーは、筋紡錘とゴルジ腱器官と呼ばれる（**図2.7**）。筋肉の長さを感知し反応して調整する役割がある。

筋紡錘は錘内線維と呼ばれるらせん状の糸からなる。神経終末とともに結合組織の鞘に入っており、筋肉が伸ばされる速度を感知している。筋肉がある速度で伸ばされると錘内筋線維からの信号が脊髄を介して神経システムへ伝わり、また神経インパルスが筋肉に戻ってきて、伸ばされた筋肉を収縮させる。錘内線維は、筋肉の位置や筋肉にかかる力（固有感覚）といった情報を筋肉との間でやりとりする。さらに、筋肉の伸張が続けられると、収縮性の反応が起こる。この機能は、伸張反射として知られている。筋紡錘は、筋肉の伸張が続けられれば、刺激されたままとなる。

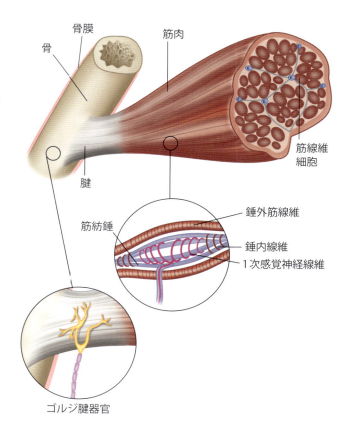

図2.7　筋紡錘とゴルジ腱器官の解剖

伸張反射の例としては、膝蓋腱反射がある。腱にある伸張受容器が働き、その反応として大腿四頭筋が収縮する反射である。筋紡錘は筋肉の長さを、ゴルジ腱器官は筋線維の収縮に反応する筋－腱複合体にかかる張力を感知する。ゴルジ腱器官は、傷害の危険を減らすために保護的な役割として働く。腱が刺激されると、ゴルジ腱器官は主動筋の収縮を抑制し、拮抗筋を働かせる。

筋骨格系のメカニズム

協調した運動では、骨格筋の一方の付着部は静止した状態で、もう一方の付着部が動く。固定された付着部を起始部と呼び、遠位にあり動く付着部を停止部と呼ぶ（しかしながら、筋肉は一方の端を固定すれば一方の端が動くため、最近では付着部と表現する方が多い）。

主動筋、拮抗筋、協力筋

運動は筋肉の力を利用し、その力に応じて、主動筋、拮抗筋、協力筋などと表現される。主動筋（作動筋）は、運動を主に行う筋肉で、運動に必要な力のほとんどを担う。拮抗筋は、主動筋による動きを妨げないように伸張し、また保護する役割がある。

協力筋は、主動筋の動きを助け、動きの方向をスムーズにする。また、主動筋が収縮する際に起こる不要な動きも防ぐ。そのため、協力筋は中和筋と呼ばれることもある。特に主動筋が2関節をまたぐときに重要である。2関節筋が収縮する際、他の筋肉が1つの関節を固定しないと、両方の関節が動いてしまう。

例えば、指関節と手関節をまたぐ指を屈曲する筋肉だけでは、指と手の両関節が動いてしまう。しかしながら、手関節を協力的に固定する筋肉が作用することで、同時に手関節を屈曲させないで、指関節だけを動かすことができる。

主動筋、拮抗筋、協力筋を肘の屈曲動作で表現すると、上腕筋と上腕二頭筋の収縮（主動筋）、上腕三頭筋の弛緩（拮抗筋）となる（図2.8）。しかし、主動筋が引き上げる力は、前腕を回外する。回外しないで屈曲させたいなら、他の筋肉が回外を防がなければならない。腕橈骨筋は協力筋として働き、上腕筋と上腕二頭筋を助ける。

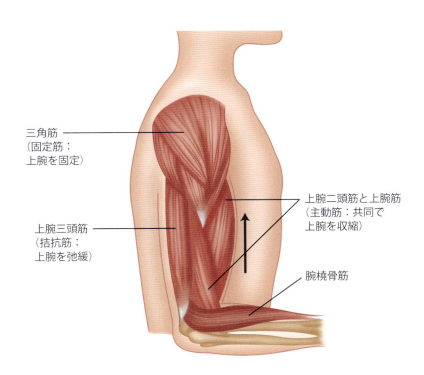

図2.8　肘の屈曲
上腕筋と上腕二頭筋は主動筋、上腕三頭筋が拮抗、腕橈骨筋が協力筋となる

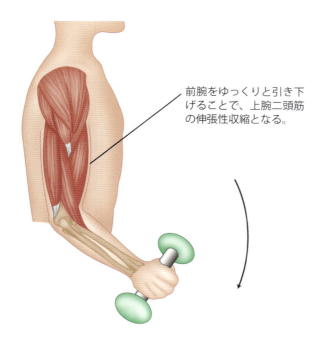

図2.9　伸張性収縮（エキセントリック）の例
鉄アレイを引き下げる（肘を伸展する）上腕二頭筋の運動。上腕二頭筋は重力に抗して徐々に力を出すことで運動をコントロールしている

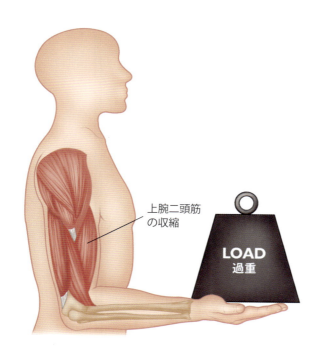

図2.10　等尺性収縮（アイソメトリック）の例
肘を90°に曲げた状態を維持しながら重い物を持ち続ける運動

固定筋

協力筋は、主動筋の起始部の骨を固定する際に特に固定筋と呼ばれ、主動作に安定した起点を作る。その例としては、上肢が動く間は肩甲骨を固定する筋肉が働く。他の例として、腹筋運動がある。腹筋は胸郭と骨盤に付着している。この筋肉が収縮することで、腹筋運動を行う。その際、股関節の屈筋群が固定筋として同時に収縮することで、腹筋が骨盤を傾けるのを防ぎ、骨盤が動かないで、上半身を前に曲げる。

固定筋と動作筋

骨格筋は大きく2つに分類することができる。

1. 固定筋は、関節を固定する。持久力のある遅筋線維から成り、姿勢を維持する。さらに分類すると、第1固定筋は深部に付着し、関節の回旋軸の近くに位置する。第2固定筋は、調整しながら、力を発揮できる筋肉である。固定筋は、重力に抗して働き、弱い力で長時間働くと言われる（Norris, 1998）。例えば、多裂筋、腹横筋（第1固定筋）、大殿筋、大内転筋（第2固定筋）などがある。

2. 動作筋は、動かすことが目的である。固定筋よりも力は弱く表層にあり、広範囲の動きを可能にする。2つの関節をまたぐ筋肉もあり、持続力はないが強い力を生む速筋線維から成る。動作筋は速く強い動きを助け、強い力を生み、伸縮性の高い筋肉である。例えば、ハムストリングス、梨状筋、菱形筋などがある。

重要なことは、すべての骨格筋は身体の動きや位置によって固定筋や動作筋のどちらにもなる。

筋収縮のタイプ

筋肉の運動は、求心性収縮（コンセントリック）、伸張性収縮（エキセントリック、図2.9）、等尺性収縮（アイソメトリック、図2.10）の3つの収縮運動に分類される。ランニング、ピラティス、ヨガのような運動では、スムーズな協調運動を行うために3つのタイプの収縮が起こる。

筋肉の原則的な運動は収縮することで、筋肉の両端の付着部が近づく求心性収縮（コンセントリック）が知られている。関節運動となるため、求心性収縮は動的収縮と呼ばれることもある。物を持ち上げるのがその例で、上腕二頭筋が求心性に収縮し、肘関節を屈曲し、手を肩の方へ近づく。

伸張性収縮（エキセントリック）は、伸張しながら力

を出す運動のことである。求心性収縮と同様に、関節運動が起こるため、動的収縮と呼ばれることもある。アクチンフィラメントは、筋節の中央から引っ張られると、効果的な伸張となる。

関節運動を行わない筋肉の動きで、筋肉の長さを変えないで力を発生させる。これは等尺性収縮（アイソメトリック）として知られている。

力学

てこは、固定されたポイント（支点）で動く硬い棒によって力を伝える（力を発生させるのではない）装置である。てこは、加える力（力点）、作用する力（作用点）、硬い棒、そして支点で構成される。骨、関節、筋肉は、身体でこの原理を応用し、関節が支点に、筋肉が力を出し（力点）、骨が動かされる身体の重さを伝える（作用点、図2.11）。

てこは、支点、作用点、力点の位置によって分類が変わる。第1のてこでは、力点と作用点のつねに中間に支点がある（**図2.11a**）。第2のてこでは、力点が端にあり、支点が反対側の端に位置し、作用点は力点と支点の間にある（**図2.11b**）。第3のてこは、作用点が端にあり、支点が反対側の端に位置し、力点は支点と作用点の間で働く（**図2.11c**）。これは、身体に最もみられる、てことなる。

力の発生

骨格筋は、力を発生させる能力に優れている。重量挙げの選手が75kgを上げることができるなら、その筋肉は75kgを上げるのに必要な十分な力を発生させる。また、重量挙げをしないときでも、この筋肉は付着した骨を動かすのに必要な力を発生させる。興奮した運動単位の数と種類、筋肉の大きさ、関節の角度など力を発生させるためには多くの要素が関わる。

相互抑制

ほとんどの動きは、第1主動筋として動く1つの筋肉と、2つ以上の筋肉による協調した運動となる。第1主動筋には、運動を助けてくれる協力筋が存在する。さらに、骨格筋には、反対の動きを行う1つ以上の拮抗筋がある。股関節の外転を例にとると、中殿筋が主動筋で、大腿筋膜張筋が協力筋、拮抗筋は内転筋となる。

相互抑制は、生理学的な現象で、拮抗筋が収縮する際に筋肉が抑制に働くものである。その状況下では、主動筋も拮抗筋もともに収縮する。これは共収縮として知られている。

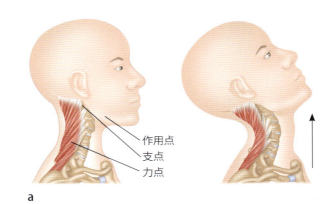

a

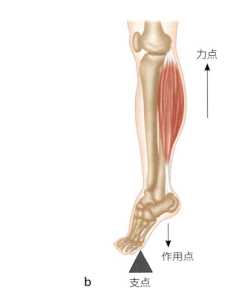

b

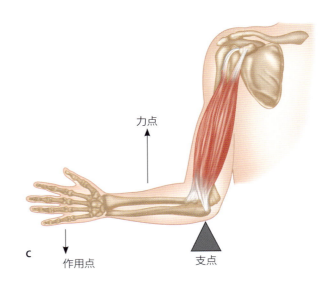

c

図2.11　身体のてこの原理の例
（a）第1のてこ、（b）第2のてこ、（c）第3のてこ

柔軟性

柔軟性を改善しようとするトレーニングでは、筋肉と筋膜に焦点を当てる。もちろん、骨、関節、靱帯、腱、皮膚も柔軟性には影響するが、その影響は大きくはない。

骨と関節は、その関節の可動できる範囲を決定する。例えば、膝関節では、どんなに強く膝を直線以上に曲げようとしても、それ以上は曲げることができない。

靱帯は骨と骨を連結し、関節を固定する。靱帯に柔軟性を求めることは、関節の固定が弱くなり怪我の原因となるため避ける。

腱は密性の結合組織から成り、筋肉と骨を連結している。腱は強靱だが、柔軟性もある。しかし、その柔軟性は、関節全体の柔軟性の10％程度の影響でしかないため、最初に伸ばすべき組織ではない。

ストレッチ

これまで、柔軟性、骨格筋、筋肉のメカニズムについて学んできた。次に学ぶのは、健康のために行うストレッチで、これは身体の特定の部位を筋肉や軟部組織が伸びる位置に置くというプロセスである（第5章参照）。

筋肉が伸ばされると何が起こるか？

定期的にストレッチを行うことで、身体とくに筋肉内部にさまざまな変化が起こることを実感できる。もちろん、靱帯、腱、筋膜、皮膚、瘢痕組織などの他の組織にもストレッチ効果は認められる。

本章の最初で述べたように、可動域を増加させるような筋肉が伸びる過程は筋肉内の筋節レベルで起こる。身体の特定の部位を筋肉が伸びる位置に置くことで、筋フィラメントの重複部分が減少し始める。筋節が十分に伸ばされれば、筋線維は最大の静止長となる。この状態から、さらに伸ばすことで、結合組織や筋膜の伸張につながる。

筋膜の発生学

結合組織の発生を理解することは、トリガーポイントの位置や形成の手がかりとなる（図2.12）。トリガーポイントは筋膜にかかる歪みによって筋外膜に現れる傾向にあり、筋外膜は胎生内で最も早く発達するため、胎児のアライメントにも関連している。姿勢や体重増加などが

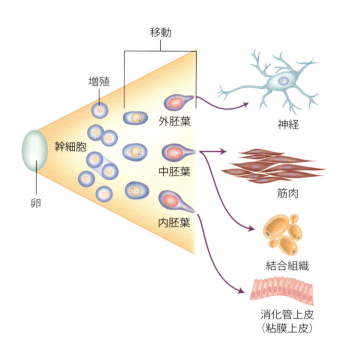

図2.12　卵から組織への分化
細胞は卵から増殖、移動し、機能に応じて組織へと分化する

影響して、この歪みのパターンが成長過程に発達する。膜が組織を支え、筋肉を取り囲み、収束することで、靱帯、腱膜、カルシウム塩が加わると骨を形成することになる。

発育の第7週の終わりまでには、胚は、器官、骨、筋肉、神経血管にわかれる。filler cellは、この周囲で急速に増加し始める。このfiller cellは中胚葉から作られ、細胞、線維、細胞間器質からなる未発達な膜である。この細胞間器質は、ゼリー状の軟らかい物質内にグラスウールが含まれている。生まれるまで、身体のほとんどの部分にこの膜が安定して存在することになる。しかしながら、身体のある部分では、この膜が内外からの押す力や引く力に反応し、密集したり、方向性を持つことになる。

腱や靱帯はこの場所で発達していく。力や歪みの線はこの組織に影響し、さらに骨塩が沈着することで骨化が起こる。骨が成長するにつれて、線維性の結合組織を分化した靱帯へ引き込んでいく。その例として、椎前軟骨が中胚葉由来の結合組織へと成長する。骨化が進むにつれ、力の方向が生じ、整合性を維持し、成長の土台を築く。骨が成長し始めるにつれて、押す力や引く力が加わり、脊椎の靱帯に分化が起こる（黄色靱帯、後縦靱帯など）。

さらに、中胚葉の細胞間器質が初期の器官の成長に影響する。例えば、膵臓となる部分は、特別な初期の潜在的な膜の中で器官へ分化していく。初期のあるいは潜在的

な膜が"特別な生命の場"となり、そこでは、潜在的な器官の細胞が成熟し分化していく（Schultz & Feitis, 1996）。このことは、骨、筋肉、靱帯、筋膜などが特徴のある発育過程を共有するという重要な意味を持つ。

発達した筋肉と包み込む結合組織である筋膜との関係は複雑である。ストレスのかかる方向はこの関係を理解する鍵を提供してくれる。胎生発育の2ヵ月間、結合組織が筋組織の前に作られ、ある方向に引っ張られた潜在的な筋組織の塊は、引っ張られた方向に沿って成熟した筋肉に分化していく（Schultz & Feitis, 1996）。この筋組織の塊は方向性のある力によって引き伸ばされる。この場所で、有糸分裂により我々が知っている筋肉へ発達、分化、成熟、成長する。

つまり、筋肉の発生や発達の源は、押す力や引く力の線に沿った膜の成長にある。また、これは筋肉の動きが独立しているのではなく、相互につながっていることの説明にもなる。例えば、上腕二頭筋の収縮が上肢全体、肩、頚部の膜にも力を及ぼす。解剖学者は、筋膜には始まりも終わりもないと述べている。筋肉周囲のそれぞれの筋膜の袋を詳細に観察すると、実際は連続した膜となる（図2.13）。これがトリガーポイントを圧迫した際の関連痛の説明の1つとなる。

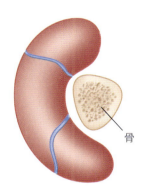
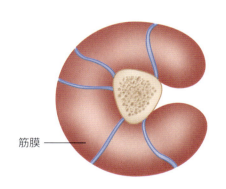

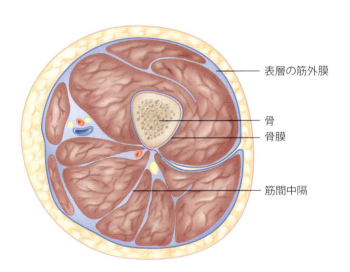

図2.13　袋状の筋膜
筋膜と骨との関係性がわかる

第3章
トリガーポイントとトリガーポイントの形成

Trigger Points and Trigger Point Formation

- トリガーポイントの定義
- 鍼、指圧とトリガーポイント
- 線維筋痛症
- Chapman反射ポイント(圧痛ポイント)vs.トリガーポイント
- 栄養要因と生化学的要因
- 自律神経系の影響
- 鑑別診断
- トリガーポイントと筋線維のタイプ
- トリガーポイント形成と姿勢
- 姿勢によるトリガーポイントと交差パターン
- 筋節内のトリガーポイント
- トリガーポイントの病態生理
- 末梢性感作と中枢性感作
- トリガーポイントの分類
- トリガーポイント徴候
- 身体所見
- 患者へのアドバイス

トリガーポイントの定義

　TravellとSimonsは、トリガーポイントを"骨格筋内の触知できる索状部位の中にある硬結で、過敏で痛みの強い限局した部位"と定義している（1992）。過敏な限局した部位の大きさはさまざまで、"小さな塊"、"小さい豆"、"やや大きな塊"などと表現される。筋線維の中にあり、皮膚の下に感じる。圧痛がある部位をトリガーポイントと呼ぶこともある。トリガーポイントの硬結の大きさは、筋肉の大きさ、形状、タイプにより変化する。これらが一致していることは、圧痛があるということである。圧迫した際の強い痛み（痛覚過敏）で患者が顔をしかめることもあるため、ジャンプサインと呼ばれている。

　筋・筋膜トリガーポイントは、骨格筋に関連した痛みや機械刺激によって起こる筋肉の痛みなども含んでいる。子供や幼児にもトリガーポイントができることがわかっている。現在感じている痛みや症状は、活動性トリガーポイントによって起こることもあり、潜在性トリガーポイントや非活動性トリガーポイントが長期間存在することによって起こることもある。トリガーポイントに関する臨床研究や調査は、身体のさまざまな部位で行われている。最近、骨格筋の痛みはトリガーポイントが原因であるとする報告が増えている。また、トリガーポイントが多く存在する人は、筋膜の痛み、身体の機能障害、精神的な問題、日常の機能制限などを有することが指摘されている。

病因論 (Dommerholt et al., 2006)

　トリガーポイントの原因については、以下のような報告がされている。

- 筋収縮の弱化

- 筋肉の内圧の不均等な分散
- 直接的な外傷
- 過剰な伸張性収縮
- 疲労した筋肉の伸張性収縮
- 過剰な等張性収縮

胚形成

筋・筋膜トリガーポイントが幼児や子供にも存在するという報告がある（Davies, 2004）。また、遺体の筋組織内にも存在することが確認されている。

トリガーポイントは主に筋膜（そのため、本書では筋・筋膜トリガーポイントと記載）、それも運動終板が入り込む筋腹中央において発達する（1次性あるいは中心トリガーポイント）。しかし、2次性あるいは随伴性トリガーポイントは、1次性トリガーポイントに関連して起こることが多いようである。この随伴性トリガーポイントは、膜にかかるひずみに沿って起こることが多く、胚の形成と深く関与している可能性が高いと考えられる。

老化、身体の形態、姿勢、体重増加あるいは先天性異常などの外的な要因もトリガーポイントの発達や発現に大きく関与している。筋・筋膜トリガーポイントは、ポリモーダル受容器のような侵害受容器が筋線維に組み入れた部位にあると報告されている。脊索と中胚葉節の分裂と同じくらいの発生段階の初期に、起こっている可能性がある。

エビデンス

1957年、Travellはトリガーポイントが微小な電流を発生させることを発見した。そして、彼女はこれらの信号を筋電図（EMG）で測定することによって、トリガーポイントの活動が正確に定量化できることを、何度も同じ方法を用いて実験し証明した。これまで筋肉は安静時には電気活動が存在しないと考えられていた。しかし、トリガーポイントが存在すれば、安静状態にも関わらず筋肉の一部が拘縮を起こすことで、小さな限局したスパイクが記録された。単極のテフロン加工された電極で刺入した際に、トリガーポイントでは局所単収縮反応（LTR）が起こることがわかった（**図3.1**）。局所単収縮反応（LTR）は、高振幅の多相性の筋電図（EMG）放電として記録される（Hong, 1994; Wang & Audette, 2000）。

トリガーポイントはMRIでも証明され、その有効性が追試されている。しかし、まだ下記のいくつかの問題が解決されていない。
- 筋肉を単収縮させる刺入方法とは何か？
- なぜ、単収縮は痛いのか？
- なぜ、痛みが急に消えるのか？

さらなるエビデンス

Shahら（2003）は、マイクロダイアリシスによる実験を行った（**表3.1**）。マイクロダイアリシスは、2つの微小細管（針の中心部が空洞になっているもの）を上部僧帽筋のトリガーポイントに刺入し、一方の小管から生理食塩水をポンプで注入し、もう一方の小管からは局所の組織浸出液を吸収する。超音波下でトリガーポイントの正確な位置を確認し、これらの微小細管を刺入することで実験が行われた。

実験には9個の測定点が選ばれ、そのうち3点は活動

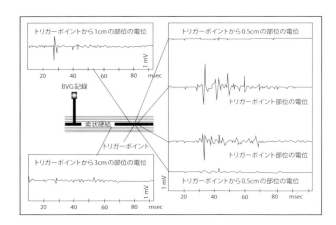

図3.1 ウサギの圧痛点からの局所単収縮反応（LTR）
局所単収縮反応（LTR）は、電極が正確にトリガーポイントに当たったときだけに起こる（Hong, 1996）

トリガーポイントの種類	研究結果
活動性トリガーポイント	痛み閾値の低下、感受性の増加、低pH、中程度の低酸素状態、サブスタンスP・ブラジキニン・ノルエピネフリン・インターロイキン1の高水準
潜在性トリガーポイント	サブスタンスP・ブラジキニン・ノルエピネフリン・インターロイキン1の中水準
コントロール群	サブスタンスP・ブラジキニン・ノルエピネフリン・インターロイキン1の低水準、正常なpH

表3.1 マイクロダイアリシスによる実験

性トリガーポイント、3点が潜在性トリガーポイント、3点が非トリガーポイント（コントロール群）とした。トリガーポイントを決定するために、実験者は最初に触察で部位を探し、その後、圧痛計を用いて症状を再現するのに必要な圧の力を計測した。9個の測定点は、上部僧帽筋の中から選ばれた。この結果、トリガーポイントは局所的な低酸素状態、急性炎症の進んだ段階、低pH（アシドーシス）であることが示唆され、トリガーポイントの病態生理についても解明が進んでいる。

神経根からの痛みとトリガーポイントの関連痛

損傷した神経からの放散痛のように、トリガーポイントを圧迫すると関連痛が生じる。しかしながら、神経根からの痛みとトリガーポイントの関連痛では、両者にはさまざまな違いがある（表3.2）。神経性の障害を除外するために、神経学的検査を行うことが重要となる。

トリガーポイントの関連痛は、狭心症による肩や上肢に放散する痛みとは異なっている。トリガーポイントを5〜6秒圧迫すると、関連痛の一部あるいはすべてが再現される。

鍼、指圧とトリガーポイント

トリガーポイントと経穴は重なる所もあるが、同じではない。経穴はエネルギーの通る道（経絡）に沿って発現する"エネルギー"の限局した集合部位であると考えられている。一方、トリガーポントは、筋・筋膜組織内の小さな硬結性組織であり、刺激すると特異的で再現性のある関連痛パターンを引き起こす部位と考えられている。

鍼には、昔から正穴に属さない経穴として、押すと痛気持ちいい阿是穴というものがある。それがトリガーポイントだと主張する人もいる。また、古代中医学で解釈すると、触知でき実証できる筋膜組織内のトリガーポイントは経穴として理解できるものであると述べられている（Simons et al., 1998）。さらに、トリガーポイントと経穴は70％一致すると述べる研究者もいる（Chaitow, 1996）。また、経穴とトリガーポイントが一致すると、治療効果が増加するとの報告もある。

トリガーポイントを"特別なエネルギーの場"とする理論は、膜それ自体が生体エネルギーを発しているとして、ロルフィングの治療者によって提唱されている（Hunt, 1997; Myers, 2001; Oschman, 2003）。また、トリガーポイントは、異常なエネルギー活動の場や通常とは異なる圧力によって起こる線に沿って発達すると述べる研究者もいる。

線維筋痛症

線維筋痛症は、強い痛み、筋骨格系の異常、全身症状を訴える症候群と定義されている（Starlanyl & Copeland, 2001）。線維筋痛症の痛みは、身体内の線維組織、結合組織、腱組織に起こり、全身症状は広範囲の筋骨格系の痛みやだるさと特徴づけられる。その原因についてはまだ明確にはわかっていない。

線維筋痛症は、筋・筋膜トリガーポイントと同じように結合組織、筋肉、腱、靭帯の痛みが生じるが、関節に痛みは生じない。そのため、両疾患は混同されることも多いが、別の疾患である。共通の症状としては、心理的抑うつ状態との関連が指摘されている。トリガーポイントとは異なり、線維筋痛症は全身性の症状が起こると言われている。最近の報告では、線維筋痛症と筋・筋膜疼痛症候群は異なる疾患であるが、両疾患とも中枢感作あるいは末梢の感作が関与することが報告されている（Starlanyl & Sharkey, 2013）（p39参照）。

特異的で再現性のある関連痛パターンを生じるトリガーポイントと違って、線維筋痛症患者は、全身の痛みを訴える（限局した痛みを訴える場合もある）。線維筋痛症患者は、「筋肉が引っ張られている」あるいは「疲労している」と訴える。また、「筋肉が痙攣する」、「焼けるように感じる」と訴える人もいる。線維筋痛症患者は、男性より女性に多く、年齢に関する報告はない。一方、トリガーポイントは、線維筋痛症にみられる圧痛点とは異なり、電子顕微鏡で確認することができる。基本的な相違点を表3.3にまとめる。

神経根からの痛み	トリガーポイントによる関連痛
皮膚分節に沿った痛み	皮膚分節を越えた痛み
皮膚分節での感覚鈍麻	感覚は正常
筋力低下、麻痺	筋力低下、麻痺はない
局所の筋肉を圧迫しても痛みは誘発されない	局所の筋肉を圧迫すると痛みが誘発される
腱反射の消失	腱反射の消失は認められない

表3.2 神経根障害とトリガーポイントからの関連痛の違い

	痛みの部位	痛みの種類	触診による筋肉の状態
トリガーポイント	特異的 散在 末梢神経が入る運動終板周囲の限局した部位（末梢神経系の影響）	特異的な関連痛パターン	硬い こわばり 温かい
線維筋痛症	全身 中枢神経系の影響	あいまい、うずくような痛み 焼けるような痛み 広範囲の痛み	軟らかい たるんだ

表3.3　線維筋痛症とトリガーポイントの基本的な相違点（Juhan, 1987）

Chapman反射ポイント（圧痛ポイント）vs. トリガーポイント

　Chapman反射ポイントは、オステオパシー医Frank Chapmanによって提案された。Chapmanは、「このポイントは皮下の筋膜に位置し、圧迫すると一部に固定された小さなタピオカのようなものを触知できる」と述べている。このポイントは、内部の症状（痛み）と病理を結びつける診断の助けとなり、オステオパシー医学の診断として使用されている。Chapman反射ポイントはトリガーポイントとは異なる名称がついている。これは、トリガーポイント（関連痛を起こすポイント）とは違って、Chapman反射ポイントは小さく、散在しており、局所の組織が変化したポイントであり、皮膚の深部に位置しているからである。そのためChapman反射ポイントは、内部の機能障害や内臓の異常が現れたものであると考えられている。

　最近の学説では、組織学的な検証はまだ十分とは言えないが、交感神経の過剰刺激によりイオンバランスが崩れることが原因であると考えられている。

栄養要因と生化学的要因

　Simonsら（1990）は、生化学的な状態の変化はトリガーポイント形成／永続化に影響すると述べている（表3.4参照）。Gerwinら（2004）は、この考えを発展させ、

要因	影響
アレルギー／過敏症	強い影響を及ぼす（Brostoff, 1992）
ホルモン	エストロゲン欠乏や甲状腺機能低下が筋小胞体の環境に影響を与え、トリガーポイントの形成／永続化を増大させる（Lowe & Honeyman-Lowe, 1998）
慢性ウイルス、イースト菌感染症／寄生虫病	トリガーポイントが形成される可能性を増大させる（Ferguson & Gerwin, 2004）
ビタミンC欠乏	トリガーポイントの永続化
イオン（フェリチン）欠乏	慢性的な筋・筋膜症候群患者は鉄欠乏性である（Simons, 1999） 血清成分が15～20ng/mlに減少する（平均は50ng/ml）（Gerwin et al., 2004）
ビタミンB1、B6、B12欠乏	疲労感、慢性トリガーポイントの形成が増加する
マグネシウム、亜鉛欠乏	いくらかの人々において、正常値の値がより低いことがある
ビタミンD欠乏	慢性的な筋骨格筋の痛みを有する約90％の人にみられる（Plotnikoff, 2003）
シトクロム酸化要素	筋肉痛患者では低値であり、疲労感、冷え性、運動時の過度の疲労、筋肉痛と関連がある
葉酸	筋小胞体内部に影響し、トリガーポイント形成／永続化を増加させる可能性がある

表3.4　生化学的要因（Simons et al., 1999とGerwin, 2004）

栄養要因と生化学的要素の両者が慢性的な筋・筋膜の痛みを形成／永続化させ、治療に組み込まなければならないことを提案している。

自律神経系の影響

　トリガーポイントの活動に影響する重要なもう1つの因子は、局所の自律神経系の変化である。上記で紹介したさまざまな炎症物質が自律神経系に影響する。Hubberd（1996）は、自律神経が筋紡錘の機能的変化を起こすと述べている。また、Gerwin & Dommerholt（2006）は、アドレナリンのα受容体とβ受容体は運動終板に影響すると述べている。

前述した活動性トリガーポイント周囲における化学的環境の変化（Shah et al., 2003）も、交感神経の亢進や機械的な感作の要因となる。これらの化学物質が過剰な血管収縮やノルアドレナリンの放出を促進させる。さらに、IL-8は過剰な痛みを引き起こすとされていて（アドレナリンβ受容体の拮抗薬によって抑制）、自律神経系に影響を及ぼす（Shah et al., 2005）。

報告のある自律神経症状
- 過流涎-唾液の増加
- 流涙症-涙の過剰流出
- 結膜炎-眼の充血
- 眼瞼下垂-まぶたが下がる
- かすみ眼
- 鼻水の増加
- 鳥肌

鑑別診断

筋肉の痛みやトリガーポイントを招く疾患
- 甲状腺機能低下症
- 全身性エリテマトーデス
- ライム病
- エーリキア症
- カンジダ症
- ミオアデニル酸デアミナーゼ欠損症
- 低血糖症
- 寄生虫症（肝蛭症、ランブル鞭毛虫症、アメーバ症）

トリガーポイントと筋線維のタイプ

すべての筋肉には、タイプⅠ線維とタイプⅡ線維が含まれている（Janda, 2005; Lewit, 1999）。この線維の違いは、治療されないままトリガーポイントを放置した場合に、症状が慢性化する直接的な要因となる。

1. タイプⅠ線維は姿勢と関連が深く（**図3.2**）、短縮・過緊張しやすい傾向にあり、ストレスや使い過ぎで影響を受ける。タイプⅠ線維の比率が高い筋肉では、トリガーポイント治療に時間がかかる。

2. タイプⅡ線維は、短時間の激しい動きに対応しているため、長期間あるいは持続的な力の発揮には不向きであり、萎縮、過緊張になる傾向にある。タイプⅡ線維の比率が高い筋肉では、トリガーポイントは早く治癒する傾向にある。

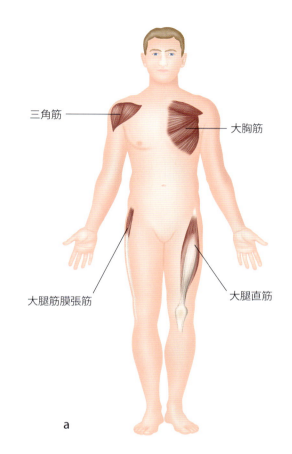

a

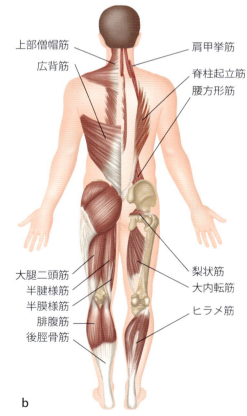

b

図3.2　身体の主要な姿勢筋
（a）前面、（b）後面

トリガーポイント形成と姿勢

悪い姿勢は、筋・筋膜トリガーポイントの強力な活性化要因と永続化要因となるため（Simons et al., 1998）、慢性的なトリガーポイント症候群の患者では常に考慮しなければならない。姿勢筋はタイプⅠ線維の割合が高く、前述したようにトリガーポイント治療に抵抗を示すタイプだと考えられる。もともと人間は四足動物であり、他の種と同様に食べ物を求めてあちこち移動し、狩りをするように作られている。もしゴリラが一日中、イスに座っていれば、腰痛となる。

先進国では、長時間座ってパソコンで作業している人が多いのが現状である。人間工学は、人間と働く環境の間の相互関係に焦点を当てた産業であるが、すべての職場が適切な人間工学に基づいた環境を導入できているわけではない。多くは、パソコンの前で長く単調な時間を費やすことによって、不適合な姿勢となり、それが習慣となっている。

できる限り、姿勢の異常やその異常が患者の症状に与える影響を確認し、人間工学の視点からアドバイスを行い、治療や運動を通じてそれを改善するように提案することが必要である。

以下は悪い姿勢の代表例である。
- 頭部前傾（Jandaによる上位交差パターン）
- 猫背（Jandaによる上位交差パターン）
- 頭部側屈－電話での姿勢
- 職業での姿勢異常
- 前屈みの立位（Jandaによる下位交差パターン）
- 前屈みの座位（パソコン前）
- 脚を組んだ座位
- 習慣的な姿勢
- 腰を振る歩行（Jandaによる下位交差パターン）
- 運転姿勢
- 脊柱側弯
- 関節の過可動性
- 持ち上げ動作／運搬
- 脚長差

上記のような悪い姿勢を原因とする場合、トリガーポイントは、上部僧帽筋、肩甲挙筋、胸鎖乳突筋、脊柱起立筋、腰部の筋肉や靭帯、中殿筋、下腿三頭筋などの姿勢筋に認められやすい（図3.2）。

姿勢によるトリガーポイントと交差パターン

オステオパシー、カイロプラクティック、その他の物理療法では、上から下、左から右など身体に関する交差パターンに注目する。Janda（1996）は、最も一般的な交差パターン（上位と下位）を示した。Myers（2001）は、自身の著書である『アナトミートレイン』（Churchill Livingstone）の中で、この交差パターンをさらに詳細に調べ、発展させている。交差パターンは、トリガーポイントの発達要因や慢性化に深く関係している。トリガーポイントは下図の多くの筋肉にみられる。

上位交差症候群

これは猫背で顎が突き出ている前屈みの姿勢で観察することができ、呼吸にも影響する。この場合、痛みが頚部、肩、胸部、胸椎に現れることが多い（この範囲に限定されることが多い）。このパターンでは、肩関節を斜めに交差した機能的変調が現れる。上位交差パターンの主要な筋肉を図3.3に示す。

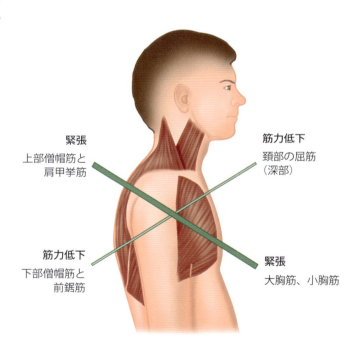

図3.3　上位交差症候群

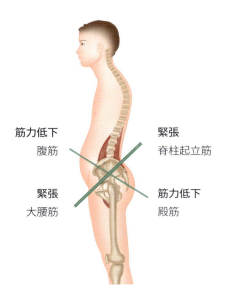

図3.4　下位交差症候群

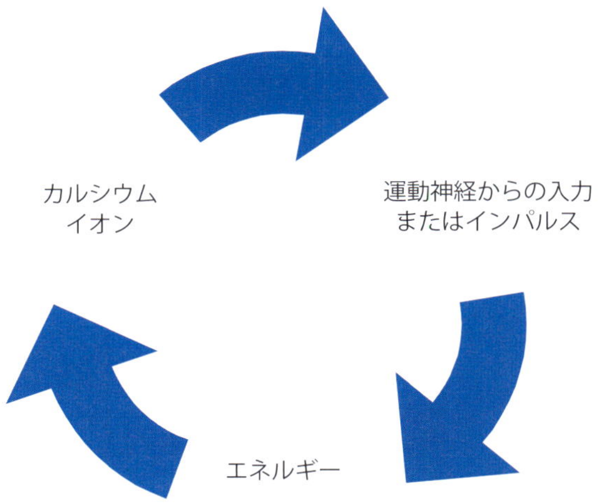

図3.5　神経インパルスが引き起こす筋収縮

下位交差症候群

これは腰椎前弯の姿勢で観察することができ、筋力が低下した腹筋、殿筋と緊張した脊柱起立筋、腰方形筋、大腿筋膜張筋、梨状筋、大腰筋の関係に代表される（図3.4参照）。

筋節内のトリガーポイント

筋収縮は筋節レベルで起こる（第2章参照）。単純な動きでも何百万の筋節が協調して収縮を起こす。フィラメントの滑走には、(a) 運動神経からのインパルス、(b) エネルギー、(c) カルシウムイオンを必要とする（図3.5）。

運動生理

脳が筋肉を動かす際は運動神経を介して伝達物質を放出する。末梢の運動神経末端からアセチルコリンを放出することで、筋節での活動を増加させる。エネルギーは細胞内のミトコンドリアにより産生される。カルシウムイオンは骨格筋の筋形質にみられる筋小胞体に存在する。

トリガーポイントの病態生理

トリガーポイント統合仮説（ITPH）

ITPHは最近の理論仮説で、多くのトリガーポイントの現象を説明できる。これは、電気生理学、組織学のエビデンスに基づいた仮説である。1981年にTravellとSimonsによってエネルギー危機説が最初に唱えられ、その後、ITPHは数十年間にわたり多くの研究者によって発展してきた。

錘外筋の運動終板と筋節でみられるトリガーポイントで明らかなことは、過活動となっているということである。顕微鏡下で確認すると、アクチンフィラメントとミオシンフィラメント（緊張した帯状内に位置）はお互いに滑走は止まっていて、ゆるんだ状態となっている。Reitingerら（1996）は、I帯の幅の減少とA帯の幅の増加だけでなく、ミトコンドリア内の病理学的変化を報告している。筋節が常にスイッチオンとなり収縮し続けると、ワインドアップ現象が起きる。収縮して膨張したアクチンフィラメントとミオシンフィラメントが徐々に線維を歯止め、さらにゼリー状のタイチン分子が切り離すのを防ぐため、Z帯で動けない状態となっている（Dommerholt et al., 2006）。

最近の電気生理学の研究では、活動性トリガーポイントの電気活動は、以前に考えられていた筋紡錘よりも錘外筋の機能障害のある運動終板周囲から生じることが明らかとなっている。10 〜 1,000回の頻度の放電が馬、ウサギ、人の運動終板で記録されている（Simons et al., 2002; Dommerholt et al., 2006）。

組織学的研究では、トリガーポイント周囲ではカルシウムとアセチルコリンの異常な値、ATPが不足することがわかっている。Grinnelら（2003）は、筋肉の伸張や高浸透圧が運動神経末端でのインテグリンペプチドの牽引を起こし、カルシウムがなくてもアセチルコリンを過剰に放出させると報告している。また、トリガーポイントを活性化する他の化学物質は以下の通りである（次頁）。

- プロスタグランジン
- サブスタンスP
- サイトカイン
- ブラジキニン
- 水素イオン
- カルシトニン遺伝子関連ペプチド（CGRP）
- TNF-α
- IL-1β、IL-6、IL-8
- セロトニン
- ノルエピネフリン

これらの化学物質は相互に作用し、フィードバック機構の一部となっている。例えば、ブラジキニンは、筋肉の痛みを伝える神経（受容器）を興奮させ、感作することが知られている。これらの化学物質が慢性的なトリガーポイント患者にみられる痛み閾値の低下、痛み、圧痛、炎症性痛覚過敏の原因の1つと考えられている。

エネルギー危機説

持続的な機能障害と筋節の収縮が下記のような局所の内外の化学物質の変化を起こす。

- 局所の虚血
- 代謝要求の増加
- 持続する収縮に必要なエネルギーの増加
- 筋小胞体へのカルシウムイオンの再取り込み阻害
- 局所の炎症（修復の促進のため）
- 局所血管の圧迫あるいは局所血管の圧迫に伴う末梢の血流障害
- エネルギー危機
- 局所の自律神経や侵害受容神経を過敏にする炎症性物質の産生

以上のような状況が長期間継続されると、上記の変化が悪循環を引き起こす。アクチンとミオシンの筋フィラメントにカルシウムを供給することができなくなり、筋節の異常を招くことになる（図3.6）。

Bengtssonら（1986）、Hong（1996）、Simonsら（1999）がエネルギー危機説を提唱している。この理論は、筋節への血液供給を変えることによって身体が運動終板と筋節の破綻を解消しようするメカニズムである。一般的に、筋節や運動終板の破綻により、局所の急性／慢性の炎症細胞の移動が起こり、炎症過程が始まる。この炎症過程は、機能障害を起こした筋節周囲から始まる。炎症によって、ブラジキニンやサブスタンスP（胃腸の平滑筋の収縮、血管拡張を起こす神経細胞に存在するペプチド）のような感作物質が放出される。そして、この感作物質は局所の侵害受容神経や自律神経を刺激し、同時にアセチルコリンの過剰放出を招き、悪循環をもたらす（図3.7）。

最終的に、脳はトリガーポイントが出現した筋肉を使わないように命令を送る。他の筋群の反射抑制と連動して、筋緊張の亢進、筋力低下、短縮、筋肉の線維化（筋肉のこわばり）などを引き起こす。顕微鏡下では、この線維は「赤色ぼろ線維：異常ミトコンドリアの集積像」として確認できる。治療はこの悪循環を断ち切ることを目的に行われる。他の仮説に、神経根障害説とポリモーダル説がある。

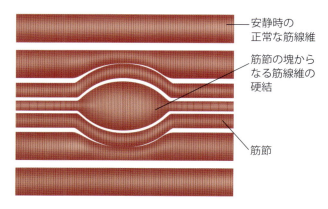

図3.6　トリガーポイント内で神経からの刺激がないのに短縮した無数の筋節とそれによる硬結

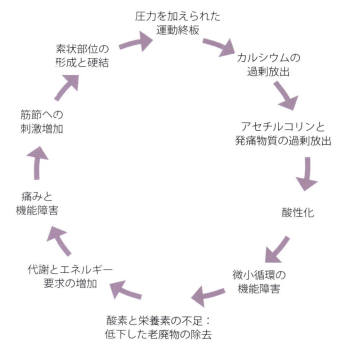

図3.7　痛みの悪循環
トリガーポイント形成仮説—この循環は、常にこの順番で起こるわけではない（Starlanyl & Sharkey, 2013）

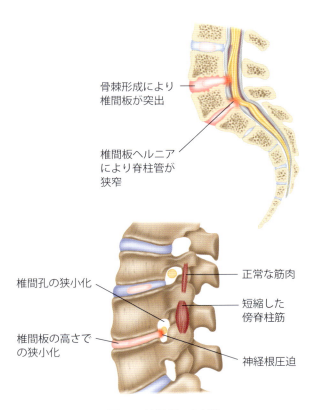

図3.8　神経根への刺激

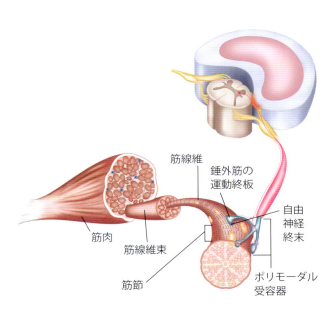

図3.9　侵害受容器からの経路

神経根障害説

Gunn（1997）、Quintner & Cohen（1994）は、トリガーポイントの病態生理に対する他のメカニズムを提唱している。この説では、椎間板症、神経根の挟み込み、傍脊柱筋のスパズムがトリガーポイント形成に影響していると述べられている。これら神経根の炎症は、神経や血管への信号を阻害し、遠位筋のスパズムを導き、トリガーポイントを発生する要因となる（図3.8）。

ポリモーダル仮説

Kawakitaら（2002）は、トリガーポイントは「ポリモーダル受容器が感作した部位である」とする別の仮説を提唱している。

彼らは、このポリモーダル受容器は、侵害受容器の一種で、機械刺激・温度刺激・化学刺激に反応する受容器であるとしている。このようなポリモーダル受容器は、身体中のさまざまな組織にある感覚神経の自由神経終末に潜在している。この潜在的なポリモーダル受容器が、ある生理的刺激でスイッチが入り、感作され、トリガーポイントと呼ばれるものに変化するという仮説である。少し極端ではあるが、この仮説で多くのトリガーポイントの現象を説明することができる。Kawakitaは、ポリモーダル受容器によって経穴とトリガーポイントの関係を説明できるだろうとも述べている（図3.9）。

末梢性感作と中枢性感作

痛みは薬理学でも複雑な領域で、最近の研究では、トリガーポイントの徴候と永続化に関する多くの発見があった。痛みのシステムは、侵害的な刺激を感受する必要がある。しかし、痛みに過剰に反応するため、警告反応としての痛みの役割ではなくなっている。痛みの信号が伝わる際に伝導路で痛みが増強されることから、痛覚過敏が生じるとされるが、筋・筋膜トリガーポイントにおいても、近年この感作のメカニズムが重要であると考えられている。

末梢性感作

48時間以内に治療されなければ、筋・筋膜トリガーポイントは炎症、慢性化が進み、筋肉からのフィードバック機構に変化が生じる。生理学的には、ポリモーダル受容器の閾値が低下し、弱い刺激にも反応する。侵害受容神経が感作されれば、痛みではない刺激でも痛みとして感じることが報告される（Schaible, 2006）。さらに、侵害刺激に反応しない神経が機械刺激に反応する。このサイレント受容器の出現が脊髄での侵害刺激を増加させる。安静時での放電は侵害受容器の増加が関与すると指摘される（Schaible, 2006）。

脊髄への継続的な痛みの入力により、慢性的なトリガーポイントが形成される。

[疑われるメカニズム]
- サブスタンスPが侵害受容神経の両末端で放出され、痛みの信号が中枢へ、そして局所的には、小循環と血管を変化させることで浮腫を起こし、侵害受容器が活性化されて、間接的に緊張や痛みが増加することになる。
- 発痛物質による痛みの増強が末梢と中枢の侵害受容器の反応を変化させる。

筋肉に分布している神経の50%は侵害受容器に関連したもので、この侵害受容器は筋肉周囲の結合組織も活性化させる。このことは、触診で筋肉にみられる過緊張や痛みの説明となる。侵害受容器の持続的な活性化は、末梢での感作を起こし、1次求心性神経の侵害受容器は弱い刺激にも反応性を高めることになる。

中枢性感作

末梢の変化はやがて中枢の神経システムに伝わり、中枢での変化が起こす。浅層または深層で、腹側の脊髄で明白な変化が生じる（Schaible, 2006）。これが神経の可塑性である。感作後、分節レベルで増加したニューロンは炎症組織の刺激に反応する。脊髄後角ニューロンの反応性が高まり、以前の閾値以下の入力でもニューロンが活性化するようになる。この影響は分節レベルを超えて脊髄の頭側あるいは尾側に拡大し、他の筋・筋膜トリガーポイントの閾値を下げることになる。

このことは非常に重要で、ある部位での慢性的なトリガーポイントが、その入力の上下の脊髄レベルを感作する可能性がある。時間をかけて、中枢神経での神経の可塑的変化を導くことになる。中枢の変化によって、原因となる部位と離れた部位の痛み閾値を下げることで、その関連痛内での他のトリガーポイントの閾値を下げる可能性がある。中枢感作は、刺激の慢性化によって、週単位、月単位、年単位で形成される。

[疑われるメカニズム]
- 筋肉の侵害受容器の継続的な興奮が神経の可塑的な変化と脊髄後角での感作を引き起こす。
- 骨格筋からの侵害性の入力は、皮膚からの侵害入力よりも脊髄での神経の可塑的変化を引き起こす。
- 1次求心性侵害受容器の繰り返しの刺激によって、徐々に活動電位を増加させる。これはワインドアップ現象と呼ばれ、ニューロンの感度を20%増加させる。
- NMDA受容体の活性化によって、痛みの増強と脊髄後角での感作が起こる（中枢感作）。
- 求心性ニューロンが機械刺激に過敏となり、弱い痛み刺激でも強い痛みに感じる痛覚過敏となる。
- 活動性トリガーポイントからの持続的な侵害入力が脊髄後角の感作だけではなく、痛覚過敏やアロデニア、さらに広範囲の関連痛を引き起こすことがある。

この現象の潜在的なメカニズムは脊髄後角で使われていなかったシナプス（サイレントシナプス）を活性化し、後角での新しいシナプス形成をなす萌芽（スプラウティング現象）が起こり、これが活動性トリガーポイントにみられる関連痛の1つの説明となる。

末梢性感作、中枢性感作とも望ましくない状態を招く。そのため、できるだけこの感作を起こさせないことが重要である。筋・筋膜トリガーポイントリリースとドライニードルテクニックは上記の状態を減らす効果が期待できる。

トリガーポイントの分類

トリガーポイントは、場所、圧痛の程度、慢性化の度合いによって、さまざまな名称（中心：1次性、随伴性：2次性、付属、広汎性、非活動性：潜在性、活動性）で分類される。

中心（1次性）トリガーポイント

中心（central）、あるいは1次性（primary）トリガーポイントは、活動時に最も活性化し、トリガーポイントを議論するのに一番よく取り上げられるトリガーポイントである。この中心トリガーポイントは、運動終板が筋肉に入り込む部位に存在し、筋腹中央に存在する。

〈注〉
筋肉の形状と線維の配列が中心トリガーポイントでは重要である。例えば、多羽状筋ではいくつもの中心トリガーポイントが存在する。仮に、筋線維が対角線上に走行していれば、トリガーポイントはさまざまな位置に出現することになる。

随伴性（2次性）トリガーポイント

随伴性（satellite）、あるいは2次性（secondary）トリガーポイントは、中心トリガーポイントの関連痛領域内にある筋肉から発生したトリガーポイントである。多くの場合、中心トリガーポイントが治療の鍵となる。中心トリガーポイントが不活性化するにつれて随伴性トリガ

ーポイントも回復していく。しかし、中心トリガーポイントが十分に治療されなければ、随伴性トリガーポイントの回復も遅れる。これは、傍脊柱筋や腹筋群によくみられる。

付属トリガーポイント

第1章で取り上げたように、筋膜には連続したつながりがある。腱が骨に付着する部位には、触ると非常に痛い部分が存在することが報告されている（Simons et al., 1999; Davies, 2004）。これは腱が骨に付着する部位が他の部位から影響を受けているためだと考えられている。よって、活性型の慢性的な筋・筋膜トリガーポイントの影響が示唆される。

中心（1次性）トリガーポイントが治療されると、この部位での圧痛が改善するのはそのためだと考えられる。そのため、この点を付属（attachment）トリガーポイントと表現している。さらに、もし中心トリガーポイントと付属トリガーポイントが治療されずに慢性化した場合、関節内の退行性変化が加速することが報告されている（Simons et al., 1998）。

広汎性トリガーポイント

多数の随伴性トリガーポイントが中心トリガーポイントに連続して出現することがある。脊柱側弯のように姿勢変形がみられる場合や、身体の1/4に麻痺がみられる場合などでよく起こる。このような広い範囲に随伴性にみられるトリガーポイントを広汎性（diffuse）トリガーポイントと呼んでいる。この広汎性トリガーポイントは圧力や張力の線に沿って発達することが多い。

非活動性（潜在性）トリガーポイント

非活動性（inactive）、あるいは潜在性（latent）トリガーポイントは、触診の際にトリガーポイントのように塊や硬結を感じる。身体のどこにでも存在し、随伴性トリガーポイントに変化することもある。通常は痛みはなく、関連痛を引き起こさない。しかし非活動性トリガーポイントが存在すると、筋肉にこわばりを増加させる。これはデスクワーク中心の生活スタイルの人々によくみられると報告されている（Starlanyl & Copeland, 2001）。また、中心（1次性）トリガーポイントが再活性したり筋肉に外傷性が起これば、再活性することがある。

活動性トリガーポイント

中心トリガーポイントと随伴性トリガーポイントが活動性（active）トリガーポイントになる。痛みを伴いながら筋活動を強いるような刺激は非活動性トリガーポイントを活性化する。交通事故後で筋肉の活動性が増加しているときや、広汎性トリガーポイントが発達する場所でよくみられる。活動性トリガーポイントは、トリガーポイントを触診した際に、圧痛や関連痛パターンを引き起こす。

トリガーポイント徴候

関連痛パターン

痛みは個々の経験により異なる複雑な症状である。しかしながら、関連痛は筋膜トリガーポイントの特徴的な症状である。

内臓由来の関連痛はよく知られている。この代表例は、心臓の痛みである。心筋梗塞（心臓発作）は激しい胸痛としてではなく、左肩や左上肢、そして左顎の痛みとして訴えられる。この種の痛みの原因は検証されており、この関連痛部位は発生学的に同じ皮膚筋節（dermomyotome）であることが知られている。この場合、心臓組織、顎組織、上肢組織はすべて同じ皮膚筋節から発生する。

筋・筋膜トリガーポイントからの関連痛は、内臓由来とは少し異なる特有な痛みパターン（痛みの地図）が存在する。この地図には再現性があり、活動性トリガーポイントを刺激すると、人種や性差に関係なく、痛みの地図のすべてあるいは一部が再現する。

患者はこの地図の関連痛を深部の重だるい痛みと表現する。運動が症状を悪化させることもあり、痛みはより鋭く感じられる。頭痛はその代表例で、患者は痛み（重だるい）のパターンとして表現することが多く、頭頸部を動かすことによって鈍い痛みになることもある。痛みの強さは下の要因で変化する（以下に記載されているものがすべてではない）。

- トリガーポイントの種類（付属トリガーポイントは過敏である）
- トリガーポイントの感受性
- 活動性トリガーポイントか潜在性トリガーポイント
- 1次性トリガーポイントか随伴性トリガーポイント
- トリガーポイントの場所（過敏な場所が存在）
- 関連した組織損傷
- トリガーポイントが存在する組織の硬さや柔軟性
- 年齢
- トリガーポイントの慢性化

身体所見

感覚を表現することは非常に難しい。そのため、触診で感じたことを表現する言葉もそれほど多くはない。このことを念頭に置いて、トリガーポイントを触ったときの感覚を表現した。

- 小さな硬結（押しピンの大きさ）
- 豆粒大の硬結
- 大きな塊
- まとまったいくつかの大きな塊
- ひものように感じられ、索状硬結上の圧痛部位
- 調理済みのパスタのようなロープ状のもの
- トリガーポイント上の皮膚は周囲より少し温かい（代謝／自律神経活動の増加による）

検査（触診）

検査（触診）は立位、座位、側臥位のいずれかで行う。どの姿勢で行うかは、検査する部位や障害された筋線維の種類によって異なる。運動が悪化要因と疑われるなら、負荷をかけて筋肉を調べよう。大胸筋の検査方法を紹介する。

大胸筋の主要なトリガーポイントは、大胸筋の鎖骨部にみられる。この部位のトリガーポイントは、トリガーポイントを挟むように握りながら触診するのが最もよい。一方、大胸筋の胸骨部にみられるトリガーポイントでは、平手で触診するのがよいだろう（図3.10）。

［手順］
- 患者に肩関節を90°に外転するように指示し、筋肉を適度に緊張させる（座位か立位）
- 硬結あるいは緊張部位を探しながら触診する
- ジャンプサインあるいは単収縮反応を探す
- 圧迫により患者が感じている症状を再現させる
- 圧迫により大胸筋の関連痛を引き起こす

持続要因

トリガーポイントを持続させる要因はさまざまである。これらの1つあるいは複数の要因が長期にわたってトリガーポイントを継続させることになる。

- 年齢
- 姿勢（職業による）
- 肥満

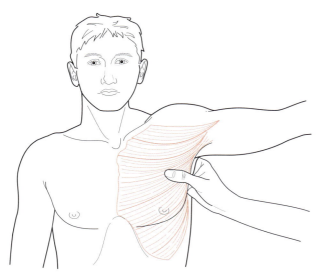

図3.10 大胸筋の検査（触診）

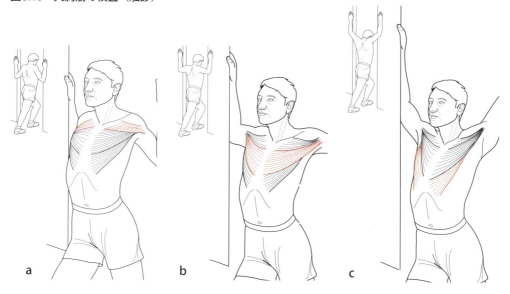

図3.11 大胸筋のストレッチ
(a) 鎖骨部、(b) 胸肋部、(c) 腹部

- 食欲不振
- 瘢痕組織（術後）
- スポーツ、趣味、習慣
- 膜にかかる押力と引力
- 代謝異常
- 病気、不健康
- 睡眠障害（無呼吸症候群）
- 鉄分の不足
- ビタミン、ミネラル不足（葉酸、ビタミンC、D、B1、B6、B12、鉄分、マグネシウム、亜鉛）
- 先天異常
- 筋線維の種類
- 筋線維の走行
- 筋の形（紡錘状筋など）
- 心理的要因（うつ、不安、怒り、絶望的な感情）
- トリガーポイントの慢性化

患者へのアドバイス

治療を開始したら、患者自身で自分の体調管理を行うように指導する。本書では、第7章以降の各章にある「アドバイス」という項目で、日常生活での注意点を示す。治療者はこのアドバイスなどを参考に、患者への指導を行う。

例として、再び大胸筋を使う。

筋力トレーニング

筋肉は筋力が低下していると疲労しやすく損傷を受けやすくなる。また、筋力低下は、筋・筋膜トリガーポイントの発症の一因となることもある。そのため、筋力低下や緊張（運動終板の過剰刺激や過剰負荷）に対して、身体は過剰に適応しようとする。

1つの筋肉だけを個別で強化することは難しい。患者の筋力を強化する必要があれば、本書を参考に行う。総合的なストレッチプログラムを指導する必要があるなら、ヨガのポーズを基本にアドバイスする。

ストレッチ

ストレッチはゆっくりと反発力をつけずに行う。できるだけ、特定の筋肉を単独でストレッチするようにする（図3.11）。一般的にストレッチは3回、呼気時に深めにストレッチを行う。このセットを1日で数回、合計で約15～20分行う。詳細は第5章を参照。

アドバイス

患者へのアドバイスは日常生活の中に存在する。周囲の化学物質や食事の栄養を確認する。また、「運転時の姿勢は？」、「職場の環境は？」など具体的に聞いてもよい。大胸筋への影響が疑われるなら、日常のストレスや不安の度合いを尋ねてもよい。患者が大きな胸なら、より適切なブラジャーやサポーターについてアドバイスする。本書では、それぞれの筋肉ごとに、いくつかのアドバイスを紹介する。

姿勢

姿勢はトリガーポイントの慢性化と密接な関係がある。誤った座位／立位の姿勢は、トリガーポイントの活性化や持続要因となる。姿勢に関するアドバイスや筋力トレーニングは、中心トリガーポイントや随伴性トリガーポイントを治療する鍵となる（図3.12）。

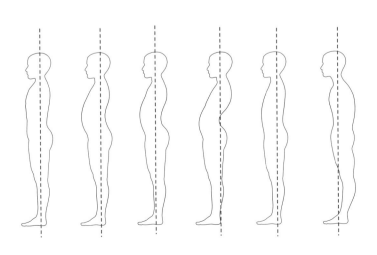

図3.12　姿勢

寝るときの姿勢

患者は変な姿勢で寝ていることが多い。寝るときの姿勢を正しくすることは、活動性トリガーポイントまたは潜在性トリガーポイントの痛みを減らすことにつながる。寝るときの姿勢を聞くと、患者は罹患した筋肉を短縮した状態で寝ることが多い。例えば、頭の上に手を置く場合は棘上筋が短縮しており、胸の上で腕を組む場合は大胸筋が短縮しているだろう。そのため、寝ている姿勢はトリガーポイントの発症と持続にも関係している。

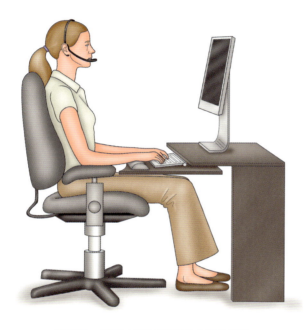

図3.13　仕事における理想的な座位姿勢

働く姿勢

患者の中には、手をよく使う仕事、あるいは反復的な仕事をしている人がいる。この仕事環境は、トリガーポイントの発症と持続に大きく関係している。また、多くの患者は、長時間座位で仕事をしている。図3.13は仕事における理想的な座位姿勢を示す。

生活習慣、趣味、スポーツ

働く姿勢を確認するように、患者に反復的または習慣的な動作（生活習慣）をしていないか尋ねることは重要である。例えば、1日中片脚で立つことは大腿筋膜張筋に負荷をかけることになる。脚を組んだ状態で長時間座っていれば、股関節の屈筋群（腸腰筋）、殿部の筋群（殿筋群と梨状筋）、大腿の筋群（大腿四頭筋）などさまざまな筋肉に影響を及ぼすかもしれない。また、ヘビースモーカーは肩の筋肉（三角筋）と腕の筋肉（上腕二頭筋）にトリガーポイントが出現しやすい。

生活習慣と同じように、趣味やスポーツがトリガーポイントの発生率を増加させることがある。そのため、その内容について注意深く聞くことが重要である。「運動レベルは適切か？」、「ウォームアップとクールダウンをしているか？」、「どのような競技をしているか？」、「年相応か？」、「姿勢は適切か？」、「体型は適切か？」、「身体への影響はあるか？」などのように具体的に尋ねよう。治療の際には、患者の趣味や運動の活動レベルを調べて、治療目標をどの活動レベルに設定するか決めるようにしよう。

第4章

治療

Therapeutic Technique Protocols

- ●触診
- ●注射とドライニードリング
- ●ドライニードリング
- ●スプレー&ストレッチ
- ●トリガーポイントリリーステクニックの実践
- ●テクニックの実践：詳細
- ●ストレッチ&リリーステクニック
- ●治療者からのQ&A

触 診

　触診は科学であり、芸術でもある。トリガーポイント治療のように痛みを伴う治療を実践するためには、最初に患者を十分にリラックスさせることが重要である。

　触診には時間と経験、そして解剖学的知識が必要となる。そして触診はトリガーポイント治療を成功させる鍵となる。よって患者に対しては、傾聴と共感、的確な質問ですべての病歴を聴取することも大切である。とにかく、患者と話すことが重要で、治療方法を説明することが患者の不安を減らし、治療を受け入れてもらうことにつながる。トリガーポイントの正確な位置をみつけるために患者の状態を観察し、それをフィードバックすることは重要なステップとなる。

トリガーポイントの決め手は？

　トリガーポイントを探す手がかりとなるものを以下に示す。

- 罹患した／原因となる筋肉のこわばり
- 圧痛点（激しい痛み）
- 触知可能な索状硬結あるいは索状部
- 関連痛の存在
- 患者の症状の（正確な）再現
- 周囲の組織よりも熱い（あるいは冷たい）場合
- 周囲の組織より湿っている場合
- 組織が紙やすりのように感じる場合
- 皮膚の弾力が失われている場合

STAR／TART

　オステオパシー医学では、筋・筋膜トリガーポイントの存在そして医学的な価値は古くから認識されていた。1998年、Dowlingは、筋・筋膜トリガーポイントに関連した身体の機能障害を表現したSTAR／TARTを提案した。

- 過敏
- 組織の触感の変化
- 非対称
- 可動域の減少

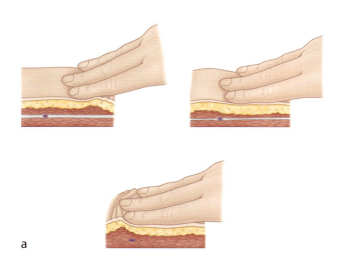

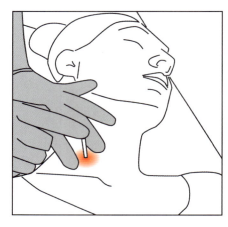

図4.2　治療テクニック

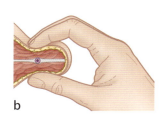 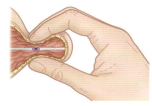

図4.1　指を使う触診
(a) 指先（平らな部分）での触診、(b) 挟み込んでの触診

触診はどこの部位で行うのか？

- 指腹での触診：必ず爪を切る（短い方がよい）
- 指先（平らな部分）での触診：指先で筋線維を横切るように触れ、トリガーポイントのある皮膚周囲を滑らせるように触診する
- 挟み込んでの触診：母指とその他の指の間に筋腹を挟み、前後に筋線維を転がす（**図4.1**）
- 手のひらでの触診：腹部に使用する
- 肘での触診：てこの原理を利用する

トリガーポイントを正確に決めるには、低下した皮膚抵抗（数値化が必要）を正確に測定するための装置（dermometer）と、圧迫により生じた痛みや圧痛点を測定するための痛覚計が必要である。

ジャンプサインと単収縮サイン

この現象は1949年に最初に報告された（Good, 1950; Kraft, 1968）。最初は、中心トリガーポイントからジャンプサインと単収縮サインをみつけ出すことが最も簡単である。トリガーポイントを正確に圧迫すると鋭い痛みが誘発され、ときには患者が飛び上がるほどの痛みを感じることがある。

トリガーポイントを挟む動作を急に行う、あるいはすばやく針を刺入すると、筋肉に局所単収縮反応が起こることが報告されている（Simons et al., 1998）。この収縮は、筋線維の反応性の増大によるものと考えられている（第3章参照）。活動性の中心トリガーポイントを圧迫すると、関連痛パターンが生じる。しかしながら、実際の臨床では関連痛パターンではなく、普段患者が感じている痛みが再現することの方が多い。

具体的な関連痛パターンは第7〜12章を参照（**図4.2**）。

注射とドライニードリング

ドライニードリングは、トリガーポイントの症状を軽減する効果としては、注射と同等であるが、刺入後に痛みが持続する可能性がある。**表4.1**は、徒手療法と比較して注射を行う基準について示す。

注射針を用いた治療には、3つの異なった治療法がある（Simons et al., 1998）。

1. 局所麻酔薬の注射
2. ボツリヌス毒素Aを用いた注射
3. ドライニードリング

1回の注射で十分なときもあるが、数回の注射が必要なこともある。そのため、筋毒素の少ない少量（<1ml）の麻酔薬が推奨されている。

局所単収縮反応の有無は、針が正確にトリガーポイントに刺入できたかどうかの目安となる。筋電図を用いて確認することで、さらに正確な位置へ針を刺入することができる。

	注射	徒手療法
経験不足の治療者	推奨しない	推奨しない
侵襲性	○	×
治療の即効性	○	×
セルフケア	×	○
利用しやすさ	×	○
患者の痛み閾値が低い	○	×
注射を苦手としている	×	○
慢性状態	○	さまざまな手技が必要

表4.1 注射と徒手療法の比較

以下のものが注射薬として推奨されている。

- 塩酸プロカイン1％溶液
- 塩酸リドカイン（0.5％）
- 持続性のある局所麻酔薬
- 等張食塩水
- エピネフリン
- コルチコステロイド（副腎皮質ステロイド）
- ボツリヌス毒素A

ドライニードリング

ドライニードルは、カナダの医師Chan Gunnによって広められたGunnテクニックそして筋肉内への刺激として知られている（Simons et al., 1998）。伝統的な鍼からの刺入テクニックを参考にしているが、解剖学や神経生理学の視点から改良され発展している。

比較研究によれば、ドライニードリングは、不活動性（deactivating）トリガーポイントに麻酔溶液（塩酸プロカインあるいは塩酸リドカイン）を注入するのと同等な効果が得られることが証明されている。しかしながら、ドライニードリングによる治療では、刺入後2～8時間程度は刺入した部分に痛みを感じることがある。この痛みは注射液を注入したときよりも強く、また持続する時間も長くなる。

ドライニードリングを実践する前に、ドライニードルテクニックのトレーニング方法、保険、衛生、解剖に基づく危険性、患者の同意などについて学ぶ必要がある。

ドライニードリングの副作用と関連事象

(After Simons et al., 1998)

気胸

気胸はドライニードリングによる最も深刻な医療過誤の1つである。気胸は、空気が臓側胸膜と壁側胸膜の間の胸腔に入ることで起こる。部分的または完全な肺の虚脱となる。主に呼吸や咳の際の急な胸の痛み、息切れ、胸部絞扼感、咳などの症状を呈す。症状の程度はさまざまである。また、他の症状として、疲労感、呼吸速度の増加（頻呼吸）、頻脈などがある。確定診断は、胸部X線で行う。気胸が疑われる場合、特に聴診による呼吸音の増加があれば、すぐに病院で検査を受ける必要がある。

気胸の発生率

2次的な気胸を起こした255件のうち、9％が鍼の原因との報告がある（Nakamura et al., 1986）。この中には2件の重大事故も報告されている（Gee, 1984）。片側の気胸で深刻な状況が起こることもあるが、両側の気胸は生命の危機となる。そのため、1回の治療で、胸部の両側にドライニードリングをしないように指導する。

感染

感染には、丹毒（A型連鎖球菌による細菌の皮膚感染）あるいはウイルス感染などがある。HIV感染者、糖尿病患者、ステロイド服用者のような免疫機能の低下した患者には特に注意が必要である。また、関節包や関節腔への穿刺も避けなければならない。さらに、リンパ浮腫は、感染の危険性が非常に高いため、針の使用は避けた方がよい。

内臓、神経、静脈、動脈の損傷

ドライニードリングによる深部組織の損傷は多くない。しかしながら、表層の静脈や動脈の出血はよく起こる。通常、痛みは少ないが、血腫ができる。特に抗凝固剤を服用している患者では、血腫を防ぐために刺入部を圧迫する。

刺入時に神経に触れると、四肢や臓器に痛みが走るが、通常は大きな損傷とはならない。特に注意したい部位は、C0-C2の間の後頭下部と胸骨である。

自律神経症状

失神、眩暈、発汗が起こることがある。この危険性を減らすには、腹臥位、背臥位、側臥位など患者の肢位を工夫して行う。

折鍼

鍼を持つ部分が折れたり、鍼が身体に吸い込まれたりすることがある（著者の学校でも1件あった）。深刻な問題を起こすことがあるため、鍼を持つ部分まで鍼を刺入しないようにして、万一に備えて外科用のピンセットを準備する。また、鍼を多く使用する場合には、治療後に鍼を数えるようにする。

不整脈

ペースメーカーや除細動器を使用している患者は、筋肉への電気刺激治療は行うべきではない。

妊婦

伝統的な鍼治療では、妊娠中に避けるべき経穴がある。科学的な見地からは、まだこの考え方を支持する報告はない。

衛生

衛生は清潔な治療と関係している。ドライニードリングでの衛生基準は、清潔（短くきれいな爪）、手洗い（石鹸を使った10秒以上の洗浄）、消毒、保護（感染予防のための手袋）などがある。治療局所の衛生面における臨床ガイドラインがある地域もある。

ドライニードリングの禁忌

一般的な禁忌
- 急性感染症
- 抗凝固剤の使用者
- 同意の得られない患者
- 発熱
- 緊急を要する疾患
- リンパ浮腫
- 血腫
- 骨接合術

相対的な禁忌
- 妊娠
- 子供
- 精神疾患
- 感染の危険が高い患者（HIV患者や糖尿病患者）
- 伝染性の疾患

合併する事象

禁忌に注意すれば、トリガーポイントニードリング治療において重篤な状態になることは少ない。しかしながら、好ましくない反応として、血腫が起こることもある。また、治療周囲の筋肉の痛みが治療後4日程度続くこともある。治療前に起こるべき事象について患者に説明するようにしよう。

同意

口頭か書面で同意をとることが望ましい。

道具

鍼

ドライニードリングは滅菌した鍼灸の鍼で行う。さまざまな太さや長さの鍼があり、特に中国と日本の鍼が有名である。中国鍼は、先が細くなった円錐形をしている。日本の鍼も同様である。どの鍼を選ぶにしても、鍼先が損傷するため、使用は1回のみ（シングルユース）とする。決して、他の人に使い回してはいけない。直径0.3mm、長さが50mmの鍼が最も使用されているが、深部の筋肉ではさらに長い鍼を使うこともある（10cmまで）。

消毒薬

ドライニードリングでは感染の危険性は低いが、刺入する前に、アルコールやイソプロパノールが入った消毒薬で皮膚消毒することが推奨されている。刺入は、消毒効果が現れる30秒ほど経過してから行おう。

鍼の廃棄

使用した鍼は、専用の鍼廃棄箱に捨てる。廃棄方法は、国や地方自治体の法律によって異なり、登録が必要な場合もある。

手袋

手袋は、治療者にとって、鍼刺し事故を防ぐ重要な武器となる。手袋は、患者からの体液の付着を防ぎ、感染の危険を減らす。少なくとも押し手の方は手袋の着用が推奨される。

酒精綿と絆創膏

鍼を抜く際に細い静脈や動脈から出血する場合がある。その際には、1分程度圧迫した後に、必要に応じて絆創膏を使用する。また、出血を止めるために、酒精綿を使用することもある。

抱きかかえる物

ぬいぐるみや患者用の抱き枕を使用することもある。患者の緊張を緩め、治療効果の増加が期待できる。

ドライニードリングテクニック

方法はいくつかあるが、どれも比較的わかりやすいテクニックである。治療は、患者を座位、腹臥位、仰臥位、側臥位にして行う。この中でも側臥位は、脳虚血の危険を減らし、心地よさを与えるため、側臥位で治療することを勧める（図4.4）。

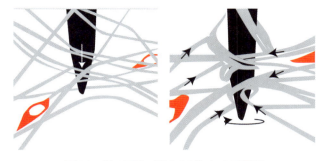

図4.3　鍼の回旋（巻き上げ）による影響

手　順：ドライニードリング
①罹患した筋肉を探し、筋線維の方向を確認して、中心トリガーポイントをみつける。
②この周囲の神経、神経叢、脈管系、他の組織に注意する。
③筋肉によって、固定方法を選ぶ。
　a）　挟んで固定する（僧帽筋、大胸筋など）。
　b）　（筋線維に沿って）鍼を持つ反対の手の母指とその他の指で皮膚を伸ばして固定する。
④局所単収縮反応を確認できるまで、線維に垂直に鍼を刺入する（解剖を考慮しながら）。
- 刺入後すぐに鍼を抜く方法から最大26分間置いたままにする方法までさまざまである。少しの間置いたままにすることがC線維の興奮を抑え、治療後の痛みを緩和するとの報告がある。
- 刺入した鍼を異なる方向に操作することは、同じトリガーポイントの異なる部位を刺激することになる。しかしながら、1度刺入すると、刺入した道（溝）ができるため、同じ道（溝）を上下しているに過ぎないとする意見もある。

⑤トリガーポイントを塊ととらえている治療者は、1つのポイントをゆっくりとリズミカルに上下させ、次に筋肉から鍼を移動させ、同じ塊へ刺入することを推奨している（Gerwin et al.）。
⑥繊細な筋線維を巻き上げは、損傷させる可能性があるため、鍼を回すこと（回旋）は一般的には推奨されていない（図4.3）。

手　順：スプレーテクニック（参考）
①注射のように正確なトリガーポイントをみつける必要はない。
②罹患した／原因となる筋肉に2〜3回スプレーを行っている間に、ゆっくりと筋肉を最大可動域まで引き伸ばす。
③スプレーは、1カ所を狙うのではなく、30〜50cm離れた所から、約30°に逆さまにしたボトルから霧状に皮膚に噴射する。

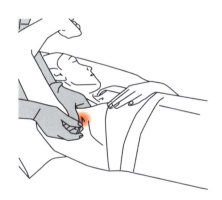

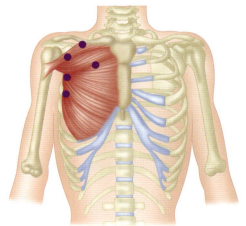

図4.4　ドライニードリングの手順

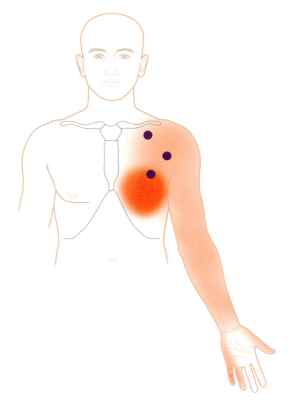

図4.5　大胸筋のドライニードリングのポイント

ドライニードリングに追加するテクニック

次のテクニックはトリガーポイントのある慢性的な部位に行うとよい。

- 筋への刺激
- 骨膜への刺激
- 鍼を2本使用した刺激（電気刺激）
- 神経根への刺激
- 大脳基底核への刺激

筋肉による絞扼神経障害

トリガーポイントが発達すると、筋肉は短く厚くなり、機能が低下していく。筋肉の75％は水分で、その水分が膨張して浮腫となると、局所組織を圧迫する索状部位を形成する。身体の特定の部位では起こりやすく、胸郭出口のような神経叢が通る小さな間隙などは特に起こりやすい部位となる。次の状況下では、トリガーポイントが発生しやすいだけでなく、注射やドライニードリングの治療部位ともなる。

- 大後頭神経痛
  - 頭半棘筋
  - 上部僧帽筋
  - 多裂筋

- 胸郭出口症候群
  - 前斜角筋、中斜角筋
  - 棘上筋
  - 棘下筋
  - 肩甲挙筋
  - 広背筋
  - 大胸筋（図4.5）
  - 肩甲下筋（手首の痛み）

- 絞扼神経障害（尺骨神経、正中神経、橈骨神経）
  - 円回内筋
  - 回外筋
  - 尺側手根伸筋
  - 指屈筋群
  - 腕橈骨筋

- 知覚異常性大腿神経痛
  - 縫工筋（大部分の原因）
  - 大腿筋膜張筋

- 坐骨神経痛
  - 梨状筋

増殖療法

1950年代にGeorge S Hackettによって提唱された増殖療法は、増殖性治療あるいは増殖性注射療法としても知られている。トリガーポイント、腱、靱帯の周囲に刺激物質を投与することで、低下した結合組織を強化し、慢性的な骨格筋の痛みを軽減させる。この療法は医師によって行われており、その主要な目的は、関節とその周囲組織の安定化であるため、関節の機能障害により生じたトリガーポイントにも効果があると考えられる。

下記のような薬液を投与する。

- 高浸透圧のブドウ糖
- グリセリン
- リドカイン（局所麻酔薬）
- フェノール
- モルイン酸（肝油から抽出）

注射は、トリガーポイント、腱が付着する部位、関節に行う。

増殖療法は、2～6週間に1回の割合で、数カ月間で3～6回以上の治療を行う。

スプレー&ストレッチ

　Hans Kraus（1941）は、塩化エチルスプレーを使ったスプレー&ストレッチテクニックを最初に紹介した人で、プロレスラーの痛みや捻挫を治療するためにこのテクニックを使用していた。その後、この冷却剤を使用したテクニックは、多くのトリガーポイントが治療できるように発展してきた。数秒間で筋肉をリラックスさせる効果がある。

　このテクニックは、トリガーポイントを不活性化するのに最も効果的な非侵襲的方法であると紹介されている（Simons et al., 1998）。しかし、塩化エチルスプレーは、可燃性と有害性が高く、必要以上に冷却することが指摘され、また、その揮発性が原因で、患者と医師の死亡事故が数件報告されている。そのため、塩化エチルスプレーの代替物としてフッ素メタンスプレーのような安全な水蒸気冷却が用いられている。ただ、フッ化炭素（フルオロカーボン）を用いているのでオゾン層に影響を与える可能性がある。推奨される製品は、有害性がなく不燃性であるGebauer's spray & stretchである。Cryonics CRYO+のような機械製品は管理がしやすいため、普及が進んでいる。

　これらの製品は、生理学的には「ある種の温度刺激」を与えることになる。この刺激が視床下部の一部に作用することが報告されている。急な皮膚の冷却が自律神経反射を介し、局所の恒常性反応を起こし、治療効果をもたらすと考えられている。2〜5秒程度の皮膚の冷却でも下記の反応が起こることが報告されている。

- 鎮痛
- 抗炎症効果
- 血管運動作用
- 筋緊張緩和

スプレー&ストレッチの禁忌
- 冷過敏症
- レイノー病
- 皮膚過敏症
- クリオグロブリン血症

スプレー&ストレッチテクニック

　注射のようにトリガーポイントの位置を正確に確認する必要がないため、比較的簡単な方法である。筋肉を緩めるために、罹患した／原因となる筋肉をみつけることが重要となる。しかしながら、患者を安心させるためにも、触診によってトリガーポイントをみつけてから治療を行うことが望ましい。

> **手　順**
> ①スプレー：次のステップのための準備として行う。1カ所を狙うのではなく、20〜50cm離れた所から、約30°に逆さまにしたボトルから霧状に皮膚に噴射する。
> ②ストレッチ：治療的な要素の強いテクニックである。罹患した／原因となる筋肉に2〜3回スプレーを行っている間に、ゆっくりと筋肉を最大可動域まで引き伸ばす。

スプレー&ストレッチの適応
- 幼児や子供
- 注射が苦手な患者
- トリガーポイント注射直後の患者
- 片麻痺後の患者—脳卒中のリハビリテーション
- 大きな外傷直後の患者（例：骨折、脱臼）
- むちうち症後の患者
- 高尿酸血症（尿酸過剰）で筋・筋膜トリガーポイントが存在する患者
- 慢性的あるいは過剰なトリガーポイントが存在する患者
- 付属トリガーポイントが存在する患者
- 捻挫後や熱傷後の患者

[ヒント]
- 明確な関連痛が出現する中心トリガーポイントをみつけることが望ましい。それが患者に治療を受け入れるきっかけを与える。
- 低血糖状態がトリガーポイントをさらに悪化させるため、患者の最近の食事状況を確認する。
- 温かい部屋で治療する。
- 治療に必要のない部位や冷やしてはいけない部位には、毛布を使う。温めることは、筋肉をリラックスさせるために必要なことである。
- 必要に応じて眼を覆う。
- やけどあるいは痒くなることがあるため、1点のみを狙ってはいけない。
- 無理なストレッチは行わない。
- 患者が不安そうにしていれば、呼吸に意識を集中するように指示する。

- スプレー&ストレッチテクニックの前後で可動域検査を行う。
- 治療する筋肉が十分にリラックスしたことを確認し、治療しやすい位置で筋肉を固定する。治療は、座位、側臥位、腹臥位、背臥位のいずれかで行う。
- ストレッチをしっかりと行うためには、筋肉の一方をしっかりと固定し、もう一方を動かす（他動的）。

手順

① 注射のように正確なトリガーポイントをみつける必要はない。
② 罹患した／原因となる筋肉に2〜3回スプレーを行っている間に、ゆっくりと筋肉を最大可動域まで引き伸ばす（図4.6）。
③ スプレーは、1カ所を狙うのではなく、20〜50cm離れた所から、約30°に逆さまにしたボトルから霧状に皮膚に噴射する。

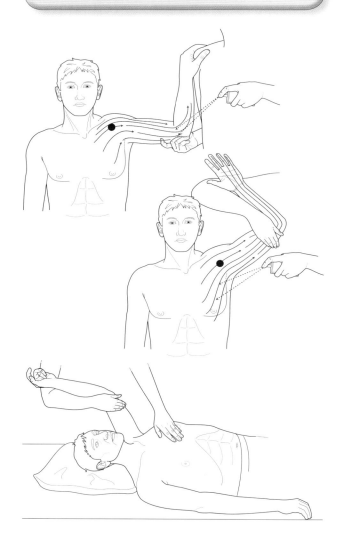

図4.6　大胸筋へのスプレー&ストレッチテクニック

トリガーポイントリリーステクニックの実践

ニールアッシャーテクニック（NAT）

NATはSimeon Niel-Asher（著者）によって1999年に提唱された、高度なトリガーポイントテクニックである。もともとは、腱板炎や五十肩のような肩疾患の治療から発展してきた。トリガーポイントマッサージや圧迫などの手法を用いる。

NATの考えにおいて、トリガーポイントの刺激は同じような神経入力として考えられ、中枢からのフィードバック機構を変化させることができる。NATに伴う入力は、主動筋と拮抗筋のトリガーポイントや関節周囲のスーパートリガーポイント（p70、図6.5参照）へ計画的に、繰り返し刺激する。この治療の目的は、間違った神経入力を改善することで元の状態に戻すことである。よって、NATは下記の自律神経反射を利用したものとなっている。

- 協調運動
- 相互抑制
- 等尺性運動後のリラクゼーション
- 活性化後の鎮静
- 単独の促進効果
- 協調的な促進効果
- 自律神経系による反応
- 痛みのゲート
- 脊髄を介した反射反応
- 神経の可塑化

NATは、イギリス・ケンブリッジにある病院でRCT（ランダム化比較試験）にて検証されている、エビデンスに基づいた即効性のある効果的な方法である（Weis et al., 2003）。このテクニックは、一般的な筋骨格系に対する治療として、何千人もの治療者によって利用されている（第6章参照）。詳細は、http://www.nielasher.comに記載する。

神経筋テクニック（NMT）

NMTは、オステオパシーの先駆者であるStanley Leifによって1930年代にヨーロッパで発展してきた。アメリカでは、1920年代にカイロプラクターのDr.Raymond Nimmoによって発展し、レセプタートーヌステクニックとして知られている。

NMTは、局所そして反射を介して、トリガーポイン

トを非活性化するテクニックである。

また、NMTは、多次元のトリガーポイント治療である。下記の6つの生理学的な要因から痛みを抑制する（Chaitow & Delany, 2000）。

- 局所虚血
- トリガーポイント
- 神経の圧迫
- 姿勢のゆがみ（生体力学）
- 栄養学的な観点
- 感情的な観点

マイオセラピー（MT）

マイオセラピーは、運動指導者のBonnie Pruddentによって、アメリカで発展してきた。彼女は、Travell & Simons、Gunn、Nimmoらの研究をもとにマニュアルセラピーを構築した。

MTは、生体力学の不均衡によって生じる神経筋骨格筋系の障害を包括的に評価、治療、管理する治療として定義されている。

マイオセラピストは、患者を治療する際には、身体的、心理的、職業的など多くの側面を考慮しなければならない。MTは、単独で行う治療と医療と健康の両面からの治療に使われる。

テクニックの実践：詳細

虚血圧迫テクニック

これは、活動性の中心トリガーポイントによく用いるテクニックである。特有の関連痛パターン（患者の症状が再現することが理想的）を引き起こすトリガーポイントをみつけて、そのポイントに直接、抑制性の圧力をかける。虚血性と呼んでいるが、トリガーポイントを圧迫してそのポイントを実際に虚血にする必要はない。このテクニックは効果的であるが、ストレッチやリリーステクニックと併用して使用されていることが多い。私は、最新のアプローチを組み入れた手順で行っている。

私は、トリガーポイントを圧迫するのではなく、体重をかける程度でよいと考えている。つまり、みつけたトリガーポイントを圧迫するよりも治療者の体重をかけるようにする。この方が患者や治療者の両者にとって心地よい。

手 順
①トリガーポイントを同定する
②罹患した筋肉／原因となる筋肉に対して、十分な可動域が確認でき、患者が苦痛を感じない姿勢にする。
③ゆっくりと、徐々にトリガーポイントに圧力をかけ、抵抗が感じるまで罹患した筋肉／原因となる筋肉を伸ばしていく。患者に不快な痛みがないようにする。
④トリガーポイントが軟らかく感じるまで圧迫を維持する。数秒から数分間行う。
⑤抵抗感が変化するまで、繰り返し圧力を加える。
⑥治療効果を上げるため、繰り返し行う際は圧迫方向を変えてもよい。

[ヒント]
トリガーポイントを活性化したり、症状が悪化するため、すばやく指を離してはいけない。何も考えずに圧迫してはならない。

ディープストローキングマッサージ

ディープストローキングマッサージは、スプレー＆マッサージテクニックよりも直接的な方法で、最も安全で効果のある実践的な治療法として権威のある専門書に紹介されている（Simons et al., 1998）。

手 順
①罹患した筋肉／原因となる筋肉に対して、十分な可動域が確認でき、患者が苦痛を感じない姿勢にする。
②必要に応じて皮膚にオイルを塗る。
③トリガーポイントあるいは索状硬結を探し出す。
④母指または器具（applicator）を硬結のすぐ傍らに置き、もう片方の手で固定する。
⑤トリガーポイントが軟らかくなるまで圧迫し、索状硬結に向かって同じ方向にストローキングマッサージ（軽擦）を行う。患者に痛みや不快感を感じさせない程度の強さで刺激する。
⑥反対方向にもこのストローキングマッサージ（軽擦）を行う。

[ヒント]
トリガーポイントを強く刺激したり、筋節を破って症状が悪くなるほど、すばやく深いストローク（軽擦）をしてはいけない。

ディープストロ―キングマッサージの変法として弾く手技もあり、器具を用いて筋線維の索状部位を横切るように動かす。トリガーポイントに軽く触れ、ゆっくりとリズミカルに動かす。特に内側翼突筋や咬筋の治療に有効である。

徒手リンパドレナージテクニック（MLD）

MLDテクニックは、トリガーポイントに効果的であるとの症例が多数報告されている。このテクニックは、より繊細なアプローチを必要とし、またリンパ系の形態学的知識も必要とする（図4.7）。リンパの流れに使われるのは、同じ循環系でも血液の流れとは対照的に、ほんのわずかな力である。MLDはむちうち症の急性期における斜角筋、前頚部の筋肉、鎖骨胸筋筋膜に存在するトリガーポイントを治療するのに特に効果的である。トリガーポイントが活性化すれば、リンパ液の流れを弱めることを下記に示す（Simons et al., 1998）。

- 斜角筋（特に前斜角筋）のトリガーポイントは胸管への流れを阻害するような緊張を引き起こす。
- 第1肋骨の構造によってリンパの流れが制限されることがある（中・後斜角筋に2次的なトリガーポイントが起こることが多い）。
- リンパ液の蠕動運動が斜角筋のトリガーポイントによって阻害される。
- 上肢や胸部のリンパ液の流れは、肩甲下筋、大円筋、広背筋のトリガーポイントによって障害されることがある。
- 胸部へのリンパ液の流れは、前腋窩ヒダ（特に小胸筋）のトリガーポイントによって障害されることがある。これは慢性的な猫背姿勢に起因することが多いと報告されている（Znic, 1981）。

MLDは、過剰な毒素／組織からの老廃物を取り除くために、深部組織の治療を行う前後に行うべきであると提唱されている（Chaitow & DeLany, 2000）。

> **手　順**（Harris & Piller, 2004）
> ①ストローク（軽擦）は圧を変えながら、軽快なリズムで行う。
> ②皮膚を縦と斜め方向に伸ばしたり、回したりする。
> ③目的とする液体の流れる方向（必ずしもリンパの流れる方向ではない）に圧迫とストレッチを行う。
> ④スポンジ様で浮腫のように感じられる部位を軽く圧迫し、線維性組織の上はしっかりと圧迫する。
> ⑤32mmHgを超えない程度の圧とする。

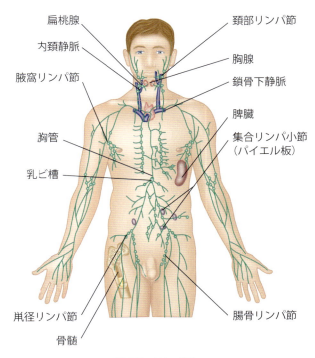

図4.7　リンパ系

ストレッチ&リリーステクニック

この治療は患者を治療に参加させる方法で、彼らに罹患した／原因となる筋肉を自動で収縮してもらい、その後弛緩させるように指示するものである（図4.8）。この一連のプロセスは、多くの効果的な治療テクニックの基礎となる。

- 等尺性運動後の筋伸張法（PIR）
- 相反抑制テクニック（RI）
- コントラクト リラックス／ホールド リラックステクニック（CRHR）
- コントラクト リラックス／アンタゴニスト コントラクト（CRAC）
- マッスルエナジーテクニック（MET）
- ポジショナルリリーステクニック（PRT）
- テーピング

このテクニックは、運動終板の概念（第2章参照）を考慮した上で治療を行うと効果的である。筋肉を固定しながらトリガーポイントが存在する筋肉を「収縮」・「弛緩」させることで、筋節の長さを正常化する。不適切なアクチンとミオシンのつながりを開放し、エネルギー危機を回避することができる。トリガーポイントを不活性化する治療（ポジショナルリリーステクニックなど）と組み合わせると特に有効である。

Therapeutic Technique Protocols

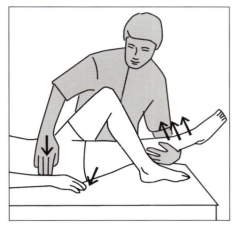

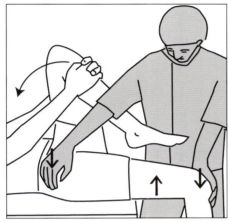

図4.8　ストレッチ&リリーステクニック

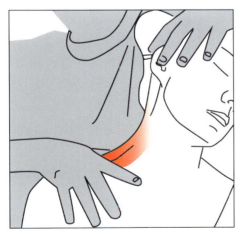

図4.9　上部僧帽筋への等尺性運動後の筋伸張法（PIR）

等尺性運動後の筋伸張法（PIR：Post Isometric Relaxation）

このテクニックはKarel Lewit（1981）によって紹介された（図4.9）。協調的な眼球運動や呼吸運動を利用したものである（反射増強）。

手　順
① トリガーポイントを同定する。
② 罹患した筋肉／原因となる筋肉に対して十分な可動域が確認でき、なおかつ患者が苦痛を感じない姿勢にする。
③ 罹患した／原因となる筋肉を、最大限痛みのない範囲まで、10～25%程度の力で収縮するよう患者に指示する。その間、3～10秒間等尺性抵抗を加える。筋肉が短くならないように、身体の一部を固定する。
④ 次に、筋肉を伸張しながら、患者に「筋肉は伸びているか」あるいは「まだ伸びるか」尋ねる。
⑤ 筋肉を伸張している間は、抵抗があるポイントまで引き伸ばすようなイメージで、患者の筋肉を徐々に伸ばす（他動）。このとき伸びる筋肉の長さが変化することに気がつくだろう。
⑥ 数回繰り返す（通常3回）。

相反抑制テクニック（RI）

このテクニックは、主動筋と拮抗筋の神経学的反射を用いた間接的テクニックである。他のテクニックの効果を高めるために使われることが多い。そのため、治療における"総仕上げ"としてこのテクニックを用いるとよいだろう。

手　順
① 罹患した／原因となる筋肉を同定し、弛緩させる（力を抜かせる）。
② 35～45%の等尺性抵抗に対して、拮抗筋を収縮させるように指示する。
③ 拮抗筋へのアプローチは相反抑制効果をもたらす。

コントラクト リラックス／ホールド リラックステクニック（CRHR）

このテクニックは、オステオパシー医であるKnott & Voss（1968）によって提唱され、著しい関節硬直に対して他動的に可動域を拡大させるテクニックとして考案された。このテクニックの背景にある理論は、筋・筋膜トリガーポイント治療と共通点がある。なぜなら、筋緊張の存在は活動性トリガーポイントあるいは潜在性トリガーポイントが存在しているサインとなる可能性が高いからである。

> **手 順**
> ①トリガーポイントを同定する。
> ②罹患した筋肉／原因となる筋肉に対して、十分な可動域が確認でき、患者が苦痛を感じない姿勢にする。
> ③苦痛がない程度に抵抗を感じる可動域まで硬直した関節を動かし、次に患者に罹患した筋肉／原因となる筋肉を自分で収縮するように指示する。
> ④この自動収縮に徐々に抵抗を加える。
> ⑤弛緩させる（力を抜かせる）。
> ⑥弛緩させることで、関節が動く範囲が増加していく。

コントラクト リラックス／アンタゴニスト コントラクト（CRAC）

コントラクト リラックス／アンタゴニスト コントラクト（CRAC）は等尺性運動後の筋伸張法（PIR）と相反抑制テクニック（RI）の神経調節を合わせたテクニックである。慢性的に可動域が低下した関節や難治性のトリガーポイントに対して効果がある。痛みがあり、扱いにくい部位に使用される。

> **手 順**
> ①動きの悪い関節や軟部組織、痛みが生じている部位を探す。
> ②主動筋を収縮させ、その後、主動筋を弛緩させる。
> ③拮抗筋を収縮させ、主動筋をストレッチする。
> ④ストレッチは、15～30秒間行う。
> ⑤3回繰り返す。

マッスルエナジーテクニック（MET）

マッスルエナジーテクニックは、筋骨格系の機能や痛みを改善する手技療法に分類される。

歴史的に、この理論は医師から批判を受けながら、「患者の筋肉は正確にコントロールされた位置で、正確な方向に動かす」ことに基づくオステオパシー手技の診断と治療から起こったものである。Fred Mitchellによって1948年に最初に紹介されたマッスルエナジーテクニックは、特に、関節可動域の減少、筋緊張亢進、痛みなどの治療に使用される。

このテクニックは、下記の症状のときに使用されることが多い。

- 筋肉の攣縮により起こる関節可動域の減少
- 硬直
- 筋緊張亢進

使い過ぎによる筋緊張が、関節の位置を変化させ、さらに緊張亢進、弾力性の低下を招く。この悪循環は、損傷した部位での不明瞭な筋肉の痛みによって起こることが多い。

ニューロンが傷害されれば、機能障害は、関節やその周囲、主動筋にも及ぶ。放置されれば、拮抗筋にも影響し、筋群全体に機能障害が起こる。また、この領域での痛みや緊張によって可動域の減少も進む。

マッスルエナジーテクニックは直接的で動的な方法で、効果を最大限に引き出すためには、患者が積極的に治療参加し、制限された範囲内で抵抗を連動させることが求められる。患者が等尺性収縮を行うことで、下記の物理的な変化が起こる（図4.10）。

- ゴルジ腱器官の活性化が主動筋の直接的な抑制につながる。
- 反射的な相反抑制が拮抗筋で起こる。
- 筋肉を弛緩させることで、主動筋と拮抗筋はニュートラルな関係になり、関節可動域の増加につながる。

このテクニックの効果に対しては批判的な意見もあるが、腰痛患者に対して日常動作や機能を有意に改善するとの報告がある。

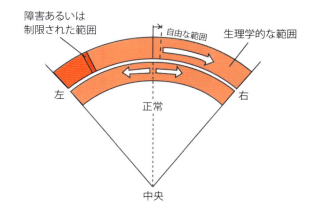

図4.10 終末抵抗（壁）
緊張した筋肉や固い関節を動かす場合、生理的あるいは保護するために抵抗（壁）を感じる。これが終末抵抗（壁）である

マッスルエナジーテクニックは身体のどの部分にも行うことができる。8つの重要なステップがある。

1. 正確な構造的診断を行う。
2. できるだけ多くの面（方向）で、制限される範囲を確認する。
3. 患者と施術者は、お互いが出す力を同じにする。
4. 患者の等尺性収縮は、正確な力、方向（制限された範囲から遠ざかる方向）、時間（3〜5秒）で行う。
5. 収縮後に弛緩させる。
6. できるだけ多くの面（方向）で、新しく制限される範囲まで動かす。
7. ステップ3〜6を3〜5回繰り返すか、可動域がこれ以上広がらないまで行う（最大可動域）。
8. 機能障害が改善されているかどうか、構造的な診断を繰り返す。

このテクニックには、3つの異なったアプローチがある（Kuchera & Kuchera, 1994）。

等尺性収縮テクニック

手 順
①罹患した筋肉／原因となる筋肉のトリガーポイントを押さえる。
②少し抵抗を加えながら、患者に筋肉を収縮するように指示する。
③トリガーポイントが軟らかくなるまでその部位を押さえ続ける。
④筋肉を自動と他動でストレッチする。

等張性収縮テクニック

手 順
①心地よい位置に筋肉を置く。
②施術者は抵抗を徐々に減らしながら、患者に35〜45％の力で7〜15秒間収縮するように指示する（等張性収縮となる）。
③5秒間休み、息を吐き出しながら筋肉を新しく制限される範囲まで30秒かけて動かす。
④筋肉を自動と他動でストレッチする。

伸張性収縮テクニック

手 順
①制限（抵抗）がある所まで筋肉を動かす。
②患者に抵抗を加えながら、2〜4秒間、約10〜25％の力で筋肉を収縮するように指示する。
③制限（抵抗）を乗り越えると、15〜30秒間、生理学的抵抗感に対して筋肉の伸張性収縮に逆らって押しかえす。
④3〜5回繰り返す。

ポジショナルリリーステクニック（PRT）

ポジショナルリリーステクニック（PRT）はオステオパシー医のHarold Hoover、Charles H. Bowles、William L. Johnstonによって考案された（図4.11）。PRTは、無理に変化させるのではなく、変化を招く手法である。つまり、変化の機会を与えるテクニックとなる。他のテクニックと共通する部分が多くある。

ポジショナルリリーステクニックの主要な3つの方法
- ストレイン-カウンターストレインテクニック
- ファンクショナルテクニック
- ファシリテイテッドポジショナルリリーステクニック

ストレイン-カウンターストレインテクニック

Lawrence Jonesによって1960年代初期に考案され、90秒同じ治療ポジションで行う（神経障害がある場合は3分持続させる）。治療中に、組織が緩み、スパズムを改善し、痛みのある部位での局所炎症を抑えることになる。このリリースによって組織の痛みや緊張を早く緩和する。

腰部での圧痛部位に対するストレイン-カウンターストレインの即時効果の研究では（Lewis et al., 2010）、ストレイン-カウンターストレイン治療が圧痛部の緊張を有意に低下させることを報告している。しかし、他の手技療法においても同様の効果が確認された。また、運動にストレイン-カウンターストレインを加えた治療は、腰痛や腰部の機能低下の軽減において運動だけの治療と変わらないことも報告されている（Lewis et al., 2011）。

テーピング

テーピングは、手技療法の補助としてよく使用されるようになってきた。トリガーポイント治療でもテーピングを使う機会は多い。医学雑誌 The journal of Sports Medicine（Feb 2013）では、スポーツ障害を防ぐキネシオテープの効果について10本の論文を検証している。

- 痛みの軽減に対してテーピングの使用を支持する重要な結果はなかった。
- 可動域の結果はさまざまであった。
- 筋力には効果的であるとする7本の報告があった。
- 筋活動に関しては何らかの影響はあるが、この影響が有益か無益かは明らかではない。
- スポーツ障害の予防や管理のために、キネシオテープ（他の弾性テープを含む）の使用を支持するためのエビデンスレベルは低いと結論付けている。

テーピングは、治療した筋肉での余分な力を取り除き、リンパの流れを改善するために、手技療法や鍼治療の後に行われる。キネシオテープが最もよく使用されるが、他のテープ（zinc oxideなど）もある。痛みを改善するためテーピングを支持する報告もいくつか存在する（Thelen et al., 2008）。

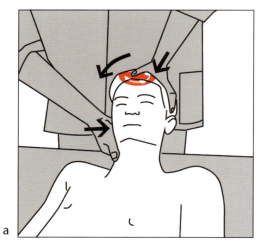

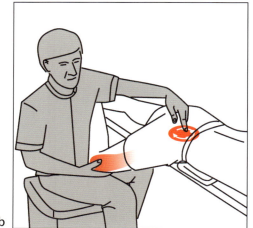

図4.11　ポジショナルリリーステクニック（a）とファシリテイテッドポジショナルリリーステクニック（b）

ファンクショナルテクニックとファシリテイテッドポジショナルリリーステクニック

手　順
①一方の手で検査し、もう一方の手は動かすために使用する。そして、動かせるすべての方向の中で、組織が最も緩んだ位置（力学的にはニュートラルな位置）に置く。そして、緩んだ位置を、もう一方の手で確認する。
②他の動く方向も再評価する。緩んだ位置から始めることで、以前の評価と比較できる。必要であれば、繰り返す。
③温かく、拍動がふれ、軟らかくなるまで、力学的にはニュートラルな位置に保つ（最低でも90秒）。
④少なくとも1回以上は繰り返す（緩んだ位置の変化が以前の治療の位置と比べることで明らかとなる）。

除荷テーピングテクニック

手　順
①罹患した／原因となる筋肉にテープをして、筋肉にとって負荷のかからない位置にする（図4.12）。
②数時間から数日間張り続ける。
③テーピングは侵害受容器の興奮を抑制する。
④酸素を供給し、組織の虚血状態を改善する。

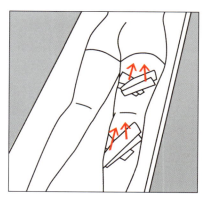

図4.12　除荷テーピングテクニック

Therapeutic Technique Protocols

スターテクニック

手　順
① 事前にテープを6本細長く切っておく。
② 筋肉によっては長さが15cmになることもある。
③ 星の形にテープを張り、重なり合った部分（中央部分）がトリガーポイントの上にくるようにする（図4.13）。
④ このテープは、両端からの軽いストレッチとなり、中央部分では30％程度の伸張となる。
⑤ ドレナージ、打撲、血腫を改善するためには、テープを小さく切る。

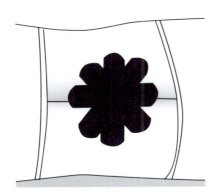

図4.13　スターテクニック

マルチプルトリガーポイントテーピング

治療後に大きな範囲に行うのに有効な方法である。テープを切って、治療部位あるいはトリガーポイントが影響する最大の範囲にテープを貼る（図4.14）。3日程度貼り続けても構わない。これにより内出血、軟部組織の腫脹の治癒を早め、トリガーポイントの影響する範囲を非活性化する可能性があることがいくつかの論文で報告されている。

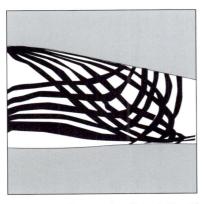

図4.14　マルチプルトリガーポイントテーピング

治療者からのQ&A

圧迫する力や深さはどの程度か？

経験的には、母指を使って、組織の痛みが強いほど、圧迫はゆっくりと深くまで行う。すべてに共通することであるが、ゆっくりと全体に行うことが重要である。

また、筋線維のタイプ（赤筋／白筋）や筋肉の形態も重要となる。治療の深さに影響する。患者の体型ががっちりしていれば、特に深部の組織まで強い力で行うことができ、細身であれば、組織の変化を起こすような力は必要ない。

圧迫する方向は？

トリガーポイント治療を行う上で、重要な問題となる。そのため、初めて行う人に対しては、筋・筋膜トリガーポイント圧迫テクニックとして詳しく説明しよう。硬結や豆状のトリガーポイントをゆっくり、深く、まっすぐに圧迫するように行う。その場合、ホットゾーン（トリガーポイントがこのゾーンのどこかに位置する部位）が重要となる（図4.15）。できるだけこの部位から圧迫の方向をみつけだし、患者の感じている症状を再現するようにしよう。圧迫の方向を少し変えるだけで他の部位に痛みが起こることに驚くこともある。このホットゾーンから患者の痛みを再現することが重要で、治療者がここだと思う部位を押すことで、患者に確認するようにする。

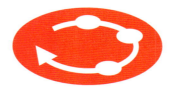

図4.15　ホットゾーン

圧迫の指標は？

トリガーポイントは、(a) 患者の痛みが大幅に減少するか、(b) 圧迫部位が軟らかくなるかなくなるまで、圧迫する。NTMでは、トリガーポイントが6～10秒内に変化しなければ、そこから離れて周囲のマッサージを3回程度繰り返すことを推奨している。

優しく軽擦マッサージを行うことで、圧が深部に届くようになる。深部では緊張が強く認められることが多く、どうにかして治療しなければならない。深部から痛みの原因を取り除くことで、筋膜の修復を促進することができる。

トリガーポイントや関連痛部位はすべての人に共通するか？

下記の要因が影響するが、一般的には共通している。
- 年齢
- 姿勢
- 体重
- 食欲不振
- 瘢痕組織
- 筋・筋膜のひずみ
- 先天性異常
- 筋線維のタイプ
- 筋線維の方向
- 筋肉の形態（紡錘型など）
- トリガーポイントの慢性化

体重、食欲不振、瘢痕組織はどんな影響があるのか？

食欲の増減は、脂肪と筋肉の比率を変え、トリガーポイントの位置を変化させる。また、筋膜にも影響し、トリガーポイントの位置を変える。さらに瘢痕組織やケロイドは筋・筋膜にひずみを与え、トリガーポイントの位置を変えることになる。

筋線維のタイプの影響は？

筋線維は、動作にあった構造に配置される。これによって、強い特別な力を発揮できるようになる。中心トリガーポイントの位置は、筋肉内の筋線維の方向によって変化する。例えば、多羽状筋では、トリガーポイントは機能的に力を十分に発揮する中央に発達しやすくなる。

内出血は起こるのか？

内出血は抗凝固剤を服用していれば、起りやすくなる。しかし、施術者の経験次第で、起こりにくくもなる。私の経験では、皮膚を傷つけるのは、治療の深さではなく、治療の速さによると考えている。治療を行う際には、治療する組織をイメージすることが重要となる。

［ヒント］
患者の筋肉や皮下の圧痛のある硬結を感じながら、ゆっくりと圧を加える。決して急に離してはいけない。アルニカクリームは内出血を減らしてくれる。

使用するクリームはどれがよいか？

一般的には、オイルは探し出した圧迫ポイントから滑ることになるので、避けた方がよいだろう。皮膚の潤滑クリームがたくさんあるが、私はニベアクリームを使用している。また、アルニカクリームやビタミンE配合の水溶性のクリームでも構わない。石油製クリーム、ベビーパウダー、マッサージオイルを使用する場合は、アレルギーに注意しなければならない。

治療回数は？

私の経験では、1週間に3回治療し、4週間後に治療、その12週後に最後の治療を行う。この流れは筋膜の修復と一致している。その後、確認のために患者を再診察するのもよい。

鍼を受ける患者の姿勢は？

鍼は、患者を座位、腹臥位、背臥位、側臥位にして行うことができる。ベテランの治療者でなければ、側臥位で治療することを推奨する。脳貧血が起きることを減らし、患者にとって安心できる姿勢である。

鍼が抜けなくなったときの対処は？

患者が我慢できるなら、少し時間をおいて抜くようにする。あるいは、抜けなくなった鍼の近くにもう1本鍼を刺入し、最初の鍼を抜く。

動脈や神経にあたれば、何が起こる？

安全性を確保することが第1である。解剖学に熟知し、解剖学的指標を探し、鍼を行う前には、丁寧に触察することが重要である。索状部位を探すことを忘れないようにする。動脈は厚く丸い壁で、ほとんどの場合、動脈の縁では鍼は押し返される（図4.16）。しかしながら、ちょうど真ん中に当たれば、強い拍動を感じるため、それ以上進めてはいけない。万一動脈から出血が起きたら、2分程度圧迫しよう。同じように、神経にあたった場合には、鍼の方向を変え、電撃様の痛みを軽減するようにする。東洋医学で使用する鍼では後遺症となるような損傷の可能性は低い。

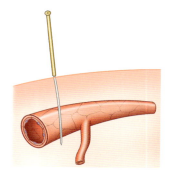

図4.16　厚い丸い動脈壁

第5章

ストレッチと運動

Stretching and Exercise

- 健康と柔軟性
- ストレッチ
- 筋力トレーニング

健康と柔軟性

　個人の肉体的な健康にはさまざまな要因が関係するが、柔軟性もその1つである。柔軟性は肉体的な健康に必要不可欠であるが、健康という「車輪」の「スポーク」の位置づけとなる。他の要因には、筋肉の強度、発揮する力、スピード、持久力、バランス感、協調性、機敏性などがある。

　特にスポーツは種類によって必要となる要因が異なるが、定期的なエクササイズやトレーニングプログラムを行うことが重要である。ラグビーやアメリカンフットボールでは、筋肉の強度、発揮する力が必要であるが、柔軟性のトレーニングや反復練習を行わないと、傷害の危険が増加し、パフォーマンスが低下する。発揮する力と柔軟性は体操選手には重要であるが、包括的なトレーニングプログラムは、発揮する力、スピード、持久力を鍛えることになる。

　個人にも同じことが当てはまる。力や柔軟性があるように感じている人は、他の健康に必要な要因を無視してしまう傾向がある。1つの関節や筋群に柔軟性があったとしても、全体の関節や筋肉が軟らかいというわけではない。そのため、柔軟性は特定の関節や筋群に特有なものとして認識していなければならない。

柔軟性低下の危険性

　硬い緊張した筋肉は、通常の関節可動域を制限する。柔軟性低下は、筋肉や関節の痛みの原因となることもある。極端な場合は、振り返り動作や腰を曲げる動作でさえ難しいこともある。

　硬い緊張した筋肉は、筋肉の動きにも影響する。筋肉が十分な収縮と弛緩ができなければ、発揮できる力が低下し、コントロールも難しくなる。さらに、運動中の持久力、瞬発力などの低下の原因にもつながる。

　また、まれに血液循環を障害することもある。血液は、筋肉に十分な酸素と栄養を供給するのに必要不可欠なものである。そのため血液循環が悪ければ、筋肉を疲労させ、激しい運動からの回復や筋肉の修復過程を遅らせることになる。

怪我の危険性を増加させることにもつながる。筋肉の機能障害、発揮する力の低下、傷害の危険性や再発の危険性が増加する。

柔軟性低下の原因

筋肉にとって高いパフォーマンスを発揮するのに柔軟性は必要不可欠である。ストレッチは筋肉や腱の柔軟性を増加させ維持させるのに最も適した方法である。しかしながら、この柔軟性を減少させる多くの要因がある。

柔軟性や関節可動域は、身体の内部と外部の要因に影響される。骨、靱帯、筋肉量、筋肉の長さ、腱、皮膚などの内部要因は、関節の動きを制限する。例えば、膝を構成する骨や靱帯の構造のため、膝は、脚が伸展した状態からさらに前に曲げることはできない。

年齢、性別、気温、衣類、また怪我や機能障害などの外部要素も柔軟性に影響する。

柔軟性と加齢

年齢とともに、筋肉や関節は硬くなることが知られている。これは、加齢現象の1つで、退行性変化と非活動性によって起こる。加齢を止めることはできないが、柔軟性の維持をあきらめるべきではない。

年齢は活動的な生活への障害ではない。年齢とともに、予防が必要となり、予防は少しでも早く、できるだけ長く行う必要がある。

> **ストレッチと筋肉トレーニング**
> 運動は、医師の処方箋と同じと考えてもよいだろう。効果をあげるために、必要な服薬量（運動量や運動方法）をとるようにしよう。運動方法については、第7～12章で紹介している。本書を参考にして、よい治療者として治療効果を上げてほしい。

ストレッチ

ストレッチには多くの効果がある。

- 関節可動域の改善
- 発揮できる力の増加
- 治療後の痛みの減少
- 疲労感の低下

トリガーポイントがある筋肉や鍛えたい筋肉のストレッチは、誤った脳への入力の改善、関節可動域の回復、傷害の予防にとって重要である。トリガーポイント治療や筋肉トレーニング後のストレッチは、筋肉の痛みを減らし、筋肉の長さや柔軟性を維持する。

ストレッチの種類

ストレッチにはいくつかの種類があり、それぞれ長所と短所がある。

（1）静的ストレッチ：治療後や家で最も行われているストレッチ
（2）PNF（固有受容性神経筋促通法）：2人で行うストレッチ、最も広く行われているストレッチ

よいストレッチと悪いストレッチがあるのではなく、人によってそれぞれのストレッチの効果が変わる。ストレッチの前に10分程度温める（循環をよくする運動やシャワーなど）。

静的ストレッチ

初めて行う人にとっては安全で効果的なストレッチである（図5.1）。

> **手 順**
> ①ストレッチを行う筋肉を緊張がない位置に動かす。
> ②ゆっくりと慎重にストレッチする。
> ③痛みが起こる位置までストレッチしてはいけない。少し不快な感じは起こるかもしれないが、伸ばしすぎには注意しなければならない。
> ④最低でも20秒間（45～60秒が理想）は持続させることで、筋肉は伸張される。
> ⑤息を吐くこととリラックスが大切である。
> ⑥ゆっくりと元に戻して、45～60秒休憩する。
> ⑦これを2～3回繰り返す。
> ⑧1日に2～3回行う。
> ⑨より効果を求めるなら、拮抗筋もストレッチするとよい。

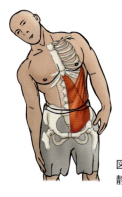

図5.1
静的ストレッチ：体幹外側のストレッチ

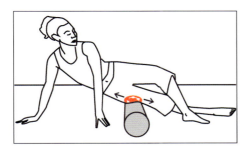

図5.2　大腿外側へのストレッチポールの使用

ストレッチポールを使ったストレッチ

ストレッチポールは簡単にストレッチが行えるため、バランスを取り戻すことを目的に1950年代から使用されている。Moshe Feldenkrais医師が最初に治療に応用した。ストレッチポールにはさまざまな形、大きさ、固さのものがあり、比較的安価に、簡単に使用できる。患者の身長、体重、ストレッチする場所によって、最適のものを選ぼう（図5.2）。

ストレッチポールは、手技療法後やドライニードリング後にトリガーポイントを非活性化するのに効果的である。使用方法は簡単で、下記のような効果がある。

- バランス感
- 柔軟性
- 協調性
- リラクゼーション
- 関節可動域

セルフマッサージ

ストレッチポールを用いたセルフマッサージでは、マッサージする部位や時間を自分で決めることができる。比較的安全で簡単だが、使用方法については、専門家に相談するようにしよう。トリガーポイントマッサージについて紹介する。

- しっかりとしたポールを選ぶ。
- 使用する前には筋肉の解剖を学ぶ必要がある。
- 圧迫は、骨や関節ではなく、筋肉や軟部組織に対して行う。
- 身体を乗せ、ポールの上で動かす。トリガーポイントに当たるまで、索状部位を上下する。
- 5分程度あるいはトリガーポイントがなくなるまで、圧迫する。必要があれば繰り返し行う。
- 転がる際には、怪我をしないように注意しよう。
- ゆっくりと注意深く、トリガーポイントを探そう。
- 1日6回まで行っても構わない。

注　意

痛みは警告信号なので、過剰な痛みが出たら、ただちに運動を中止する。優しく丁寧に行う。

PNF（固有受容性神経筋促通法）

治療効果を長引かせるために使われる高度な治療である。筋力も改善する。PNFストレッチには、ホールドリラックスストレッチやCRストレッチなどさまざまなものがある。他にも等尺性運動後の筋伸張法（PIR）がある（p55参照）。

手　順

① 緊張下の状態を保ちながら、筋群を適切な場所に置く。
② ストレッチしたい筋肉に治療者が抵抗を加え、5〜6秒間収縮させる。
③ その後、30秒間ストレッチする。
④ 30秒休憩する。
⑤ 2〜4回繰り返す（10分程度）。
⑥ 1日に2〜3回繰り返す。

ストレッチ方法

ストレッチプログラムは、特に専門家に指導されない限りは、一般的に4〜6週間行う。治癒後も、健康維持のために続けることが推奨される。週に2,3日行うことで、筋力や関節可動域を維持できる。

十分な可動域を維持するためには、毎日自宅で罹患した筋肉のストレッチを定期的に行うようにする。トリガーポイントを悪化させないようにストレッチを続けることが大切である。

ストレッチする前には、自転車や散歩のような軽い運動を5〜10分程度行って身体を温める。

注　意

痛みに注目する。過度のストレッチは潜在性トリガーポイントを活性化する可能性がある。そのため、ストレッチは段階的に行い、身体の声を聞くようにする。ストレッチが変われば異なった筋線維が伸張し、脳を活性化させる。ストレッチ中やストレッチの後に痛みを感じないようにする。

一般的に、トリガーポイントが活性化されるようなら、ストレッチは行わないようにする。

安静時の痛みはトリガーポイントが活性化していることを意味する。温かい水の中での運動、ホットパック（湿式加熱）、ソフトなマッサージを行うようにしよう。

ストレッチ中に痛みを感じるようなら、専門家に相談しよう。

筋力トレーニング

筋力トレーニングは、筋肉の持久力を改善する。筋力がつけば、痛みの軽減、トリガーポイントによる機能障害の改善、傷害の予防につながる。筋力トレーニングは筋肉を最大5〜10秒間収縮させる。

筋力トレーニングの種類

筋力トレーニングには、大別して等尺性運動と等張性運動の2種類がある。

等尺性運動

等尺性運動は、非外傷性に関節を同じ位置で持続させる運動である。比較的簡単で、器具を必要とせず、経験も必要としない（**図5.3**）。筋力トレーニングプログラムで最初に行う運動である。等尺性運動は、固定した位置で力を発揮する際に行われる運動である。例えば、ヨガやピラティスでこの運動が行われる。等尺性運動の最もよい例は、「プランク」を行うことである。

- 手を肩の下に入れて、床やヨガマットにうつ伏せになる。
- 肘で身体を支え、体幹を床から浮かせる。
- 腹筋に力を入れ背中を伸ばす。
- まっすぐな状態を持続する。

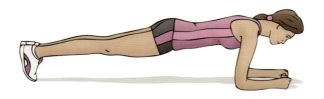

図5.3　等尺性運動：プランク

［ヒント］
- 等尺性運動は関節角度が重要である。角度をつければつけるほど、てこが長くなりその位置を持続する力が必要となる。
- 負荷をかけたいなら、可動域の15〜20°で等尺性運動を行う。

- 6〜30秒間収縮させる。繰り返し行えば、より効果がある。
- 息を止めないようにする。
- めまいや頭痛がするようなら、中止する。

等張性運動

等張性運動は、一定の力に抗して行う運動である（**図5.4**）。

- ウエイトトレーニング（バーベル、ダンベル、マシーン）
- 身体の抵抗（プレスアップなど）
- レジスタンスバンド（トレーニングチューブ）
- ダンベル（ケトルベル）

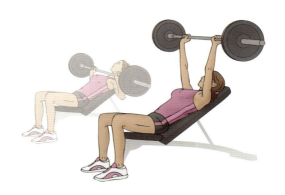

図5.4　等張性運動：バーベル

［ヒント］
- 少なくとも週に2回は筋群ごとに行う。
- 運動の間隔は、少なくとも48時間あけるようにしよう。等張性運動により筋肉内の微小な損傷が回復する時間となる。間隔をあけることで、筋肉が回復し強くなる。
- 運動前には温め、運動後には冷やす。
- すべての運動の終わりにストレッチを行う。

筋力トレーニング方法

筋力トレーニングを行う前は、自転車や散歩のような軽い運動を5〜10分程度行って身体を温める。

注　意

痛みに注目しよう。運動中や運動後に痛みを感じないようにする。一般的に、トリガーポイントが活性化されるようなら、筋力トレーニングは行わないようにする。

筋力トレーニング中に痛みを感じるようなら、専門家に相談する。

第6章
トリガーポイントを超えて

Beyond the Trigger Point

- 身体（全身）から考えるトリガーポイント
- 複雑性理論
- ストレンジアトラクター
- スーパートリガーポイント
- 筋・筋膜の経線
- ニールアッシャーテクニック（NAT）
- 3次元（3-D）治療

「筋膜は病気の原因を探し、治療を行う部位である」

「オステオパシー医が人間の成り立ち、健康観、さらには自然の真理や法則に関連した自然科学の探究を続けることが私の願いである」

オステオパシー医科大学創設者 Andrew Taylor Still、Kirksville Missouriにて

身体（全身）から考えるトリガーポイント

トリガーポイントを同定し治療することは大切なことであるが、トリガーポイントが単独で発生することは稀で、その原因がわからなければまた元に戻ってしまう。これまでにも述べてきたが、長期にわたって存在するトリガーポイントは、中枢で2次的（さらには3次的）に影響を与え（中枢感作）、身体の他の部位にトリガーポイントを形成する可能性がある。トリガーポイントは外傷や使い過ぎによって発達することもあるが、他の要因でも起こる。

子供から老人にまでトリガーポイントが認められるという事実は、さらに調査する必要がある。我々の関心はトリガーポイントがなぜ現れるかではなく、どこに、どのように現れるかに向けられている。身体には、自己による発見、自己による治癒、自己による調整をする力が備わっている。身体は何を求めようとし、なぜ求めるのだろうか。トリガーポイントの発生・継続に関係する因子を調査することによって、その理由を冷静に考えることができる。

防御機構

我々には神経系と連動した防御機構が備わっている。熱いものを触れば、手をひっこめる。異臭がすれば、そこから離れる。身体は、入力を遮断するか逃げることによって侵害刺激に対応する。機械的な痛みは、侵害受容器によって脳に伝えられる。それから、脳は自分を守るために、身体を動かすことなどで対応する。そのため、筋群は主動筋、拮抗筋、固定筋、協力筋などの機能単位で動く。

筋膜の機能障害では、入力を遮断する機構がうまく働かずに、侵害刺激を避けることが難しいこともある。そのため、筋肉がうまく機能しないときは、協力筋、固定筋、主動筋が協力しながら動作を行っている。短期間なら問題ないが、長期にわたると脊髄や脳で神経の可塑的変化（中枢感作）を起こす。このメカニズムは、末梢の脊髄や中枢の脳を介した反射である。

筋肉の緊張は、これらの防御機構の結果として、痛みのある領域で確認することができる。注目すべき点は、我々の複雑な生活を続けるために、これらの抵抗がよく「認められる」ということである。

入力を遮断する機構は、身体のあらゆる場所に存在する。細胞レベルにおける入力の遮断現象は、病気と健康の多様な範囲で認められる。例えば、ガンにおいて、免疫－神経－大脳皮質系や免疫－腫瘍学系の分野では中心的な考え方である。この分野では、免疫抑制環境を作り出すことで、免疫細胞の監視機構を抑制あるいは入力遮断することががん細胞で観察されている。つまり免疫系の監視や自己寛容システムをだましているわけである。肝炎のようなウイルス感染症では、免疫機構に対して同じ作用がある。最新のHIV研究において、ウイルスは慢性的な侵害刺激の役割を果たすことが示唆されている。免疫監視機構をだまして入力を遮断するだけでなく、T細胞を同時に過活動と非応答の状態にする。神経免疫系は連携して働く。筋骨格系では、脊髄、感覚野、運動野レベルで入力遮断と過活動の両方を観察することができる。

痛みは大きな刺激

筋・筋膜トリガーポイントにおけるストレス要因は、関節や筋膜における急性か慢性の痛み刺激である。この場合、身体は痛みの周囲で入力を遮断する。この入力遮断は局所や中枢で行われる。骨折、ヘルニアの周囲の筋肉、肩関節周囲炎などで認められる。痛み刺激は炎症や浸出液によってカスケード的に修飾される。フィードバック機構が変化すると、脳は補正するように働く。痛みは悪いことを知らせる警告信号として神経系を働かせるのである。

中枢性感作としては、ポリモーダル受容器の研究がある。Kawakitaら（2002）は、感作された神経系がトリガーポイントの発生や発達に関わる可能性を報告している。このことは、脳が筋・筋膜を保護するための機構の一部として、脳の要求に応じてトリガーポイントを作動させている（つまりトリガーポイントオンデマンド）ことになる。

> **「トリガーポイントオンデマンド」**
> ビデオオンデマンドという言葉を聞いたことがあるだろうか。トリガーポイントが作動する仕組みには、それと似たところがある。トリガーポイントは、主要な筋肉を弱めるため、また傷害周囲の筋力を早く遮断するために必要な機構である。例えば、骨折した場合、トリガーポイントは防御、保護、修復機構の重要な部分となる。神経系では、トリガーポイントはフィードバック機構の一部として使われる。怪我や骨折時に、筋肉局所での早い神経系の反応が起こる説明にもつながる。

相互抑制

相互抑制は神経系での重要な反射で、随意運動で重要な役割を担う。関節の片側の筋肉が反対側の筋肉の収縮を行うために弛緩する際の運動のことをいう。

第2章でも述べたが、関節はスムーズな同調性のある動きが必要なため、屈筋と伸筋のような反対の動きをする筋肉により構成されている。筋紡錘が伸ばされると、伸張反射が起こり、反対の筋群は筋肉を収縮させないように抑制がかからなければならない。この抑制は、脊髄にある抑制性の介在ニューロンによって行われる。

筋紡錘からの求心性Ia線維は脊髄で分岐する。一方は同調する筋肉を収縮させるα運動ニューロンとして、反射を起こす。もう一方は、反対側の筋肉にシナプスするα運動ニューロンへの抑制性の介在ニューロンとなる。介在ニューロンが抑制するため、反対側のα運動ニューロンが興奮することを防ぎ、反対側の筋肉の収縮を抑える。これは、私たちに備わった防御機構の1つで、両方の筋群が同調して異なる動きを行う（**図6.1**）。

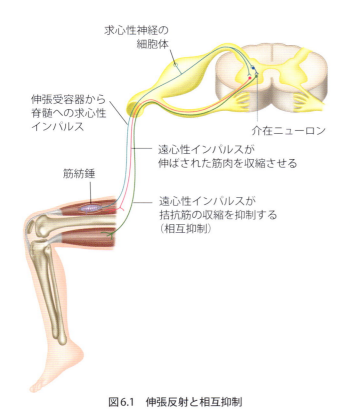

図6.1　伸張反射と相互抑制

このことは、トリガーポイントが主動筋の動きを阻害するだけでなく、拮抗筋へも影響することを意味している。この影響は慢性化することで増加するため、治療において理解しておかなければならない。この反射を理解することは、拮抗筋を介して、筋・筋膜トリガーポイントの治療を行う際に役立つ。

保有パターン

数年前のこと、私の乗った飛行機が、着陸条件が整わなかったため、ヒースロー空港の周りを1時間近く旋回するということがあった。機長から「空港の上を旋回していましたが（be in a holding pattern）、まもなく着陸します」とアナウンスがあった。それ以来、私はこのフレーズ（be in a holding pattern）がとても気になった。私にとって、「空港の上を旋回していましたが」という状態は、患者を治療する際に、原因を探し求めてさまよっている治療者にとても似ているように思えた。患者の原因が何であれ、筋膜の構造は患者の持つ保有パターン（holding pattern）（姿勢などの因子）に応じて変化する。その結果、時間とともに正常な筋機能が衰え、トリガーポイントを形成する。長期化すればするほど、このパターンは強固となり、筋節の鎖が崩壊し、慢性的で治りにくいトリガーポイントが生じる。末梢性感作や中枢性感作はこの保有パターンと関係し、筋膜に影響を与える。

そのため、トリガーポイントを治療することは重要である。身体は何を求めているか？ 身体の保護機構や代償機構がなぜ崩壊したのか？ 身体にとって重要な問題は何か？ など、私は学生に、探偵のように身体を追求するように指導している。症状の原因をみつけて、それがどのように身体の中で発達、変化してきたのかをよく考える必要がある。そのためには、患者の体表、臓器、骨、支持組織などの他に、姿勢、食事、職業、精神的状況、健康状態などを総合的に判断する必要がある。

複雑性理論

複雑性理論もトリガーポイントを考える上で重要な理論である。カオス理論とそこから派生した複雑性理論は科学の分野での新しい枠組みである。複雑性理論は、経済学、医学、人類学、歴史学、政治学、コンピューター科学などに関連した痛みの学問である。複雑な社会から起こる多くの根本的な精神的問題を捉える枠組みを提供している。

複雑性理論は、「部分の総和」以上の総合性を探求し、根本的な問題の解決を目指す。この理論は「トリガーポイントがなぜできるのか」といった疑問を概念化する手助けとなるだろう。複雑性理論は決定論的解決である。現実的で、数学、計算、定理、証明に基づいた学問である。

複雑性理論には次のような枠組みがある。
1. 複雑系での異なるアトラクタの概念
2. 複雑系でのポジティブフィードバックの概念
3. 発生の概念
4. カオスの境界に存在する秩序の概念（創造の場、自己類似性）

カオス理論は1880年代の科学の世紀初頭に誕生し、Henri Poincareによる非周期的な軌道での三体問題の研究がその最初とされている。1980年代には、天候のような非線形システムの証明に応用されている。これは単純で動的な定理が大きな複雑な現象を生むことを意味している。次元分裂図形の終わりのない緻密な美しさや川の魅惑的な乱流の証明に使われている。カオスは乱雑と同義ではない。30階建てのビルから街を眺めた際、車、バス、人は無造作に行動しているようにみえる。しかしながら、すべてのものはどこかに向かって動き、ベクトルが存在している。乱雑にみえても、実際は数学的に予想可能な現象なのである。

コンピューターの発達で、カオス理論はさらに現実世

界を解明できるようになった。その結果、異なった分野から多くの研究者が科学の最先端を共有できるようになった。すべての様相は異常の上ではなく法則の上にある。秩序、複雑性、構造はカオスの端の狭い領域に存在している。この理論は、株式市場、社会ネットワーク、筋骨格系のような複雑にみえるシステムの中から単純な法則をみつけ出すことができる。

ストレンジアトラクター

地球はゴルディロックスゾーンと呼ばれる生命居住可能領域に存在している。地球の軌道が太陽に近づきすぎていれば、水は蒸発し、生命は誕生しなかった。火星のように太陽から離れすぎていれば、水は凍ってしまい、流れることはなかった。水素が酸素と結合しなければ、我々はここにはいなかった。すべてのシステムが何度も反復することで、このパターンが生まれた。境界の一方は、絶えず続く混乱と変化の非線形の様相のカオス、もう一方は硬直、構造、秩序。セルオートマトンのようなコンピューターモデルを使えば、この原理はさらに拡がっていく。

物理学とコンピューターは天才Stephen Wolfram（彼は12歳で物理学の辞書を書いた）によって1984年に革命が起きた。彼は、セルオートマトンと呼ばれる研究を行い、変数（食物や太陽光）が変わることによって、コンピューター上のあるパターンが何度も現れることに気付いた。驚いたことに、この現象はまさに現実世界のようだった。

この現象は内在する組織構造があることを示唆した。Wolframは内在する原理を追求し、現れては消え、ときに留まることもあるアトラクターの研究を行った。

Class 1：ポイント（点への）アトラクター
Class 2：ペリオディック（周期的な）アトラクター
Class 3：ストレンジアトラクター

オートマトンにおいて、Class 1アトラクターは、細胞が動きだし集団で融合する渦のように、停滞と均衡状態に至る。Class 2アトラクターには、オートマトンが融合し、ときに連星のように動き回る2つの極がある。Class 3アトラクターは、現実のような結果を生む。複雑性の法則はアトラクター、特にストレンジアトラクター（Complexity by Mitchell Waldrop, 1992）の出現によって働く（図6.2、6.3、6.4）。

ストレンジアトラクターは、複雑で動的なシステムに自然発生したような、組織化した触媒のような動きにみえる。Wolframのセルオートマトン実験は普遍的であると推定される。どれだけ複雑で動的なシステムにおいてもすべて、アトラクターは出現する。システム自体の絶対的必要性から自然発生的に生じる。竜巻の中心部と同じように組織と構造が与えられたポイントのようだ。

複雑な人間内部のアトラクター

複雑で動的な機構を持つ身体には、さまざまな部分や全体で作動するアトラクターをみることができる。この原理によるシステムを下記に示す。

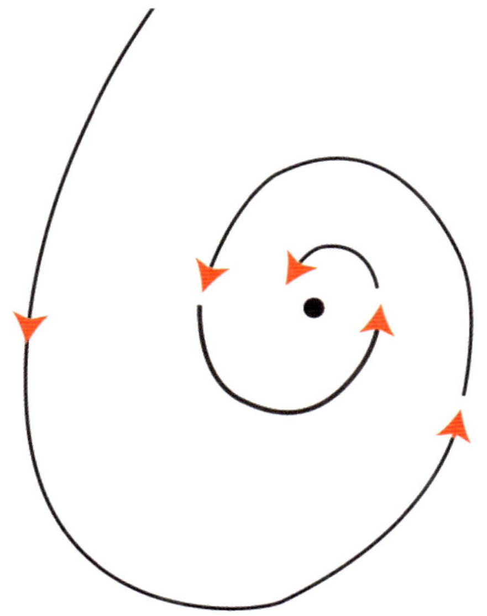

図6.2　ポイント（点への）アトラクター

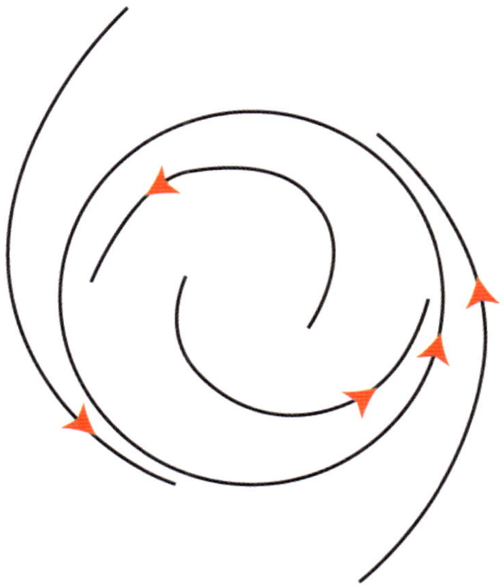

図6.3　ペリオディック（周期的な）アトラクター

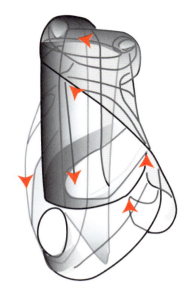

図6.4　ストレンジアトラクター

- 部分的、周期的、未知なるアトラクターによる心臓（Mills, 2005）
- 体温や月経周期のような恒常性機能
- 発生期の紡錘体の形成
- 肝臓（部分的な機能と全体の機能）
- 血液-リンパ系
- 骨形成と膜の浸透

筋骨格系は複雑であり、ポイント（点への）アトラクター、ペリオディック（周期的な）アトラクター、ストレンジアトラクターが現れる。このアトラクターは、ある状況下で筋・筋膜トリガーポイントとなるポリモーダル受容器と考えられる。

トリガーポイントはストレンジアトラクターである

Kawakitaら（2002）は、「トリガーポイントは、ポリモーダル受容器が感作された部位である」との仮説を報告している。ポリモーダル受容器は侵害受容器で、機械刺激、熱刺激、化学刺激に反応する。ポリモーダル受容器は、自由神経終末に存在し、身体のあらゆる部位に存在する。潜在性のポリモーダル受容器が侵害性の刺激で活性化され過敏化し、トリガーポイントに変化していくとする理論である。末梢性感作と中枢性感作の観点からも、この理論を支持することができる。私は、ポリモーダル受容器は複雑な筋・筋膜構造内のClass 3アトラクター（ストレンジアトラクター）ではないかと考えている。そこにあるべき理由によってそこにある。すなわち、複雑系から現れ、ある生理学的状況下でトリガーポイントとなる。侵害刺激へのネガティブフィードバックとして構成される。

トリガーポイントの中には常に活性化されているものもある。これこそがストレンジアトラクターであり、私は「スーパートリガーポイント」と名付けた。

スーパートリガーポイント

スーパートリガーポイントは常に活性化しているポイントである。「そこにあるべき理由」のため、これは筋・筋膜のストレンジアトラクターである。トリガーポイントを治療することは、予想以上の多くの構造の変化（自律神経系の変化のような生理的な効果）を起こす。この効果は、通常のトリガーポイントによって起こる反応を超えているため、スーパートリガーポイントと呼ぶ。

スーパートリガーポイントを治療することは深部の慢性的な痛みを取る近道となる。各筋肉の章の最後に、スーパートリガーポイントを含んだニールアッシャーテクニックを紹介している。このスーパートリガーポイントは以下の状況下で認められる（図6.5）。

- 胸鎖乳突筋：頭痛
- 斜角筋：手の痛み、手首の痛み、CRPS I 型のような神経血管系の疾患
- 肩甲骨内側付近の棘下筋、肩甲下筋、上腕二頭筋長頭：肩の痛み
- 中殿筋：腰痛
- 膝蓋靭帯と付着部：膝の痛み
- 膝窩筋：膝の痛み
- 長趾伸筋（距腿関節）：足首の不安定性（骨折後のリハビリ）と足部の痛み

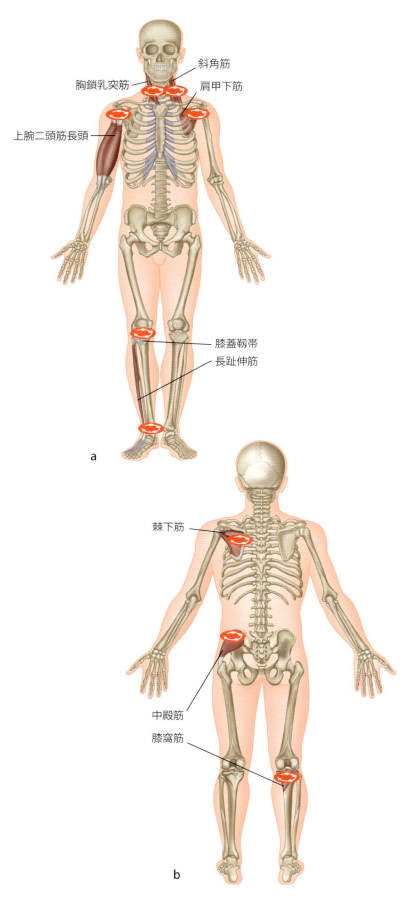

図6.5　スーパートリガーポイント
（a）前面、（b）後面

筋・筋膜の経線

トリガーポイントは筋・筋膜の経線に沿って発達する

　トリガーポイントとスーパートリガーポイントは、力の方向性に沿った筋膜あるいは経線に現れる。このことは、Thomas Myers（2001）の著書、Ida Rolfの初期の著書に紹介されている。筋・筋膜の経線あるいは鎖の概念によって、身体が力を、右から左、上から下、深層から表層へ分散する理屈がうまく説明できる。筋・筋膜経線を視覚化して理解することは重要である。

　筋肉は個々で動くものではなく、身体中にある筋膜内の連続体の収縮要素とみなす方がよい。この経線マップは身体の一部に起こった中心トリガーポイントが遠隔に2次性あるいは随伴性トリガーポイントを発生させる理由をわかりやすく説明する。このマップは第3章で紹介した交差パターンの説明にもなる。鍼に由来する経絡という用語は、中国伝統医学では生命エネルギーの経路と言われており、それは全身を巡っていることから、この経線マップと関連があるかもしれない。

筋動態線と下位連結

　脳や身体は、互いに共同して筋収縮を行うための一連の神経筋連結を有しており、そのおかげで空間的に安定した位置を保っている。我々のすべての身体システムや構造は、相互依存的に関連しながら働いている。Myers（2001）は、このような筋・筋膜における相互関係について、彼の著書『アナトミートレイン』の中で解説し、それを筋・筋膜経線と名付けている。その後、Sharkey（2008）はこの概念をさらに発展させ、これらの経線を機能的な動体線（連鎖）として示す。Sharkeyは、身体はらせん線、外側線、後矢状線と前矢状線を通じて動的エネルギーを拡散すると述べており、2次的な連鎖や連結によって表層と深層が連結していると主張している。

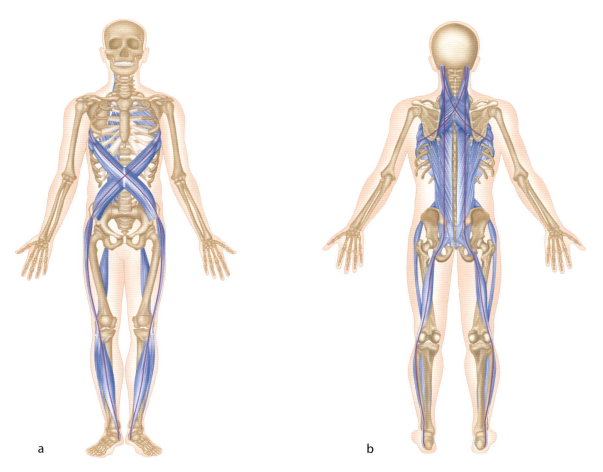

図6.6　らせん線（S/OC：The spinal (oblique) chain）
(a) 前面、(b) 後面

らせん線（S/OC：The spinal (oblique) chain）

らせん線は、外腹斜筋、内腹斜筋（対側）、内転筋群、腸脛靱帯、前脛骨筋、長／短腓骨筋を包括している(**図6.6**)。この線（連鎖）は、前鋸筋、同側の菱形筋、対側の頭板状筋と連結する可能性がある。

外側線（LC：The lateral chain）

外側線は、腓骨筋群、腸脛靱帯、大腿筋膜張筋、殿筋群、外・内腹斜筋、内転筋群（同側）、腰方形筋（対側）を包括している（**図6.7**）。この線（連鎖）は、肋間筋、胸鎖乳突筋、頭／頚板状筋、斜角筋群と連結する可能性がある。

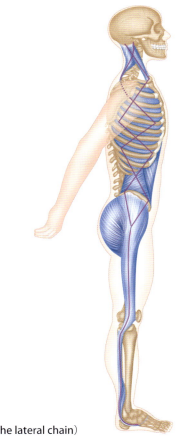

図6.7　外側線（LC：The lateral chain）

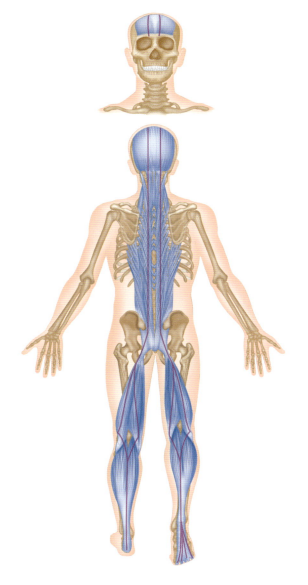

図6.8　後矢状線（PSC：The posterior sagittal chain）

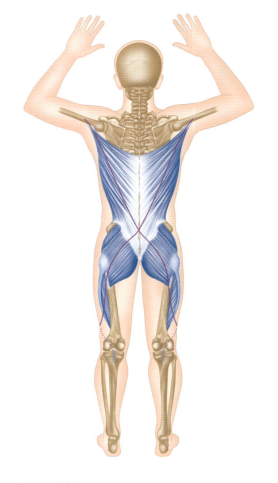

図6.9　後斜線（POL：The posterior oblique links）

後矢状線（PSC：The posterior sagittal chain）

後矢状線は、上下の胸腰筋膜と連結し、末梢の関節や椎間関節に動きや支持性を与える（図6.8）。この線は中間部分（下位連結部）で腹横筋や内腹斜筋の後部線維と連結している。また、それらの筋群は身体の中核的な筋肉として知られている錐体筋、腰部の多裂筋・最長筋、腸肋筋や横隔膜、さらには骨盤底筋を包括している。もちろん、この関節支持機構は、肩甲上腕関節や腰部-骨盤-殿部の複合体にも影響する。

深部を通る後矢状線は、ある領域の動きや関節での動きを支持するために、局所的（深部）に存在している筋肉を含んでいる（タイプⅡ線維）。

浅部を通る後矢状線は、表層に存在する主動筋、さらにそれ以外にも多くの筋肉を含んでいる。これらの筋肉は主に相動筋で、疲労しにくいタイプⅠ線維の割合が高くなっている。

後矢状線は、頭蓋表筋（後頭前頭筋）、脊柱起立筋、胸腰筋膜、多裂筋、仙結節靱帯、大腿二頭筋（短頭）を包括している。この線（連鎖）は、腓腹筋、足底筋膜と連結する可能性がある。

後斜線（POL：The posterior oblique links）

後斜線は、広背筋、対側の大殿筋、胸腰筋膜を包括している（図6.9）。この線（連鎖）は、腸脛靱帯、前脛骨筋、腓骨筋群と連結する可能性がある。

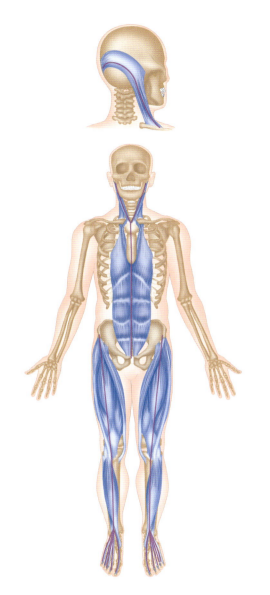

図6.10 前矢状線（ASC：The anterior sagittal chain）

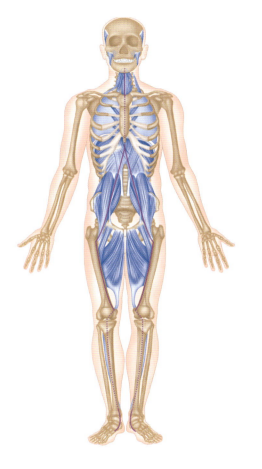

図6.11 深前線（DAC：The deep anterior chain）

前矢状線（ASC：The anterior sagittal chain）

前矢状線は、足背、脛骨骨膜、大腿直筋（膝関節筋を含む）、下前腸骨棘（AIIS）、恥骨結節、腹直筋、胸骨骨膜、胸鎖乳突筋、乳様突起骨膜を包括している（図6.10）。

深前線（DAC：The deep anterior chain）

深前線は、足底面の内側アーチ（第1楔状骨）、後脛骨筋、内側脛骨骨膜、内転筋群、大腿骨粗線、坐骨枝と恥骨枝、小転子、腸骨筋、前縦靱帯、大腰筋、横隔膜腱中心、縦隔と心膜、胸膜、椎前筋膜、斜角筋膜、頭長筋、舌骨筋と関連した膜、下顎骨、後頭部、帽状腱膜を包括している（図6.11）。

ニールアッシャーテクニック (NAT)

ニールアッシャーテクニック（以下NAT）は、高度なトリガーポイントテクニックである。これは筋・筋膜トリガーポイントの背景にある神経生理学を応用した新しい合理的な手法であり、ディープストローキングマッサージと虚血圧迫テクニックを融合させたテクニックである。

NATでは、トリガーポイントを単に筋肉の機能障害による硬結と捉えるだけでなく、脊髄や中枢神経系に影響する入力部位と考えている。繰り返しになるが、トリガーポイントは非常に痛みのある部位である。その痛みが中枢神経系に影響し、末梢性感作や中枢性感作を引き起こすということである。

治療中には、さまざまな侵害受容器が刺激される。だがNATでは、脳や脊髄への入力を減らす。

トリガーポイントからの入力には、主動筋や拮抗筋のトリガーポイント（第6章「3次元（3-D）治療」参照）だけでなく、スーパートリガーポイントからの入力も含まれる。NATでの入力は3回行われ、3回繰り返し入力することで、神経システムに「ここがポイントだ」と認識させることができる。ディープストローキングマッサージを1方向から行い、虚血圧迫テクニックを圧痛部位に行う（10分程度持続させることもある）。NATは肘を使うと最も効果的である。

原因不明な機能障害を治療することが苦手な治療者は多い。なぜなら、個々に組み合わせた治療が必要なため、治療方法を考えることが難しい。ぜひ、NATを試してその効果を確認してほしい。

私は、1999年に肩関節周囲炎を治療するためにNATを考案した。肩関節は、4つの関節と18個の筋肉からなる最も複雑な部位の1つである。肩関節周囲炎は、多くの治療者にとって、複合的に肩の問題が重なった治療が難しい疾患である。謎めいた疾患であるが、そのパズルを解くことで、内部の神経システムの働きがわかり、治療のヒントが得られた。

トリガーポイントは、すべての患者に共通した部位にできることが判明し、驚いたことに、そのポイントを1、2回治療するだけで、慢性的な肩関節周囲炎が改善するようになった。最新の治療理論に基づく神経学的なアプローチの結果と考えられる。

NAT治療によって、これまでに数千人の肩関節周囲炎が改善した。筋骨格系の障害に広く用いることができるエビデンスに基づいた治療である。詳細については、http://www.nielasher.com で確認してほしい。

NAT理論

トリガーポイントや関節周囲にある侵害受容器を意図的に刺激すること、新しく神経から入力させることで、脊髄や皮質に影響を与える。NATは下記に示すトリガーポイントと関連した多くの反射を利用する。

- 協調的運動
- 相互抑制
- 等尺性運動後のリラクゼーション
- 活性化後の鎮静
- 単独の促進
- 協調の促進
- 自律神経反射
- 痛みのゲート
- 脊髄神経反射
- 神経可塑性

神経システムは新しい入力が入ることで、保有パターンを開放し、運動単位の出力を正常化し、協調運動を改善するように働く。NAT治療することによって、患者は「関節に潤滑油が入ったようだ」、「正常に筋肉が動くようになった」と感想を述べる。つまり、機能障害に関しても、NATは防御的に働いていた関節（脊椎すべり症など）を活性化し、関節周囲（股関節など）のスパズムを改善することができる。

さらに、NATは関節周囲の筋肉を再活性することで、反射を介した筋力の増加も期待できる。また、2012年のロンドンオリンピックでのカナダとオーストラリアチームの治療にも採用されている。

NATの臨床研究もイギリス・ケンブリッジにあるAddenbrooke病院で行われている（Weis et al., 2003）。慢性的な肩関節周囲炎患者を対象とした試験において、NAT治療群は、一般的な手技療法による治療群、プラセボ群、運動なし群と比較して関節可動域で有意な改善（$p < 0.02$）、筋力でも有意な改善（$p < 0.046$）が認められている。

3次元（3-D）治療

　脳には3-D感覚野と運動野が存在する。私たちの脳（運動野）は、運動単位が複雑に組み合わさることによって、さまざまな運動に対応している。これらの運動単位は、1個あるいは集団で反応することが可能で、さらに力が必要とされる際に、ユニットで協力して働く。そして、円滑で調和のとれた運動を行うためには、拮抗作用を理解するときに用いられる三角測量の原理（trangulation）を活用するとよい。

　この三角形は、主動筋、拮抗筋、固定筋からなる（固定筋が関節を保持することで、主動筋と拮抗筋が機能して働く。詳細は第2章参照）。この3つの筋肉のうち、どれか1つにでもトリガーポイントが存在すれば、他の筋肉が代償しなければならない。そのため、主動筋だけでなく拮抗筋のトリガーポイントを治療すること、つまり3-D治療が重要になる。

　多くの要素が作用すると、時間とともにその影響が拡大する。多くの要素とは、相互抑制（拮抗筋が部分的あるいは完全に働かない場合）、単独の促進（拮抗筋の力が強くなる場合）、複合的な促進（増加した力が2次的に他の筋群に影響を及ぼした場合）などである。

　拮抗作用を実証している多くの実験データは、健康な被験者から得られたデータである。しかしながら、病的な状況下（肩関節周囲炎）では、脳はしばしばこの拮抗作用を保つことができなくなり、それを補う形で神経の可塑的変化が起こる。つまり、主動筋と拮抗筋がうまく機能しなくなる。

　肩関節周囲炎（凍結肩）は、侵害刺激（痛み）を避けるために生じる、神経システムの保護反応の1つと考えられている。凍結した肩を一方向に動かそうとすると、反対の方向に押し返される。脳は、脅威と認識し、保護するように命令する。トリガーポイントが多く存在する硬直した痛みのある肩関節にはよく認められる症状である（肩の痛みのための保護反応とみることもできる）。脳は痛みのある肩を吊り輪のような位置に置いて、数カ月から何年も保持することで、痛みを和らげる。しかし、一部には末梢性感作や中枢性感作が起こる。

3-D治療

　第7～12章では、各章の終わりで3-Dニールアッシャーテクニックを紹介している。詳細は、http://www.nielasher.comを参照してほしい。

　ここでは、股関節に対するニールアッシャーテクニックを紹介する。

①可動域を測定する。
②筋肉を触診し、トリガーポイントを探す。
③ディープストローキングマッサージを膝から鼠径部へ1方向に行い、内転筋のトリガーポイントを治療する（患側を下にした側臥位）。
④内転筋の付着部のトリガーポイントに対して虚血圧迫テクニックを行う。
⑤患側を上にした側臥位にして、大腿筋膜張筋のトリガーポイントを治療し（ディープストローキングマッサージを殿部から外果へ1方向に）、中殿筋と小殿筋のトリガーポイントには虚血圧迫テクニックを行う。
⑥分回し運動（他動）を行い、股関節を動かす。
⑦ステップ④と⑤を3回繰り返す。
⑧患者を仰臥位にして、恥骨筋と内旋筋のトリガーポイントを治療する（図6.12）。
⑨可動域を再度測定する。

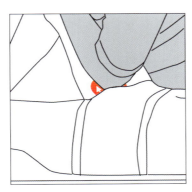

図6.12　肘を使用した恥骨筋への虚血圧迫テクニック（仰臥位）

変わる拮抗筋

これまで1,000例以上の肩関節周囲炎を治療してきたが、急性期には上腕二頭筋と上腕三頭筋の協調運動ができていない。その代わりに、上腕二頭筋と棘下筋が協調している。また、上腕三頭筋と小胸筋の機能関係が変わる。ニールアッシャーテクニックは、この拮抗機能の変化を考慮した治療である（**図6.13**）。

これは簡単に確認することができる。肩関節周囲炎患者を仰向けにし、棘下筋の肩甲骨外側縁付近のトリガーポイントを刺激すれば、患者は三角筋と上腕二頭筋（長頭）の部位に関連痛を訴える。つまり、拮抗筋に存在するトリガーポイントを治療することで痛みを誘発し、主動筋に症状を再現させることができる。

反対側の治療

上記に示した機能的な関係は、特に慢性的なトリガーポイントが存在する筋肉で認められる。このような場合、症状を引き起こす主要な組織を見極め、それから拮抗的な関係にある筋肉（保有パターン）を確認する。私は、最初に2次性、随伴性、潜在性トリガーポイントを治療し、その後、中心トリガーポイントを治療する。この順番で行う方が、治療効果が上がり、効果も長時間持続することがわかった。3つの点に3回の刺激を行う一連の治療（この3点のうち1つはスーパートリガーポイント）は、脳に主動筋、拮抗筋、固定筋の3者の関係を認識させることになる。その結果、運動野は無意識に反応し、3次元の地図に新たな保有パターンを作り変える。オステオパシーの格言に、「2次的に生じた症状を治療すると、主要な症状は治癒するであろう」という言葉がある。

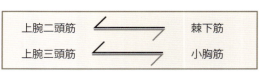
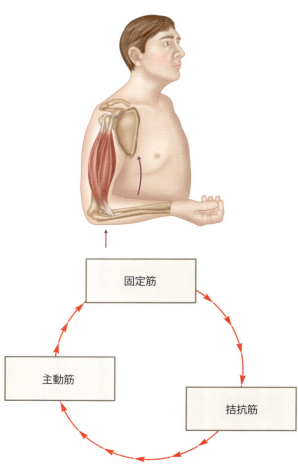

図6.13　肩関節周囲炎患者の被膜パターンに対する機能的拮抗筋の反射パターン

第7章

顔面部・頭部・頚部の筋肉
顔面痛・頭痛・頚部痛に対するトリガーポイント

Muscles of the Face, Head, and Neck

筋肉別に概要・セルフケア（●の項目）について解説した後、典型的な症状別の処置（■の項目）について紹介します。

- ●頭蓋表筋（後頭前頭筋）
- ●眼輪筋
- ●咬筋
- ●側頭筋
- ●外側翼突筋
- ●内側翼突筋
- ●顎二腹筋
- ●前・中・後斜角筋
- ●胸鎖乳突筋
- ■顎関節TMJ
- ■顎関節症
- ■頭痛
- ■頚部痛

頭蓋表筋 (後頭前頭筋)

OCCIPITOFRONTALIS (EPICRANIUS)

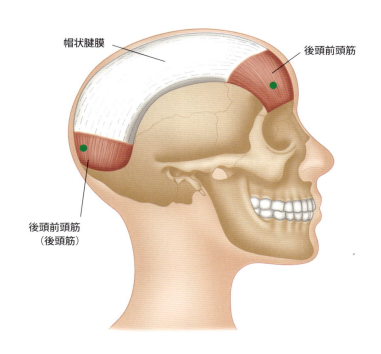

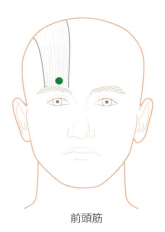

前頭筋

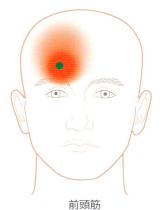

前頭筋

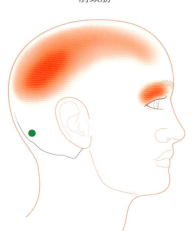

後頭筋

語源
ギリシャ語
epi：〜の上に
ラテン語
cranium：頭蓋骨

後頭前頭筋は実質2つの筋肉（後頭部と前頭部）が帽状腱膜と呼ばれる腱膜でつながっており、それが頭蓋の上に置いたヘルメットによく似ていることから、そう呼ばれる

起始部
後頭筋：後頭骨上項線外側2/3、側頭骨乳様突起
前頭筋：帽状腱膜

停止部
後頭筋：帽状腱膜（前頭を引っ張る帯状の腱）
前頭筋：目と鼻の上方の皮膚と筋膜

作用
後頭筋：頭皮を後方に引く。前頭筋の作用（眉毛の挙上・前頭部にしわ寄せ）を補助する
前頭筋：頭皮を前方に引く。眉毛を挙上し、前頭部の皮膚に水平方向のしわを作る

神経
第VII脳神経（顔面神経）

基本的な機能運動
眉毛を挙上する（前頭部の皮膚に水平方向のしわを作る）

関連痛パターン
後頭筋：頭皮の前頭部と側頭部に出現する痛み（後頭部と眼球に広がる）
前頭筋：同側で前頭部（額）上方に出現する限局した痛み

概　要

適　応
頭痛／後頭部の痛み／背臥位、枕を使用して寝ることができない／耳の痛み／目、眉毛、まぶたの裏側の痛み／ジャンピングテキスト（白黒の印刷物を読むときに起きる視覚障害）／斜視／額にしわを寄せる／緊張型頭痛／目の上の痛み

原　因
不安／過労／生活習慣／パソコンの使用／合っていないメガネの使用／しかめっ面

鑑別診断
頭皮のヒリヒリ感／大後頭神経絞扼

関連のあるもの
後頭下筋群／胸鎖乳突筋（SCM）：鎖骨頭／頭半棘筋／大頬骨筋／広頚筋／斜角筋／頚部後面の筋群／眼筋群

施術者の治療方法

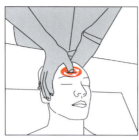

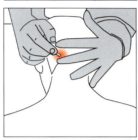

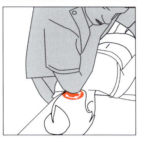

✓		スプレー＆ストレッチ
✓		ドライニードリング
✓		ディープストローキングマッサージ
✓	✓	虚血圧迫テクニック
✓	✓	マッスルエナジーテクニック
✓	✓	ポジショナルリリーステクニック
✓		注射

等尺性運動後の筋伸張法（PIR）
対象：急性期から慢性期にかけて
[手順]
①トリガーポイントを同定する。
②罹患した筋肉／原因となる筋肉に対して十分な可動域が確認でき、患者が苦痛を感じない姿勢にする。
③罹患した／原因となる筋肉を、最大限痛みのない範囲まで、10～25％程度の力で収縮するよう指示する。その間、3～10秒間等尺性抵抗を加える。筋肉が短くならないように、身体の一部を固定する。
④患者に「筋肉は伸びているか」あるいは「まだ伸びるか」尋ねる。
⑤筋肉を伸張している間は、抵抗があるポイントまで引き伸ばすようなイメージで、筋肉を徐々に伸ばす（他動）。筋肉の長さが変化することに気がつくだろう。
⑥上記の流れを数回繰り返す（通常3回）。

セルフケア

この筋は多くの頭痛に関連しているが、さまざまなテクニックを使って簡単に治療することができる。
例としては以下の通りである。

セルフケアテクニック
①解剖を確認する。
②トリガーポイントを触診で探す。たいていは頭の後ろにある。
③痛みが消えるまで、ボールで10分程度、頭の後ろまたはトリガーポイントを圧迫する。

実　話
オステオパシー医はよくこのテクニックを用いる。オステオパシー創始者Andrew Taylor-Stillの考案したオステオパシーテクニックの1つである。彼は若いときに頭痛に悩んでいた。椅子の足にロープを結び、そのロープの上に首を置いて寝てみると頭痛が治ることを発見したのである。

アドバイス
・しかめっ面や前頭部（額）のしわ寄せを避ける。

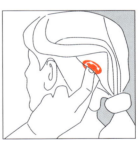

a：後頭骨の高さ、外後頭隆起の周囲を指で圧迫する。

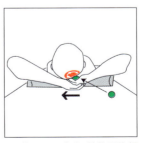

b：後頭骨の高さ、外後頭隆起の外方約4cmあたりから正中にかけてボールで圧迫する。

ORBICULARIS OCULI

眼輪筋

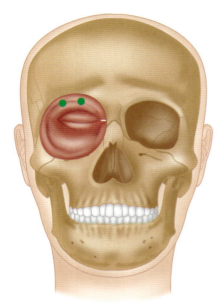
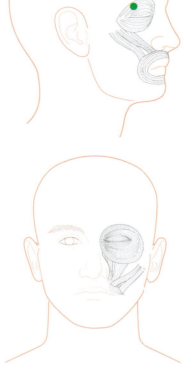
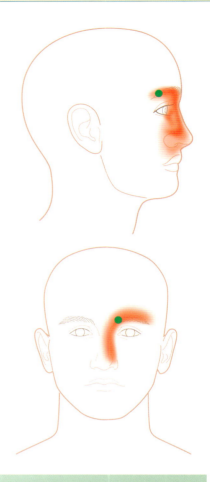

語　源
ラテン語
orbis：球、円
oculi：眼の

眼輪筋は、眼窩部・眼瞼部（眼瞼内）・涙嚢部（内側眼瞼靭帯と涙嚢の後ろに位置）の3部で構成されており、一緒に働くことで眼周囲の保護的な役割をする

●眼窩部
起始部
前頭骨、眼窩内側壁（上顎骨）

停止部
眼窩周囲を輪状に取り巻き、起始部に戻る

作用
眼瞼を強く閉じる（目を強く細める）
拮抗筋：上眼瞼挙筋

神経
第VII脳神経（顔面神経：側頭枝と頬骨枝）

●眼瞼部
語源
ラテン語
palpebralis：まぶたに関連する（付属する）

起始部
内側眼瞼靭帯

停止部
外側眼瞼靭帯から頬骨

作用
眼瞼を軽く閉じる（まばたきのように、不随意的に働く）

神経
第VII脳神経（顔面神経：側頭枝と頬骨枝）

●涙嚢部
語源
ラテン語
lacrimalis：涙に関連する（付属する）

起始部
涙骨

停止部
外側眼瞼縫線

作用
涙嚢を拡張し、涙管を眼球表面に移動させる

神経
第VII脳神経（顔面神経：側頭枝と頬骨枝）

関連痛パターン
眼瞼部：同側で鼻孔の上や目の上に限局した痛み
涙嚢部：目、副鼻腔、鼻柱に出現する痛み（アイスクリームを食べると、目の痛みや頭痛がよく再現する）

概　要

適　応

頭痛／片頭痛／三叉神経痛／眼精疲労／眼周囲の痙攣／視力障害（弱視）／眼瞼下垂／副鼻腔の痛み／眉毛の痛み／ドライアイ

原　因

視力の低下／不安／しかめっ面／緊張／パソコンの画面を長時間みる

鑑別診断

ホルネル症候群（眼瞼下垂）

関連のあるもの

顎二腹筋／側頭筋／僧帽筋／板状筋群／後頚部筋群／胸鎖乳突筋

施術者の治療方法

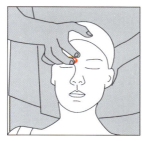

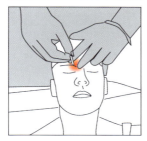

☐	☐	スプレー&ストレッチ
✓	☐	ドライニードリング
✓	☐	ディープストロッキングマッサージ
✓	✓	虚血圧迫テクニック
☐	☐	マッスルエナジーテクニック
☐	☐	ポジショナルリリーステクニック
✓	☐	注射

虚血圧迫テクニック

①トリガーポイントを同定する。
②罹患した筋肉／原因となる筋肉に対して十分な可動域が確認でき、患者が苦痛を感じない姿勢にする。
③ゆっくりと徐々にトリガーポイントに圧力をかけ、罹患した筋肉／原因となる筋肉を抵抗が感じるまで伸ばしていく。患者に不快な痛みがないようにする。
④トリガーポイントが軟らかく感じられるまで圧迫を維持する。数秒から数分間行う。
⑤抵抗感が変化するまで、繰り返し圧力を加える。
⑥治療効果を上げるため、繰り返し行う際は圧迫方向を変えてもよいだろう。

セルフケア

この筋は副鼻腔周囲の頭痛によく関連している。簡単に治療できる、以下のようなさまざまなテクニックがある。

セルフケアテクニック

①解剖を確認する。
②トリガーポイントを触診で探す。眉毛の盛り上がっている下にある。
③痛みが消えるまで、虚血圧迫テクニック（ICT）を用いて母指でトリガーポイントに力を加える。
④異なる方向からそのポイントを動かしながら押す（ポイントをぐりぐりするイメージ）。
⑤緊張がなくなるまで繰り返す。

注意事項

このポイントの痛みは、とても激しく不快になることがある。リラックスして、呼吸を整えながら緊張をほぐす。このテクニックはパソコンの使用による眼精疲労、副鼻腔周囲の痛み、前頭部の頭痛に素晴らしい効果を発揮する。両眼を同時に母指で押すこともよいだろう。

アドバイス

- 定期的に視力検査をする。
- 睡眠と休息を増やす。
- 運転あるいはテレビ（パソコン）画面をみるときは定期的に休憩をとる。
- 眼鏡が鼻にかかる部分（ブリッジ）がきつくないかを確認する。

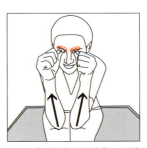

a：眉毛のあたりを母指で圧迫する（肘を膝の上で固定）。

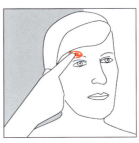

b：眉毛のあたりを示指で圧迫する。

MASSETER

咬筋

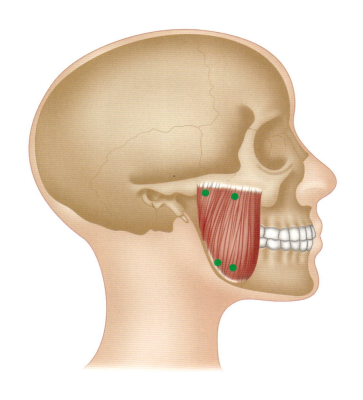
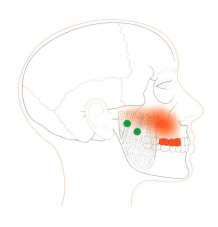
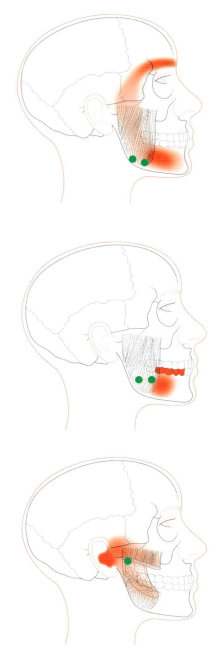

語　源
ギリシャ語
maseter：咬む人

咬筋は咀嚼筋のなかでも最も表層にあるため、歯を食いしばったときに簡単に触知できる

起始部
上顎骨の頬骨突起、頬骨弓下内側面

停止部
下顎角、下顎骨筋突起

作　用
- 下顎を挙上する
- 歯を食いしばる
- 下顎の左右の動きを補助する
- 拮抗筋：広頚筋

神　経
第Ⅴ脳神経（三叉神経：下顎枝）

基本的な機能運動
食べ物を咀嚼する

関連痛パターン
表層部：眉毛、上顎と下顎（前方）、上下臼歯に出現する痛み
深層部：耳と顎関節に出現する痛み

概　要

適　応
開口障害（顎関節の運動がひどく制限されている）／顎関節の痛み／頭痛（緊張型／ストレス性）／耳の痛み／耳鳴り（同側）／歯の痛み／歯ぎしり／副鼻腔炎の痛み／目の下の腫れ（歌手に多い）

原　因
ガムを噛む／歯をすりつぶす、歯ぎしり／長時間の歯科治療／ストレス／感情的な緊張／うつむいた姿勢／仕事の際の無理な姿勢

鑑別診断
顎関節症（顎関節の痛み）／耳鳴り／開口障害

関連のあるもの
側頭筋（同側）／内側翼突筋／咬筋（対側）／胸鎖乳突筋

施術者の治療方法

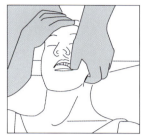
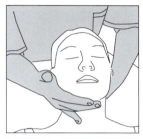
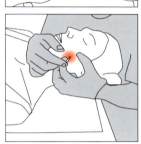

✓		スプレー&ストレッチ
✓	✓	ドライニードリング
✓		ディープストロー キングマッサージ
✓	✓	虚血圧迫テクニック
✓	✓	マッスルエナジーテクニック
✓	✓	ポジショナルリリーステクニック
✓		注射

コントラクト リラックス／アンタゴニスト コントラクト（CRAC）テクニック
①このテクニックはPIRとRIを組み合わせて行う。
②主動筋を収縮してもらう（患者が自動収縮後、術者は抵抗を加える）。
③主動筋を弛緩させる。
④拮抗筋を収縮してもらう。
⑤主動筋を弛緩させる。
⑥最初は求心性に収縮させ、その後遠心性に収縮させる。
⑦痛みがあり、特に不快な領域は、等尺性収縮（患者が抵抗を加える）を無理に行わないようにする。
⑧ストレッチは15〜30秒間行う。
⑨上記の流れを3回繰り返す。

セルフケア

バイトプレート（咬合板：歯ぎしり防止用のマウスピース）／オクルーザルスプリント（咬合スプリント）
咬合器具の使用については、その有効性や種類、器具使用の継続期間についてさまざまな見解がある。エビデンスに基づいて、患者に提供することが効果的となるだろう。

呼吸とストレスコントロールのテクニック
ストレス、緊張、そして不十分な呼吸機構が要因となる。
自律法と呼吸法はいくらか試してみる価値があるだろう。

姿　勢
うつむき姿勢や上位交叉パターンは、トリガーポイントや徒手療法を行う施術者の治療ポイントとなる。

アドバイス
- 歯ぎしりをやめる（咬合板を使用する）。
- 働く姿勢（電話）を確認する。
- 頭頸部の位置を確認する。
- ガム、氷、爪を噛むことを避ける。

セルフケアテクニック
母指を口の中に入れ、母指と示指で挟み込もう（ピンサーグリップ）。

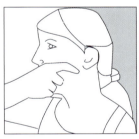

a：歯茎外側に母指を置き、咬筋中央あたりを母指と示指で挟む（治療する側と反対の手を使用）。

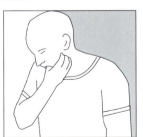

b：頸部を屈曲し、咬筋中央あたりを母指と示指で挟む（治療する側と反対の手を使用）。

TEMPORALIS

側頭筋

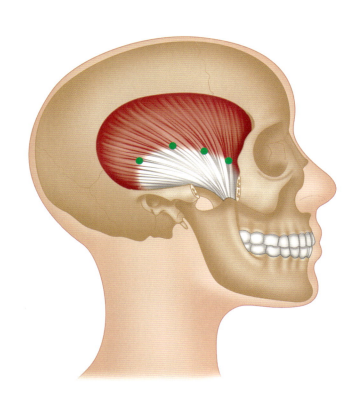
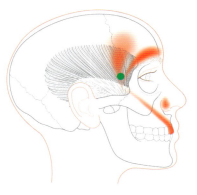
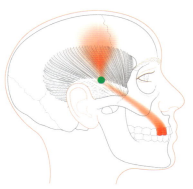
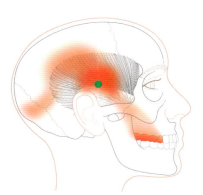
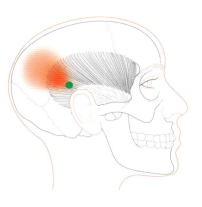

語源
ラテン語
temporalis：頭部の側面に関係している

起始部
側頭窩（頭頂骨・側頭骨・前頭骨で構成される）、側頭筋膜

停止部
下顎骨筋突起、下顎枝前縁

作用
- 下顎を挙上する
- 歯を食いしばる
- 下顎の左右の動きを補助する

神経
第V脳神経由来の前方および後方の深部側頭神経（三叉神経：下顎枝）

基本的な機能運動
食べ物を咀嚼する

関連痛パターン
- 上切歯と眼窩上隆起に出現する痛み
- 上顎歯とこめかみ中央に出現する痛み
- 顎関節とこめかみ中央に出現する痛み
- 側頭部後方に広がる痛み

概　要

適　応
頭痛／歯の痛み／顎関節症／痛覚過敏／長時間の歯科治療／眉の痛み／歯ぎしり／副鼻腔の痛み／開口障害（痙攣あるいは筋肉の硬直により開口不能）／頬のチクチクする痛み

原　因
ガムを噛む／歯をすりつぶす、歯ぎしり／長時間の歯科治療／ストレス／感情的な緊張／不正咬合／爪を噛む／母指を吸う

鑑別診断
側頭筋腱炎／リウマチ性多発筋痛／側頭動脈炎あるいは巨細胞性動脈炎（GCA）

関連のあるもの
上部僧帽筋／胸鎖乳突筋／咬筋

施術者の治療方法

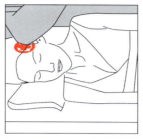
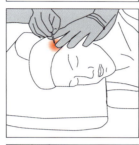
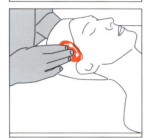

		技法
		スプレー&ストレッチ
✓		ドライニードリング
✓		ディープストロ—キングマッサージ
✓	✓	虚血圧迫テクニック
✓	✓	マッスルエナジーテクニック
✓	✓	ポジショナルリリーステクニック
✓		注射

虚血圧迫テクニック
①トリガーポイントを同定する。
②罹患した筋肉／原因となる筋肉に対して十分な可動域が確認でき、患者が苦痛を感じない姿勢にする。
③ゆっくりと徐々にトリガーポイントに圧力をかけ、罹患した筋肉／原因となる筋肉を抵抗が感じられるまで伸ばしていく。患者に不快な痛みがないようにする。
④トリガーポイントが軟らかく感じられるまで圧迫を維持する。数秒から数分間行う。
⑤抵抗感が変化するまで、繰り返し圧力を加える。
⑥治療効果を上げるため、繰り返し行う際は圧迫方向を変えてもよい。

セルフケア

バイトプレート（咬合板：歯ぎしり防止用のマウスピース）／バイトブロック（咬合阻止器）／オクルーザルスプリント（咬合スプリント）
咬合器具の使用については、その有効性や種類、器具使用の継続期間についてさまざまな見解がある。エビデンスに基づいて、患者に提供することが効果的となるだろう。

姿　勢
うつむき姿勢や上位交叉パターンは、トリガーポイントや徒手療法を行う施術者の治療ポイントとなる。

アドバイス
- ガムや硬い物を噛むことを避ける。
- 舌の位置を確認する。
- 車や職場で空調を調節する。
- 頭部の矯正を行う（うつむいた姿勢：前方姿勢の改善）。
- セルフストレッチを行う。

セルフケアテクニック
指先（平らな部分）で側頭部に圧を加えよう（flat-fingered pressure techniques）。

①解剖を確認して、トリガーポイントを探す。
②最初に筋肉表面でトリガーポイントを探し、徐々に圧を強める。
これは歯まで響くような深部痛の原因となることが多い。
③痛みが消えるまで圧を加える。
④周辺をやさしくマッサージし、新たなトリガーポイントを探し、みつかったら繰り返し同じ治療を行う。

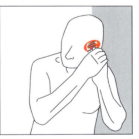

a：こめかみから耳の上あたりを指で圧迫する。

PTERYGOIDEUS LATERALIS

外側翼突筋

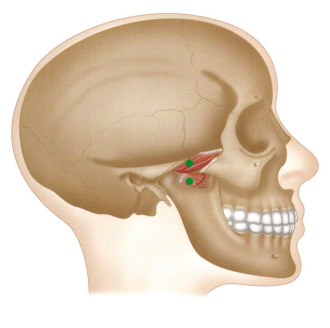
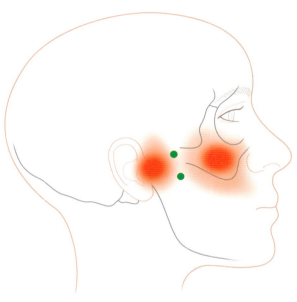

語源
ギリシャ語
pterygodes：翼のような
ラテン語
lateralis：横の

外側翼突筋の上頭は、ときに蝶形半月（sphenomeniscus）と呼ばれる。なぜならば、それは顎関節の関節円板に付着するからである

起始部
上頭：蝶形骨大翼外側面
下頭：蝶形骨翼状突起外側板の外側面

停止部
上頭：顎関節包、関節円板
下頭：下顎頸

作用
- 下顎を突き出す
- 口を開ける
- 下顎を左右に動かす（咀嚼時にみられるような運動）

神経
第V脳神経（三叉神経：下顎枝）

基本的な機能運動
食べ物を咀嚼する

関連痛パターン
2カ所の痛み
①顎関節周囲1cmの範囲に限局した痛み
②頬骨弓3〜4cmの範囲に出現する痛み

概　要

適　応
顎関節症／頭蓋下顎痛／咀嚼や咬合の問題／耳鳴り／副鼻腔炎／開口障害（開口距離の減少）／頭痛／歯ぎしり／副鼻腔の痛み／開口障害（痙攣あるいは筋肉の硬直により開口不能）／頬のチクチクする痛み

原　因
ガムを噛む／歯をすりつぶす、歯ぎしり／長時間の歯科治療／ストレス／感情的な緊張／不正咬合／爪を噛む／母指を吸う

鑑別診断
顎関節炎／顎関節の解剖的変異／三叉神経痛（疼痛性チック）／帯状疱疹

関連のあるもの
顎関節／環椎後頭関節小関節面／頚部の筋肉／咬筋／内側翼突筋／側頭筋（前方）／大頬骨筋／頬筋／眼輪筋／胸鎖乳突筋

施術者の治療方法

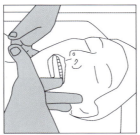
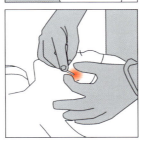
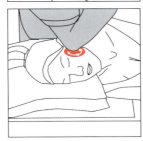

		スプレー&ストレッチ
✓		ドライニードリング
✓		ディープストローキングマッサージ
✓	✓	虚血圧迫テクニック
✓	✓	マッスルエナジーテクニック
✓	✓	ポジショナルリリーステクニック
✓		注射

虚血圧迫テクニック
①トリガーポイントを同定する。
②罹患した筋肉／原因となる筋肉に対して十分な可動域が確認でき、患者が苦痛を感じない姿勢にする。
③ゆっくりと徐々にトリガーポイントに圧力をかけ、罹患した筋肉／原因となる筋肉を抵抗が感じられるまで伸ばしていく。患者に不快な痛みがないようにする。
④トリガーポイントが軟らかく感じられるまで圧迫を維持する。数秒から数分間行う。
⑤抵抗感が変化するまで、繰り返し圧力を加える。
⑥治療効果を上げるため、繰り返し行う際は圧迫方向を変えてもよいだろう。

セルフケア

バイトプレート（咬合板：歯ぎしり防止用のマウスピース）／バイトブロック（咬合阻止器）／オクルーザルスプリント（咬合スプリント）

　咬合器具の使用については、その有効性や種類、器具使用の継続期間についてさまざまな見解がある。エビデンスに基づいて、患者に提供することが効果的となるだろう。

姿　勢
　うつむき姿勢や上位交叉パターンは、トリガーポイントや徒手療法を行う施術者の治療ポイントとなる。

アドバイス
- 口の両サイドで咀嚼する。
- ガムや爪を噛むことを避ける。
- 咬合板を使用する。
- 電話時の頚部の位置に注意する。

セルフケアテクニック
　頬を挟み込むように圧迫する（pincer-grip pressure techniques）。大臼歯のちょうど後ろか、親しらずがあればその後ろを頬の上をめがけて上下に押す。

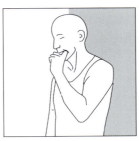

a：奥歯の後ろあたりを指で圧迫する（治療する側と同側の手を使用）。

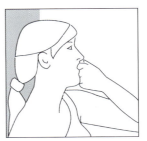

b：奥歯の後ろあたりを指で挟む（治療する側と同側の手を使用）。

PTERYGOIDEUS MEDIALIS

内側翼突筋

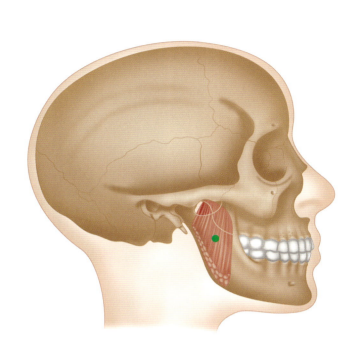
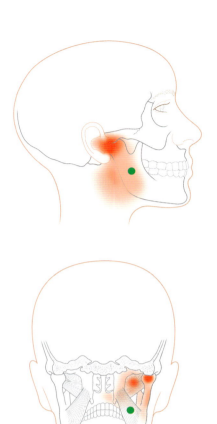

語源
ギリシャ語
pterygodes：翼のような
ラテン語
medius：中央の

内側翼突筋は位置や作用が咬筋と似ており、この2つの筋肉の間に下顎枝がある

起始部
蝶形骨翼状突起外側板の内側面、口蓋骨錐体突起、上顎結節

停止部
下顎枝・下顎角の内側面

作用
- 下顎を挙上し、突き出す
- 下顎の左右の動きを補助する（咀嚼時にみられるような運動）

神経
第Ⅴ脳神経（三叉神経：下顎枝）

基本的な機能運動
食べ物を咀嚼する

関連痛パターン
- 咽頭、喉頭、口に出現する痛み
- 顎関節に限局する、または顎から鎖骨に向かって放射状に広がる痛み

概　要

適　応
咽頭の痛み／嚥下痛／顎関節症／開口障害（完全に口を開けることができない）／耳鼻咽喉科に関連した痛み／過度に歯科治療を行っている／噛むときの顎関節（TMJ）の痛み／歯ぎしり／耳閉感

原　因
ガムを噛む／歯をすりつぶす、歯ぎしり／長時間の歯科治療／ストレス／感情的な緊張／不正咬合／爪を噛む／母指を吸う／高さの合わない枕の使用

鑑別診断
顎関節症／耳鼻咽喉科病変／胃腸関連の疾患（例：バレット症候群＊〈食道〉）／歯ぎしり

＊バレット症候群
胃酸が逆流することによって、粘膜が傷付けられて起こる症状の総称

関連のあるもの
咬筋／側頭筋／外側翼突筋／舌／胸鎖乳突筋／顎二腹筋／頭長筋／頚長筋／広頚筋／胸筋筋膜／大頬骨筋／頬筋／口蓋帆張筋／耳管咽頭筋

施術者の治療方法

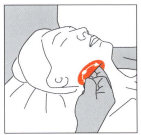
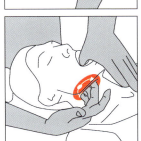
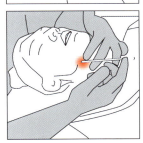

☐	☐	スプレー＆ストレッチ
✓	☐	ドライニードリング
☐	☐	ディープストロッキングマッサージ
✓	☐	虚血圧迫テクニック
✓	☐	マッスルエナジーテクニック
✓	☐	ポジショナルリリーステクニック
✓	☐	注射

虚血圧迫テクニック
①トリガーポイントを同定する。
②罹患した筋肉／原因となる筋肉に対して十分な可動域が確認でき、患者が苦痛を感じない姿勢にする。
③ゆっくりと徐々にトリガーポイントに圧力をかけ、罹患した筋肉／原因となる筋肉を抵抗が感じられるまで伸ばしていく。患者に不快な痛みがないようにする。
④トリガーポイントが軟らかく感じられるまで圧迫を維持する。数秒から数分間行う。
⑤抵抗感が変化するまで、繰り返し圧力を加える。
⑥治療効果を上げるため、繰り返し行う際は圧迫方向を変えてもよいだろう。

セルフケア

バイトプレート（咬合板：歯ぎしり防止用のマウスピース）／バイトブロック（咬合阻止器）／オクルーザルスプリント（咬合スプリント）

咬合器具の使用については、その有効性や種類、器具使用の継続期間についてさまざまな見解がある。エビデンスに基づいて、患者に提供することが効果的となるだろう。

アドバイス
- 頭の位置を確認する。
- 口の両サイドで咀嚼する。
- 咬合板を使用する（軟らかい物を食べるようにする）。
- ガムや爪を噛むことを避ける。

姿　勢
うつむき姿勢や上位交叉パターンは、トリガーポイントや徒手療法を行う施術者の治療ポイントとなる。

セルフケアテクニック
①指先（平らな部分）で口腔内や頬に圧を加えよう（flat-fingered pressure techniques）。歯の後ろから徐々に口腔底部まで動かす（掃き出す）。咽頭反射が起きるようならば、深呼吸をしよう。
②下顎骨下角から母指を使って圧をかけ、痛みのある場所を探そう。触ると痛いことがあるので、優しく行う。

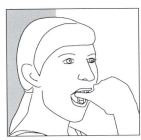

a：奥歯の後ろから口腔底部にかけて指で圧迫する（治療する側と反対の手を使用）。

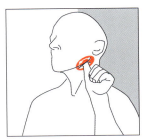

b：下顎骨下角のあたりを母指で圧迫する（治療する側と同側の手を使用）。

顎二腹筋

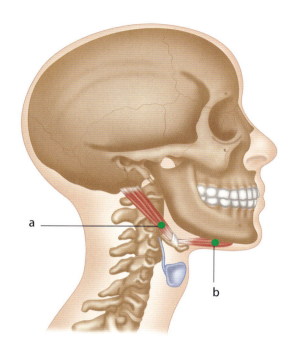

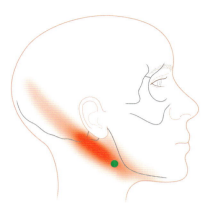

a) 後腹トリガーポイント

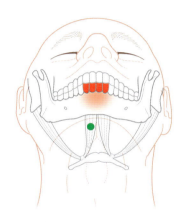

b) 前腹トリガーポイント

語源
ラテン語
digastricus：2つの（筋）腹を持っている

起始部
前腹：下顎骨二腹筋窩
後腹：側頭骨乳突切痕

停止部
中間腱を経由して舌骨体

作用
- 舌骨を引き上げる
- 下顎骨の引き下げと引っ込めを行う（開口時にみられる運動）

神経
前腹：第Ⅴ脳神経（三叉神経：下顎枝から顎舌骨筋神経）
後腹：第Ⅶ脳神経（顔面神経）

関連痛パターン
前腹：下顎切歯4本、舌、唇、時に顎先に出現する痛み
後腹：乳様突起の周囲2cmの範囲に出現する強い痛み（顎先と咽喉のあたりは不明瞭、頭皮にもときどき出現する）

概　要

適　応
　咽頭の痛み／歯の痛み（下顎切歯4本）／頭痛／顎の痛み／尿細管アシドーシス／長期的・広範囲に及ぶ歯科用セメントを補填している（特に、補填に伴い視力障害、めまいが存在する場合）／開口障害（下顎が自然に開く）／発声または歌唱の問題

原　因
　うつむいた姿勢、上位交叉パターン／不正咬合、食いしばりや歯ぎしり／むちうち／顎で電話を挟んで話す／バイオリンや管楽器の演奏

鑑別診断
　歯の問題－不正咬合／舌骨の異常／甲状腺疾患／胸腺の異常／副鼻腔炎／頸動脈の異常

関連のあるもの
　胸鎖乳突筋／胸骨甲状筋／顎舌骨筋／茎突舌骨筋／頸長筋／頭長筋／オトガイ舌骨筋／頸椎／側頭筋／咬筋

施術者の治療方法

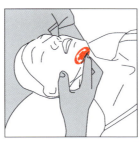

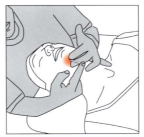

□	□	スプレー&ストレッチ
✓	□	ドライニードリング
✓	□	ディープストロ―キングマッサージ
✓	✓	虚血圧迫テクニック
✓	✓	マッスルエナジーテクニック
✓	□	ポジショナルリリーステクニック
✓	□	注射

虚血圧迫テクニック
①トリガーポイントを同定する。
②罹患した筋肉／原因となる筋肉に対して十分な可動域が確認でき、患者が苦痛を感じない姿勢にする。
③ゆっくりと徐々にトリガーポイントに圧力をかけ、罹患した筋肉／原因となる筋肉を抵抗が感じられるまで伸ばしていく。患者に不快な痛みがないようにする。
④トリガーポイントが軟らかく感じられるまで圧迫を維持する。数秒から数分間行う。
⑤抵抗感が変化するまで、繰り返し圧力を加える。
⑥治療効果を上げるため、繰り返し行う際は圧迫方向を変えてもよいだろう。

セルフケア

バイトプレート（咬合板：歯ぎしり防止用のマウスピース）／バイトブロック（咬合阻止器）／オクルーザルスプリント（咬合スプリント）
　咬合器具の使用については、その有効性や種類、器具使用の継続期間についてさまざまな見解がある。エビデンスに基づいて、患者に提供することが効果的となるだろう。

アドバイス
- 呼吸パターンを確認する。
- ブラキシズム（歯ぎしり）の有無を確認する。
- 頭の位置を確認する。

姿　勢
　うつむき姿勢や上位交叉パターンは、トリガーポイントや徒手療法を行う施術者の治療ポイントとなる。

セルフケアテクニック
①2本の指先（平らな部分）で顎下と耳の後ろに圧を加えよう（flat-fingered pressure techniques）。
②そのポイントは圧痛を伴うことがあるので深呼吸しよう。また、よくリンパ節と間違えることがあるので気をつけよう。
③痛みが頻繁に認められるため、優しく行う。

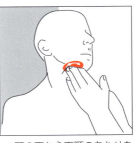

a：顎の下から下顎のあたりを示指と中指で圧迫する。

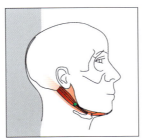

顎二腹筋後腹のトリガーポイントと関連痛パターン。

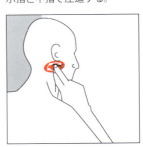

b：下顎角の後ろあたりを指で圧迫する。

前・中・後斜角筋

SCALENUS ANTERIOR, MEDIUS, POSTERIOR

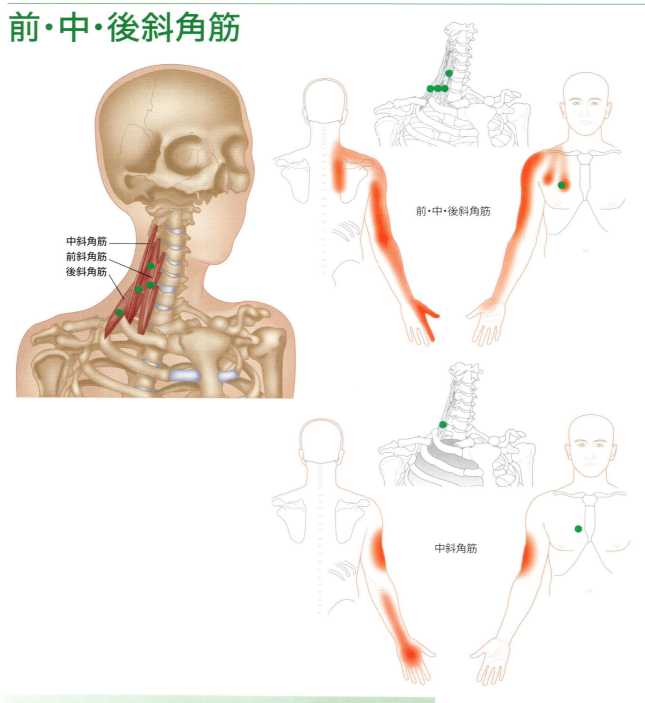

語源
ギリシャ語
skalenons：平行でない
ラテン語
anterior：前の
medius：中央の
posterior：後の

起始部
頚椎横突起

停止部
前・中斜角筋：第1肋骨
後斜角筋：第2肋骨

作用
- 両側の収縮：頭頚部を屈曲し、強い吸息時に第1肋骨を拳上する
- 片側の収縮：頭頚部を側屈・回旋する

神経
頚神経（C3-C8）の前枝

基本的な機能運動
吸息時に働く

関連痛パターン
前斜角筋：乳首付近（胸部）の持続的に出現する痛み
中斜角筋：上肢の前・後から母指と示指にかけて出現する痛み、または上肢外側や手背の痛み
後斜角筋：肩甲骨内側縁上部に出現する痛み

Muscles of the Face, Head, and Neck

概　要

適　応
背部の痛み／肩の痛み／上肢の痛み／胸郭出口症候群／斜角筋症候群／手の浮腫／幻肢痛／喘息（慢性肺疾患）／むちうち／むずむず首（restless neck）／過敏症／過換気症候群／パニック発作

原　因
不安／ストレス／枕の高さ／慢性肺疾患／喫煙／力仕事、重い物を支える／アレルギー／管楽器／尿細管アシドーシス（RTA）

鑑別診断
腕神経叢の障害／鎖骨下動脈の障害／C5-C6椎間板症（頚部）／胸郭出口症候群、狭心症／手根管症候群／上部僧帽筋、胸鎖乳突筋、頭板状筋の障害

関連性のあるもの
胸鎖乳突筋／肩甲挙筋／広頚筋

施術者の治療方法

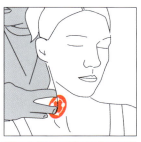
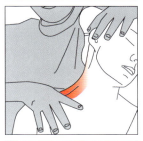
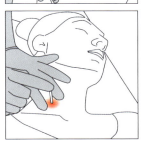

✓	✓	スプレー&ストレッチ
✓	✓	ドライニードリング
✓	✓	ディープストローキングマッサージ
✓	✓	虚血圧迫テクニック
✓	✓	マッスルエナジーテクニック
✓	✓	ポジショナルリリーステクニック
✓		注射

虚血圧迫テクニック
①トリガーポイントを同定する。
②罹患した筋肉／原因となる筋肉に対して十分な可動域が確認でき、患者が苦痛を感じない姿勢にする。
③ゆっくりと徐々にトリガーポイントに圧力をかけ、罹患した筋肉／原因となる筋肉を抵抗が感じられるまで伸ばしていく。患者に不快な痛みがないようにする。
④トリガーポイントが軟らかく感じられるまで圧迫を維持する。数秒から数分間行う。
⑤抵抗感が変化するまで、繰り返し圧力を加える。
⑥治療効果を上げるため、繰り返し行う際は圧迫方向を変えてもよいだろう。

セルフケア

呼　吸
過換気症候群は斜角筋症候群と強く結びついている。ヨガやButyeko（ビュティコ）メソッドの呼吸方法を参考にしよう。

アドバイス
- 適切な枕を使用する。
- 水泳を行わないように指導する。
- リュックサックを使用する。
- 大きな胸の場合は注意が必要である。
- 温かなスカーフを使用する。
- 頚部を温める。
- 湿式加熱器（ホットパック）を使用する。
- 頚部のけん引と肩関節の拳上を行う。

姿　勢
うつむき姿勢や上位交叉パターンは、トリガーポイントや徒手療法を行う施術者の治療ポイントとなる。

セルフケアテクニック
トリガーポイント治療の経験者向け
①咽頭前面のトリガーポイントに圧を加えるために指先の（平らな部分の）テクニックを使い（flat-fingered pressure techniques）、椎骨の後方に向かって押す。
②圧迫時、手に放散する鋭い痛みを感じるときは、深呼吸をしよう。また、そのポイントはよくリンパ節と間違えることがあるので気をつけよう。
③圧迫時に痛みを伴うことが多いので、優しく行う。
④圧迫によるセルフケアに自信がなかったり、トリガーポイント治療をするのが初めてならば、ストレッチから始めよう。

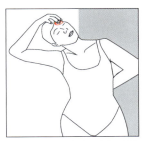

a：ストレッチしたい側の手を腰に、反対側の手を側頭部におき、頭部を肩の方へ近づける。

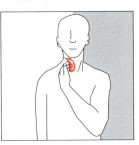

b：頚椎横突起に向かって指で圧迫する（患者自身で行うセルフケアとしてはあまり望ましくない）。

STERNOCLEIDOMASTOIDEUS (SCM)

胸鎖乳突筋

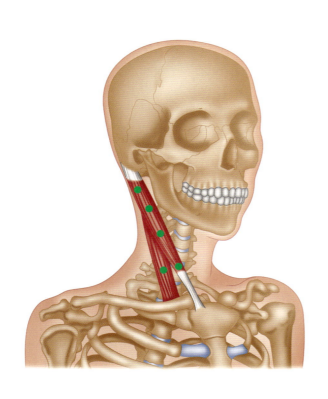

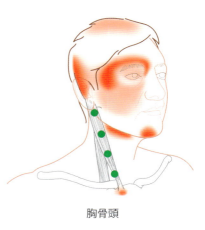

胸骨頭

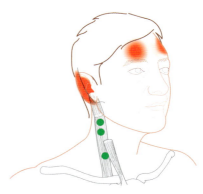

鎖骨頭

語源
ギリシャ語
sternon：胸骨
kleis：鍵、鎖骨
mastos：乳房

ラテン語
mastoides：乳房状の、乳様突起

胸鎖乳突筋は細長い帯状の二頭筋である。この筋は出生時に損傷されることがあり、その場合は筋肉が部分的に結合組織に置き替わり、短縮して斜頚（頚部が斜めに傾くこと）となる。トリガーポイント治療を行う施術者にとって、胸鎖乳突筋は非常に重要な筋肉である

起始部
胸骨頭：胸骨柄前面
鎖骨頭：鎖骨内側1/3

停止部
側頭骨乳様突起の外側、後頭骨上項線外1/3

作用
- 両側の収縮：頚部を屈曲し、頭を前方に突き出す（枕から頭部をあげるような動作）
  深い吸息の際に胸骨を拳上し、その結果として肋骨も拳上する
- 片側の収縮：頭頚部を側屈し、頭頚部を対側回旋する（同時に上方回旋する）

神経
運動支配：第XI脳神経（副神経）
感覚支配（固有感覚）：頚神経（C2,3）

基本的な機能運動
頭頚部を回旋して肩の上をみる
枕から頭を上げる

関連痛パターン
胸骨頭：眉から後頭部へ広がる痛み。頬、のど（目、副鼻腔）に出現する

鎖骨頭：前頭部、耳、乳様突起に出現する痛み（めまい、空間認識）

概　要

適　応
頭痛（緊張型／二日酔い）／むちうち／斜頸／非定型顔面痛／起立性めまい／片側顔面神経麻痺（交感神経性）／空間認識の低下／眼瞼下垂／持続性乾燥咳、むず痒い咳／副鼻腔炎／慢性的な喉の痛み／流涙と充血の増加／耳のポンという音（片側）／平衡感覚の問題／運転時に片側にそれる

原　因
不安／ストレス／枕の高さ／アレルギー／重い物を持ち上げる／尿細管アシドーシス（RTA）／乗り物酔い／外傷／泳ぎ方が悪い／きつい襟／仕事の姿勢と不自然な動き

鑑別診断
三叉神経痛／顔面神経痛／内耳神経の問題／リンパ節（腫脹）症／肩甲挙筋、上部僧帽筋、頭板状筋の障害

関連のあるもの
僧帽筋／咬筋／広頸筋／斜角筋／肩甲挙筋／胸骨筋／側頭筋／大胸筋

施術者の治療方法

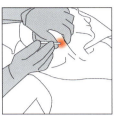
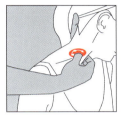
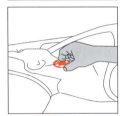

等尺性運動後の筋伸張法（PIR）
対象：急性期から慢性期にかけて
［手順］
①トリガーポイントを同定する。
②罹患した筋肉／原因となる筋肉に対して十分な可動域が確認でき、患者が苦痛を感じない姿勢にする。
③罹患した／原因となる筋肉を、最大限痛みのない範囲まで、10～25％程度の力で収縮するよう指示する。その間、3～10秒間等尺性抵抗を加える。筋肉が短くならないように、身体の一部を固定する。
④患者に「筋肉は伸びているか」あるいは「まだ伸びるか」尋ねる。
⑤筋肉を伸張している間は、抵抗があるポイントまで引き伸ばすようなイメージで、筋肉を徐々に伸ばす（他動）。長さが変化することに気がつくだろう。
⑥上記の流れを数回繰り返す（通常3回）。

虚血圧迫テクニック
①トリガーポイントを同定する。
②罹患した筋肉／原因となる筋肉に対して十分な可動域が確認でき、患者が苦痛を感じない姿勢にする。
③ゆっくりと徐々にトリガーポイントに圧力をかけ、罹患した筋肉／原因となる筋肉を抵抗が感じるまで伸ばしていく。患者に不快な痛みがないようにする。
④トリガーポイントが軟らかく感じられるまで圧迫を維持する。圧迫は数秒から数分間行う。
⑤抵抗感が変化するまで、繰り返し圧力を加える。
⑥治療効果を上げるため、繰り返し行う際は圧迫方向を変えてもよいだろう。

✓	✓	スプレー&ストレッチ
✓	✓	ドライニードリング
✓		ディープストロッキングマッサージ
✓	✓	虚血圧迫テクニック
✓	✓	マッスルエナジーテクニック
✓	✓	ポジショナルリリーステクニック
✓		注射

セルフケア

呼　吸
過換気症候群は胸鎖乳突筋の問題と強く結びついている。ヨガやButyeko（ビュティコ）メソッドの呼吸方法を参考にしてみよう。

アドバイス
- 効果的な呼吸法を指導する。
- 枕の種類を確認する。
- 働く姿勢を確認する。
- 頭の位置を確認する。
- テレビをみる姿勢を確認する。

姿　勢
うつむいた姿勢や上位交叉パターンは多くのトリガーポイントや徒手療法を行う施術者にとって重要な治療ポイントとなる。

セルフケアテクニック
トリガーポイント治療の経験者向け
①頸部前面のトリガーポイントに圧を加えるために、指先の（平らな部分の）テクニックを使い（flat-fingered pressure techniques）、圧痛点をつかみ、ゆっくりと刺激する。
②圧迫時、手に放散する鋭い痛みを感じるときは、深呼吸をしよう。

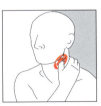
c：胸鎖乳突筋中部（喉頭隆起の高さあたり）を指で挟む。

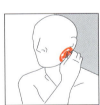
d：胸鎖乳突筋上部（乳様突起下方あたり）を指で挟む。

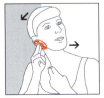
a：治療を行う側の肩に耳を近づけ、頭部を少し回旋させ、乳様突起下方と鎖骨上方の筋を指で圧迫する。

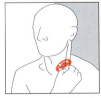
b：胸鎖乳突筋下部（鎖骨上方あたり）を指で挟む。

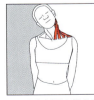
e：両手を腰の後ろに置き、ストレッチを行いたい側と反対側に頭部を側屈させる。

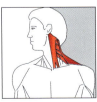
f：ストレッチを行いたい側と反対側に頭部を回旋させる。

顎関節 TMJ

TEMPROMANDIBULAR JOINT (TMJ)

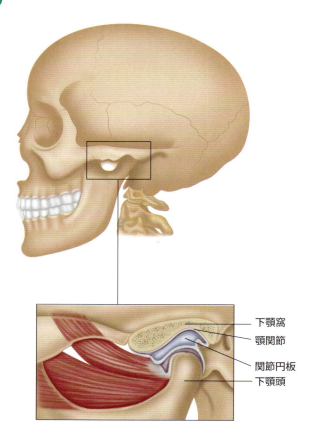

下顎窩
顎関節
関節円板
下顎頭

　トリガーポイントは、一般的に顎関節を固定する筋肉や、動作に関連する筋肉にみられる。我々はよくストレス、不安（不安神経症）および緊張に対する反応として、歯を食いしばる動作を行うことが多い。

　顎関節症は「顎関節と筋肉の機能障害およびその慢性痛」と定義される。だが、一般的には「開口制限を伴うあるいは伴わない（関節円板の）前方転位」として受け入れられている（これは筋肉に大小さまざまな損傷が反復的に起こり、関節包の慢性炎症を導く）。トリガーポイントは、顎関節の固定や動作を行う筋肉によく出現する。主な症状としては、顔面痛（特に耳周囲）、クリック音、吐き気や耳鳴りを伴うこともある。患者は、痛みによってイライラすることが多く、特殊で高額な治療を求める傾向がある。そのため、トリガーポイント治療は、根本的な原因を同定し、治療するのと同じくらい、有益な治療手段である。

　顎関節症には数々の要因がある。以下は顎関節症の診断を行う際の問診項目となる。

- 反対咬合、過蓋咬合、交差咬合あるいは不正咬合
- 大きな口を開ける際の転位、クリック音およびクレピタス（捻髪音）
- 耳痒
- 頸椎障害
- 滑膜関節の種類／形状（さまざまな解剖的変化を起こす）
- ガムを噛む
- 食べ物を片側で噛む
- 慢性的な歯の問題
- 親知らずの問題
- 歯ぎしり（ブラキシズム）
- ストレス／不安（不安神経症）による食いしばり
- うつ病と二重人格障害
- 関節炎（変形性関節症と関節リウマチ）
- 入れ歯

　顎関節症と関連の深い筋肉は、側頭筋、咬筋、外側翼突筋と内側翼突筋であり、2次的な筋肉として、顎舌骨筋、顎二腹筋前腹がある。これらの筋肉に存在する慢性的なトリガーポイントは、筋肉のこわばり、疲労、機能障害などで、さらに悪化する可能性がある。症状は、片側および両側で、20歳以下の患者はまれである。さらに、随伴性トリガーポイントは、上部僧帽筋、頭半棘筋（上部）、頭蓋表筋（後頭部）、胸鎖乳突筋にみつかることが多い。

顎関節症

適応

顎関節の症状は、顎の筋肉（特に耳周囲）の痛みやこわばり、うずきによって特徴づけられる。顎関節における咬合不全あるいは偏位のような異常は、顎あるいは咬合の形成異常の結果として起こることが多い（歯ぎしりや噛みしめのような習癖に続発する）。そのため、常に歯科医から適切な意見や診断を得ることが必要となる。しかしながら、トリガーポイント治療は顎関節の痛みの重症化や慢性化を予防する手助けになるだろう。

STEP 1
筋線維の方向と解剖について学ぶ。

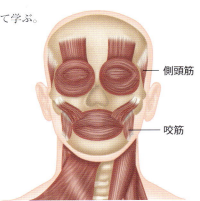
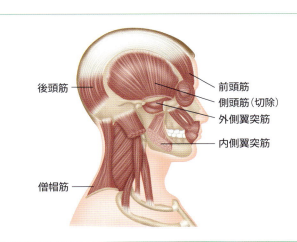

STEP 2
座位で上部僧帽筋、後頚筋群、頚板状筋に対して虚血圧迫テクニック（ICT）を行う。

STEP 3
念入りにこの領域をマッサージする。

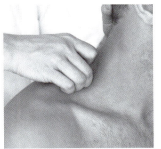
上部僧帽筋

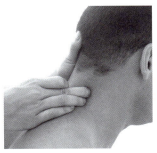
後頚筋群

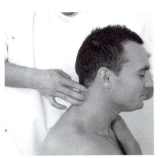
頚板状筋

STEP 4
背臥位で咬筋に対して虚血圧迫テクニック（ICT）を行う（口腔内部へのアプローチはグローブを使用する）。側頭筋（特に筋腱移行部）、外側・内側翼突筋、顎二腹筋（解剖的な位置関係に注意する）、頭蓋表筋（後頭前頭筋）にも同様な手技を行う。

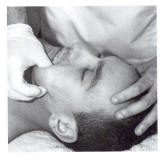
咬筋

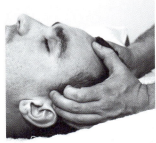
側頭筋

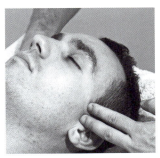
外・内側翼突筋

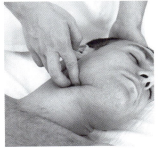
顎二腹筋

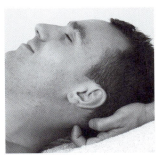
頭蓋表筋（後頭前頭筋）

HEADACHE

頭痛

適応

頭痛が起こる原因はさまざまで、たくさんの異なった症状が現れる。もし、激しい頭痛や頑固な頭痛であれば、医師の診断を受ける必要がある。

しかしながら、多くの頭痛は筋緊張と関連していることから、トリガーポイント治療の適応となる。

STEP 1

筋線維の方向と解剖について学ぶ。

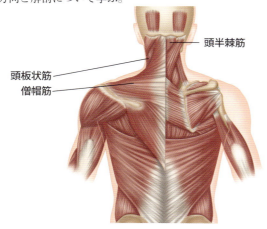
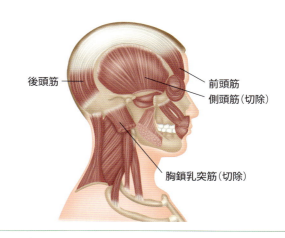

頭半棘筋 / 頭板状筋 / 僧帽筋 / 後頭筋 / 前頭筋 / 側頭筋（切除）/ 胸鎖乳突筋（切除）

STEP 2

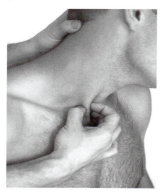

座位で胸鎖乳突筋に対して虚血圧迫テクニック（ICT）を行う（トリガーポイントをきめ細かく検索し、圧迫する）。頭部を軽度屈曲させ、起始部から筋膜へ向かい、筋肉を摘みながら圧迫する。頚部の領域には、注意すべき血管が多く存在するため細心の注意が必要である。

胸鎖乳突筋

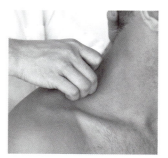

座位で上部僧帽筋のトリガーポイントに虚血圧迫テクニック（ICT）を行う。

上部僧帽筋

STEP 3

念入りにこの領域をマッサージする。

STEP 4

背臥位で頚部脊柱起立筋と側頭筋に対して虚血圧迫テクニック（ICT）を行う。

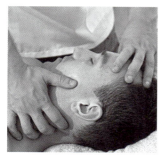
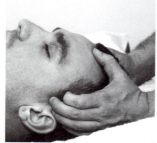

頚部脊柱起立筋　　側頭筋

STEP 5

背臥位のまま、患者に治療者の手に頭の重みを委ねるように指示しながら、頭蓋表筋（後頭前頭筋）のポイントへ虚血圧迫テクニック（ICT）を行う。

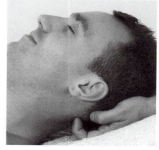

頭蓋表筋（後頭前頭筋）

NECK PAIN

Muscles of the Face, Head, and Neck

頚部痛

適応

トリガーポイント治療はこの領域の痛みに対して非常に効果的である。適応となるのは、慢性緊張型頭痛・ストレス性の頭痛・頚部痛・むちうち症などである。

頚部の筋肉には多数のトリガーポイントが存在することが多く、正確なトリガーポイントを探し出すことが最も重要である。

STEP 1

筋線維の方向と解剖について学ぶ。

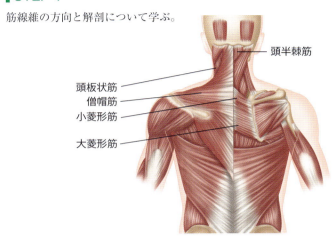
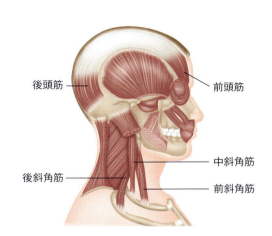

STEP 2

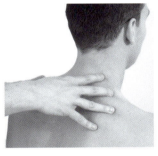
僧帽筋
座位で上部と中部僧帽筋（STP）に対して虚血圧迫テクニック（ICT）を行う。

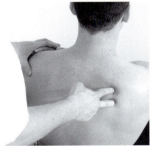
菱形筋
菱形筋群へ指を滑らせ、その指をトリガーポイント上に留める。痛みが消失するまで圧迫する。

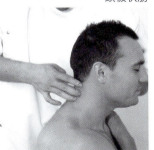
頭板状筋
頭板状筋に存在するトリガーポイントを圧迫する。

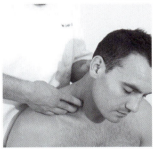
斜角筋群
最後に、斜角筋群のトリガーポイントを探し、圧迫する。

STEP 3

念入りにこの領域をマッサージする。

STEP 4

患者を背臥位にして、頚部脊柱起立筋に軽めのマッサージを行う。

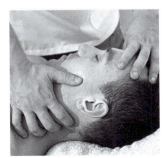
頚部脊柱起立筋

患側の反対側に立ち、頚部の後面に指先を置く。患者に治療者に頭部を向けるよう指示しながら、治療者は指先をゆっくりと自分の方へ引く。反対側でも繰り返す。

STEP 5

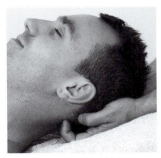
頭蓋表筋（後頭前頭筋）

背臥位のまま、患者に治療者の手に頭の重みを委ねるように指示しながら、頭蓋表筋（後頭前頭筋）のポイントに対して虚血圧迫テクニック（ICT）を行う。

第8章

体幹および脊柱の筋肉
腹痛・胸痛・腰痛に対するトリガーポイント

Muscles of the Trunk and Spine

筋肉別に概要・セルフケア（●の項目）について解説した後、典型的な症状別の処置（■の項目）について紹介します。

- ●脊柱起立筋（仙棘筋）
- ●後頚筋群
- ●多裂筋／回旋筋
- ●頭板状筋／頚板状筋
- ●外腹斜筋
- ●腹横筋
- ●腹直筋
- ●腰方形筋
- ●腸腰筋（大腰筋／腸骨筋）
- ●横隔膜
- ■腰痛

脊柱起立筋（仙棘筋）

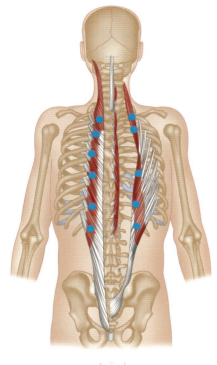

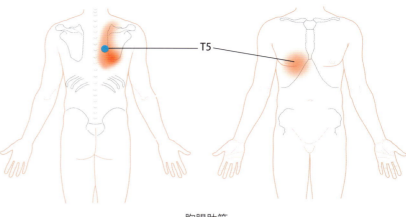

胸腸肋筋

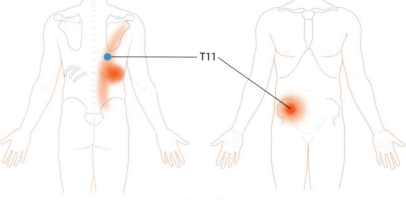

胸腸肋筋

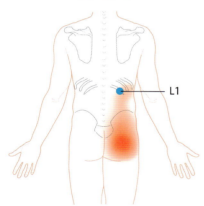

腰腸肋筋

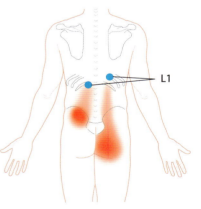

胸最長筋

語源
ラテン語
sacrum：神聖な
spinalis：脊髄

sacrospinalis（神聖な脊髄）とも呼ばれる脊柱起立筋は、平行する3つの柱状の筋肉が重なり合って構成されている。外側から中央にかけて、腸肋筋、最長筋、棘筋の順で存在する

起始部
仙骨、腸骨稜、椎骨の棘突起と横突起、肋骨

停止部
肋骨、椎骨の棘突起と横突起、側頭骨

作用
- 胸腰椎を伸展、側屈する
- 脊椎の生理的な弯曲維持を補助する（立位や座位時）
- 脊柱を安定させる（歩行時）
- 拮抗筋：腹直筋

神経
頸、胸、腰神経の後枝

基本的な機能運動
背中を真っすぐに保ち、姿勢を維持する（弯曲しないように調節する）

関連痛パターン
腰腸肋筋：殿部の中央に出現する痛み
胸腸肋筋：脊椎に向かって内側、及び腹部に向かって出現する痛み
胸最長筋：殿部の中央に出現する痛み

Muscles of the Trunk and Spine

概要

適応
腰痛（特に物を持ち上げた後）／脊柱の関節可動域制限／腰痛（座ったり立ったりするとき、階段を上るとき）／腰背部の痛み（1日の終わりに増強する）

原因
悪い姿勢／楽器の演奏／うつ伏せになって頭を上げる／合っていないメガネ／上位交叉パターン／後弯症／脊柱側弯症／損傷／冷たい隙間風、冷房／脊柱アライメントの問題／アーチェリーなど特定のスポーツ／きついシャツ、ネクタイ／うつ病

鑑別診断
狭心症／内臓痛／神経根障害／靭帯、椎間板、仙腸関節、梨状筋部の障害／病理学的異常（大動脈瘤、内臓疾患、占拠病変、骨盤炎症）

関連のあるもの
大胸筋

施術者の治療方法

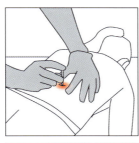
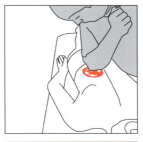
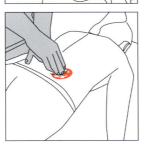

✓	✓	スプレー＆ストレッチ
✓	✓	ドライニードリング
✓	✓	ディープストロ―キングマッサージ
✓	✓	虚血圧迫テクニック
✓	✓	マッスルエナジーテクニック
✓	✓	ポジショナルリリーステクニック
✓	✓	注射

ディープストロ―キングマッサージテクニック
①罹患した／原因となる筋肉に対して十分な可動域を確認でき、患者が苦痛を感じない姿勢にする。
②必要に応じて皮膚にオイルを塗る。
③トリガーポイントまたは硬結を探し出す。
④母指または器具（applicator）を硬結のすぐ傍らに置き、もう片方の手で固定する。
⑤トリガーポイントが軟らかくなるまで圧迫し、硬結に向かって同じ方向にストロ―キングマッサージ（軽擦）を行う。患者に痛みや不快感を感じさせない程度の強さで刺激する。
⑥反対方向にもこのストロ―キングマッサージ（軽擦）を行う。

セルフケア

アドバイス
- 物を持ち上げる際の突然の負荷を避ける。
- 疲労があるときに物を持ち上げない。
- 姿勢を確認する。
- 熱い／温かい風呂に入る。

セルフケアテクニック
①筋線維の方向を解剖学的に確認する。
②頭蓋骨から下方へ、痛む場所や硬結（ノット）を確認する。
③頭蓋骨に向かって痛む場所や硬結を確認する。
④確認された硬結を母指を使って、小さくすくい上げるようにする。
⑤痛みのある硬結（ノット）では、痛みが弱まるまで圧を留め、停止部までストローク（軽擦）を続ける。

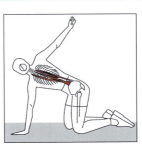

a：四つん這いとなり、片手を上方に持ち上げ、胸を反らすように体幹を回旋させる。

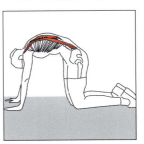

b：四つん這いとなり、頭部を屈曲し、背部を上方に持ち上げる。

後頸筋群

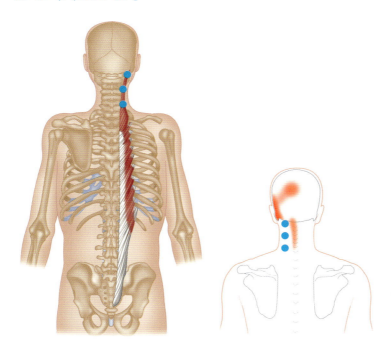
頭最長筋

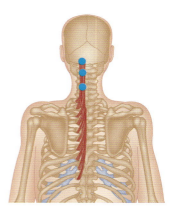
頭半棘筋／頚半棘筋

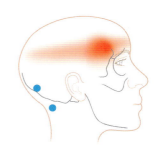
頭半棘筋（上部）

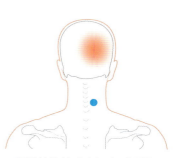
頭半棘筋（中央部）／頚半棘筋

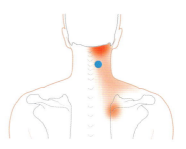
多裂筋（頚部中央）

ここで詳しい説明はしないが（p106参照）、この筋肉は脊柱起立筋の一部として走行しているため、後頚部筋群の一部に関連している。

語源
ラテン語
longissimus：最も長い
capitis：頭部の
semispinalis：脊椎の半分
cervicis：頚部

頭最長筋、頚半棘筋、頭半棘筋で構成される

起始部
頭最長筋：第1〜5胸椎横突起、第5〜7頚椎関節突起
頚半棘筋：第1〜5もしくは第6胸椎横突起
頭半棘筋：第4〜7頚椎・第1〜6もしくは第7胸椎横突起

停止部
頭最長筋：側頭骨乳様突起の後面
頚半棘筋：第2〜5頚椎棘突起
頭半棘筋：後頭骨の上項線と下項線の間

作用
頭最長筋：頭頚部を伸展、回旋する。胸・頚椎の生理的な弯曲維持を補助する（立位や座位時）
頚半棘筋：胸・頚椎を伸展し、回旋を補助する
頭半棘筋：頭頚部を伸展し（最も強力）、回旋を補助する

神経
頭最長筋：頚神経の後枝
頚半棘筋：胸、頚神経の後枝
頭半棘筋：頚神経の後枝

基本的な機能運動
頭最長筋：背中を真っすぐに保つ（弯曲しないように調整する）
頭・頚半棘筋：見上げたり、後ろを見るために頭部を回す

関連痛パターン
- 頭部に向かって放射状に広がる痛み（いくつかの領域では筋線維に沿って出現する）

Muscles of the Trunk and Spine

概　要

適　応
頭痛／頚部の痛みと凝り／頚部の前弯減少／後頭下部の痛み／頚部回旋制限（長期間同じ姿勢で仕事をすることに関係している）／むちうち／特定の枕を使用して寝るときの痛み／頭皮の灼熱感

原　因
悪い姿勢／楽器の演奏／うつ伏せになって頭を上げる／合っていないメガネ／上位交叉パターン／後弯症／脊柱側弯症／損傷／冷たい隙間風、冷房／脊柱アライメントの問題／アーチェリーなど特定のスポーツ／きついシャツ、ネクタイ／うつ病

鑑別診断
機能障害（頚部）／脊椎関節症／椎骨動脈の閉塞による症候群／椎間板疾患（頚部）／機能障害（第1肋骨部）／リウマチ性多発筋痛／関節リウマチ／変形性関節症／強直性脊椎炎（血液反応が陰性）／ベージェット病／関節症性乾癬

関連のあるもの
僧帽筋／脊柱起立筋／側頭筋／顎二腹筋／棘下筋／肩甲挙筋／胸鎖乳突筋／頭板状筋／頚板状筋／後頭下筋群／頭蓋表筋（後頭筋）

施術者の治療方法

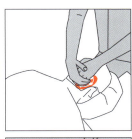
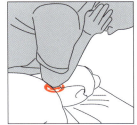
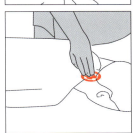
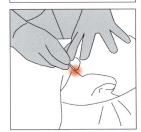

✓	✓	スプレー&ストレッチ
✓	✓	ドライニードリング
✓	✓	ディープストローキングマッサージ
✓	✓	虚血圧迫テクニック
✓	✓	マッスルエナジーテクニック
✓	✓	ポジショナルリリーステクニック
✓	✓	注射

等尺性運動後の筋伸張法（PIR）
対象：急性期から慢性期にかけて
[手順]
①トリガーポイントを同定する。
②罹患した筋肉／原因となる筋肉に対して十分な可動域が確認でき、患者が苦痛を感じない姿勢にする。
③罹患した／原因となる筋肉を、最大限痛みのない範囲まで、10〜25％程度の力で収縮するよう指示する。その間、3〜10秒間等尺性抵抗を加える。筋肉が短くならないように、身体の一部を固定する。
④患者に「筋肉は伸びているか」あるいは「まだ伸びるか」尋ねる。
⑤筋肉を伸張している間は、抵抗があるポイントまで引き伸ばすようなイメージで、筋肉を徐々に伸ばす（他動）。長さが変化することに気がつくだろう。
⑥上記の流れを数回繰り返す（通常3回）。

セルフケア

アドバイス
- 働く環境を確認する。
- 姿勢を確認する。
- 眼鏡を確認する。
- 心地良い枕を使用する。
- 温める。
- セルフストレッチを行う。
- 適切なベッドや枕を探す。

セルフケアテクニック
①筋線維の方向を解剖学的に確認する。
②頭蓋骨から下方へ、痛む場所や硬結（ノット）を確認する。
③頭蓋骨に向かって痛む場所や硬結を確認する。
④確認された硬結を母指を使って、小さくすくい上げるようにする。
⑤痛みのある硬結（ノット）では痛みが弱まるまで圧を留め、停止部までストローク（軽擦）を続ける。

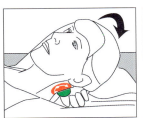
a：後頭骨下方、頚部後面をボールで圧迫する（圧を強めたいときは、頭部を矢印方向に傾ける）。

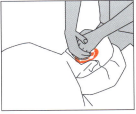
b：後頭骨下方、頚部後面を指で圧迫する。

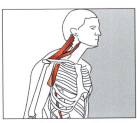
c：両手を腰部の後ろで組み、頭部を前方に出させる。

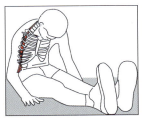
d：足を伸ばして座り、体幹から頭部全体を前屈させる。

多裂筋／回旋筋

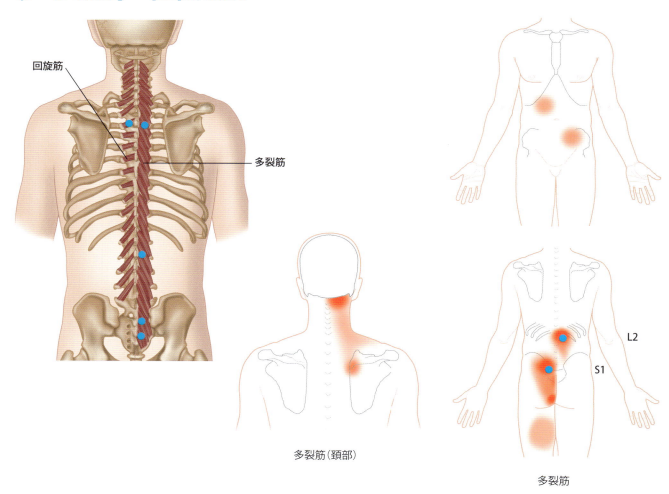

多裂筋（頚部）

多裂筋

多裂筋／回旋筋

語源
ラテン語
multi：多くの
findere：分割すること
rota：車輪

多裂筋は横突筋群の一部であり、脊椎と横突起の間溝に存在する。半棘筋と脊柱起立筋の深部にある。回旋筋は横突筋群の最も深層にある

起始部
多裂筋：仙骨後面（仙骨孔と上後腸骨棘の間）、すべての腰椎乳頭突起（上関節突起後縁）、すべての胸椎横突起、第4～7頚椎関節突起
回旋筋：それぞれの椎骨横突起

停止部
多裂筋：起始部の2～4個上の椎骨棘突起（第5腰椎～第2頚椎（軸椎）棘突起）
回旋筋：隣接している上位椎骨棘突起

作用
多裂筋：強力な浅層の主動筋による動きから椎間関節を保護する。脊椎を伸展・側屈・回旋する
回旋筋：脊椎を回旋し、伸展を補助する

神経
頚・胸・腰神経の後枝

基本的な機能運動
立位や座位などすべての運動において、脊椎の安定やよい姿勢を保つために補助的に働く

関連痛パターン
多裂筋：腹部前方への限局した痛み。S1の箇所は尾骨痛を引き起こす
回旋筋：後正中線に近い所で限局した痛み

Muscles of the Trunk and Spine

概　要

適　応
　腰背部の痛み（深層部、頑固）／脊柱アライメントの問題／傍脊椎部の紅斑（局所性／分節の範囲を超えた）／尾骨の痛み

原　因
　悪い姿勢／楽器の演奏／うつ伏せになって頭を上げる／合っていないメガネ／上位交叉パターン／後弯症／脊柱側弯症／損傷／冷たい隙間風、冷房／脊柱アライメントの問題／アーチェリーなど特定のスポーツ／きついシャツ、ネクタイ／うつ病

鑑別診断
　狭心症／内臓痛／神経根障害／靭帯、椎間板、仙腸関節、梨状筋部の障害／病理学的異常（大動脈瘤、内臓疾患、占拠病変、骨盤炎症性疾患）

関連のあるもの
　大胸筋

施術者の治療方法

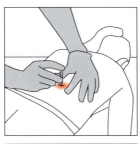
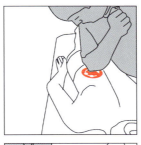
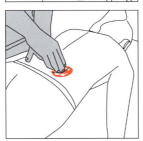

✓	✓	スプレー&ストレッチ
✓	✓	ドライニードリング
✓	✓	ディープストローキングマッサージ
✓	✓	虚血圧迫テクニック
✓	✓	マッスルエナジーテクニック
✓	✓	ポジショナルリリーステクニック
✓	✓	注射

ディープストローキングマッサージテクニック
①罹患した／原因となる筋肉に対して十分な可動域を確認でき、患者が苦痛を感じない姿勢にする。
②必要に応じて皮膚にオイルを塗る。
③トリガーポイントまたは硬結を探し出す。
④母指または器具（applicator）を硬結のすぐ傍らに置き、もう片方の手で固定する。
⑤トリガーポイントが軟らかくなるまで圧迫し、硬結に向かって同じ方向にストロキングマッサージ（軽擦）を行う。患者に痛みや不快感を感じさせない程度の強さで刺激する。
⑥反対方向にもこのストロキングマッサージ（軽擦）を行う。

セルフケア

アドバイス
- 姿勢を確認する。
- 仕事による姿勢（円背）を避ける。
- 枕のサイズや形状を確認する。
- 働く環境を確認する。

セルフケアテクニック
①筋線維の方向を解剖学的に確認する。
②頭蓋骨から下方へ、痛む場所や硬結（ノット）を明確にし、確認する。
③頭蓋骨に向かって痛む場所や硬結を確認する。
④確認された硬結を母指を使って、小さくすくい上げるようにする。
⑤痛みのある硬結（ノット）では痛みが弱まるまで圧を留め、停止部までストローク（軽擦）を続ける。

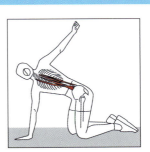

a：四つん這いとなり、片手を上方に持ち上げ、胸を反らすように体幹を回旋させる。

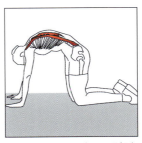

b：四つん這いとなり、頭部を屈曲し、背部を上方に持ち上げる。

頭板状筋／頚板状筋

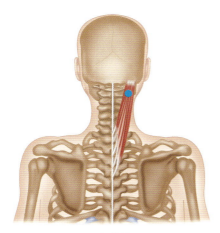
頭板状筋

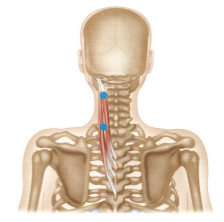
頚板状筋

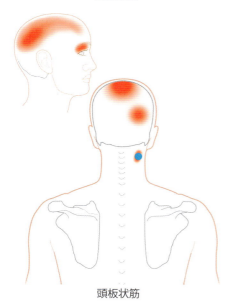
頭板状筋

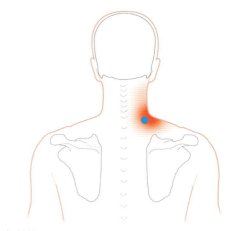
頚板状筋

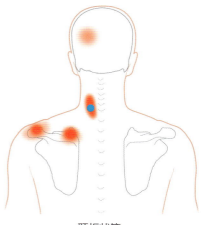
頚板状筋

語源
ギリシャ語
splenion：包帯、巻き布
ラテン語
capitis：頭部の
cervicis：頚部の

起始部
頭板状筋：項靭帯、第7頚椎、第1〜3もしくは第4胸椎棘突起
頚板状筋：第3〜6胸椎棘突起

停止部
頭板状筋：側頭骨乳様突起の後面、上項線の外側で胸鎖乳突筋の付着部深層
頚板状筋：第1〜2もしくは第3頚椎横突起後結節

作用
- 両側の収縮：頭頚部を伸展する
- 片側の収縮：頭頚部を側屈、同側回旋する

神経
中・下部頚神経の後枝

基本的な機能運動
見上げる、頭部を回して後ろを見る

関連痛パターン
頭板状筋：頭蓋の頭頂で中央から3〜5cm範囲に出現する痛み
頚板状筋
上部：眼から側頭部を通って放射状に広がる痛み、後頭部に広がる痛み
下部：頚部（うなじ付近）に出現する痛み

概　要

適　応
頭痛／頚部の痛み／目の痛み／視力障害（まれ）／むちうち／嚥下痛／頚部痛が起こりやすい姿勢（職業に関係）／頭蓋内部の痛み／頚部の凝り／可動域の減少（同側回旋）

原　因
悪い姿勢／楽器の演奏／うつ伏せになって頭を上げる／合っていないメガネ／上位交叉パターン／後弯症／脊柱側弯症／損傷／冷たい隙間風、冷房／脊柱アライメントの問題／アーチェリーなど特定のスポーツ／きついシャツ、ネクタイ／うつ病

鑑別診断
頭痛（群発性頭痛、2次性頭痛など）／機能障害（第1肋骨部）／斜頚／目の問題（眼精疲労）／神経障害／ストレス

関連のあるもの
僧帽筋／胸鎖乳突筋／咬筋／側頭筋／多裂筋／頭半棘筋／後頭下筋群／頭蓋表筋（後頭前頭筋）／肩甲挙筋／大胸筋

施術者の治療方法

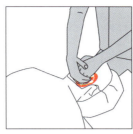
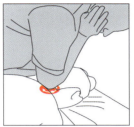
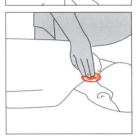
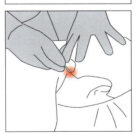

✓ ✓ スプレー&ストレッチ
✓ ✓ ドライニードリング
✓ ✓ ディープストローキングマッサージ
✓ ✓ 虚血圧迫テクニック
✓ ✓ マッスルエナジーテクニック
✓ ✓ ポジショナルリリーステクニック
✓ ✓ 注射

虚血圧迫テクニック
①トリガーポイントを同定する。
②罹患した筋肉／原因となる筋肉に対して十分な可動域が確認でき、患者が苦痛を感じない姿勢にする。
③ゆっくりと徐々にトリガーポイントに圧力をかけ、罹患した筋肉／原因となる筋肉を抵抗が感じられるまで伸ばしていく。患者に不快な痛みがないようにする。
④トリガーポイントが軟らかく感じられるまで圧迫を維持する。数秒から数分間行う。
⑤抵抗感が変化するまで、繰り返し圧力を加える。
⑥治療効果を上げるため、繰り返し行う際は圧迫方向を変えてもよいだろう。

セルフケア

アドバイス
- 電話をかけるときの姿勢を確認する。
- 長電話を避ける。
- 働く姿勢を確認する。
- セルフストレッチを行う。
- 眼鏡（型、度数）を確認する。

セルフケアテクニック
①筋線維の方向を解剖学的に確認する。
②頭蓋骨から下方へ、痛む場所や硬結（ノット）を明確にし、確認する。
③頭蓋骨に向かって痛む場所や硬結を確認する。
④確認された硬結を母指を使って、小さくすくい上げるようにする。
⑤痛みのある硬結（ノット）では痛みが弱まるまで圧を留め、停止部までストローク（軽擦）を続ける。

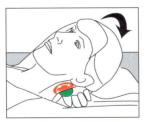

a：後頭骨下方、頚部後面をボールで圧迫する（圧を強めたいときは、頭部を矢印方向に傾ける）。

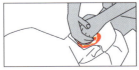

b：後頭骨下方、頚部後面を指で圧迫する。

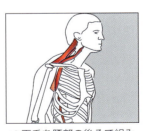

c：両手を腰部の後ろで組み、頭部を前方に出させる。

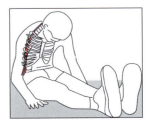

d：足を伸ばして座り、体幹から頭部全体を前屈させる。

EXTERNAL OBLIQUE

外腹斜筋

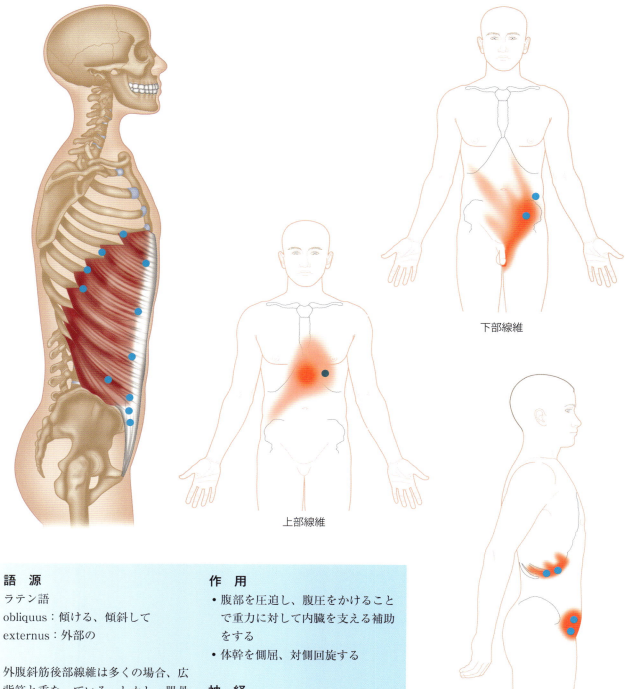

上部線維

下部線維

側面：上部と下部線維

語源
ラテン語
obliquus：傾ける、傾斜して
externus：外部の

外腹斜筋後部線維は多くの場合、広背筋と重なっている。しかし、腸骨稜の上に位置する腰三角*といわれる空間に位置することがある。腰三角は腹壁の中のウィークポイント（弱点）である

起始部
第5〜12肋骨

停止部
腸骨稜、白線に終わる腹部腱膜（白線：胸骨から下方に伸びる腱）

作用
- 腹部を圧迫し、腹圧をかけることで重力に対して内臓を支える補助をする
- 体幹を側屈、対側回旋する

神経
肋間神経（胸神経〈T5-T12〉の前枝）

基本的な機能運動
シャベルで掘る

関連痛パターン
- 内臓痛に類似した痛みとして感じられる
- 肋骨縁周囲のトリガーポイント：胸から腹部に広がる痛み
- 下腹部外側のトリガーポイント：精巣や下腹部に出現する痛み
- 恥骨縁周囲のトリガーポイント：膀胱や鼠径部に出現する痛み（頻尿／残尿感として感じられることもある）

*腰三角　腸骨稜、外腹斜筋の後縁、広背筋の外側縁で囲まれる三角形の間隙

Muscles of the Trunk and Spine

概　要

適　応
腹部の痛みと圧痛／鼠径部の痛み／精巣の痛み／膀胱の痛み／吐気／疝痛／月経困難／下痢／内臓の痛み／過敏性腸症候群／下位交差パターン／子どもの夜尿症

原　因
直接的外傷を受ける（一般的にスポーツの練習のしすぎ）／間違った腹筋の運動／長時間脚を組んで座る／咳／感情的ストレス／腰痛／腹部の術後

鑑別診断
内臓疾患（腎性疾患、肝性疾患、膵性疾患、憩室性疾患、大腸炎、虫垂炎、裂孔ヘルニア、腹膜疾患、骨盤炎症性疾患、卵巣疾患、膀胱疾患）

関連のあるもの
腹横筋／内腹斜筋／腹直筋／錐体筋

施術者の治療方法

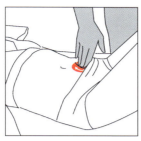
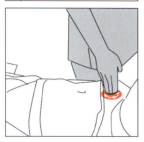
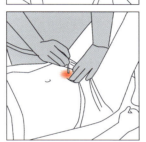

✓		スプレー&ストレッチ
✓		ドライニードリング
✓		ディープストローキングマッサージ
✓	✓	虚血圧迫テクニック
✓	✓	マッスルエナジーテクニック
✓	✓	ポジショナルリリーステクニック
✓		注射

等尺性運動後の筋伸張法（PIR）
対象：急性期から慢性期にかけて
［手順］
①トリガーポイントを同定する。
②罹患した筋肉／原因となる筋肉に対して十分な可動域が確認でき、患者が苦痛を感じない姿勢にする。
③罹患した／原因となる筋肉を、最大限痛みのない範囲まで、10〜25%程度の力で収縮するよう指示する。その間、3〜10秒間等尺性抵抗を加える。筋肉が短くならないように、身体の一部を固定する。
④患者に「筋肉は伸びているか」あるいは「まだ伸びるか」尋ねる。
⑤筋肉を伸張している間は、抵抗があるポイントまで引き伸ばすようなイメージで、筋肉を徐々に伸ばす（他動）。長さが変化することに気がつくだろう。
⑥上記の流れを数回繰り返す（通常3回）。

セルフケア

アドバイス
- 仕事について確認する。
- スポーツについて確認する。
- ダイエット（食生活）を指導する。
- 呼吸方法を指導する。
- 骨盤底筋や体幹の安定性に関わる筋力トレーニングを行う。

セルフケアテクニック
①筋線維の方向を解剖学的に確認する。
②肋骨から下方へ、痛む場所や硬結（ノット）を明確にし、確認する。
③確認された硬結を母指を使って、小さくすくい上げるようにする。
④痛みのある硬結（ノット）では痛みが弱まるまで圧を留め、停止部までストローク（軽擦）を続ける。

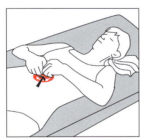

a：肋骨下方あたりを指で圧迫する。

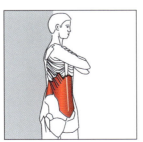

b：両手を胸の前で組み、ストレッチを行いたい側と反対側に回旋させる。

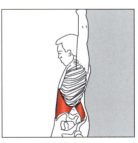

c：両手を頭上で組み、ストレッチを行いたい側と反対側に回旋させる。

TRANSVERSUS ABDOMINIS

腹横筋

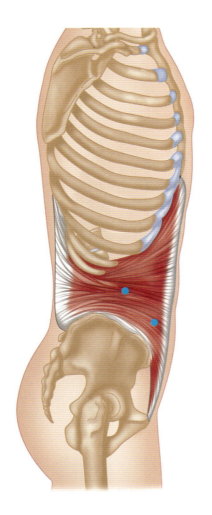
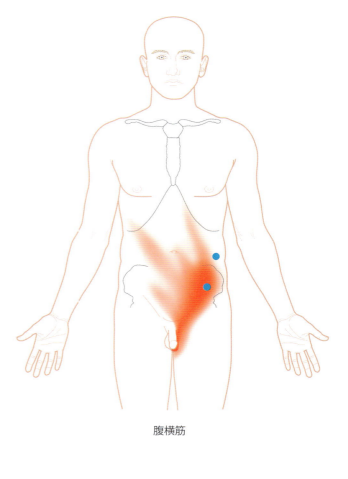

腹横筋

語源
ラテン語
transversus：横切って、交差した
abdominis：腹部／胃腹部

起始部
恥骨稜内唇、鼠径靱帯の外側、胸腰部の筋膜、第6～12肋骨の肋軟骨、腸腰筋膜

停止部
腹部腱膜を経て剣状突起と白線（下部線維は鼠径鎌を経て恥骨稜と恥骨櫛）

作用
- 腹部を圧迫し、腹圧をかけることで重力に対して内臓を支える補助をする

神経
肋間神経（胸神経〈T7-T12〉の前枝）、腸骨鼠径神経、腸骨下腹神経

基本的な機能運動
呼気、くしゃみ、せきの際に働く
よい姿勢を保つために補助的に働く

関連痛パターン
- 肋骨縁周辺のトリガーポイント：腹部前面に放射状に広がる痛み
- 恥骨上のトリガーポイント：精巣の中央や下部へ放射状に広がる痛み

概　要

適　応
鼠径部の痛み／精巣の痛み／胸やけ／吐気／嘔吐／鼓腸／下痢／椎間板の痛み（腰椎由来）／下位交差パターン／子どもの夜尿症

原　因
直接外傷を受ける（一般的にスポーツの練習のしすぎ）／間違った腹筋の運動／長時間脚を組んで座る／咳／感情的ストレス／腰痛／腹部の術後

鑑別診断
内臓疾患（腎性疾患、肝性疾患、膵性疾患、憩室性疾患、大腸炎、虫垂炎、裂孔ヘルニア、腹膜疾患、骨盤炎症性疾患、卵巣疾患、膀胱疾患、精巣病など）／精索静脈瘤／非特異的尿道炎

関連のあるもの
外腹斜筋／内腹斜筋／腹直筋／錐体筋

施術者の治療方法

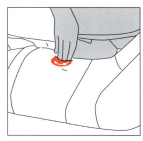

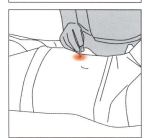

✓		スプレー＆ストレッチ
✓		ドライニードリング
✓		ディープストロー キングマッサージ
✓	✓	虚血圧迫テクニック
✓	✓	マッスルエナジーテクニック
✓	✓	ポジショナルリリーステクニック
✓		注射

等尺性運動後の筋伸張法（PIR）
対象：急性期から慢性期にかけて
[手順]
①トリガーポイントを同定する。
②罹患した筋肉／原因となる筋肉に対して十分な可動域が確認でき、患者が苦痛を感じない姿勢にする。
③罹患した／原因となる筋肉を、最大限痛みのない範囲まで、10〜25％程度の力で収縮するよう指示する。その間、3〜10秒間等尺性抵抗を加える。筋肉が短くならないように、身体の一部を固定する。
④患者に「筋肉は伸びているか」あるいは「まだ伸びるか」尋ねる。
⑤筋肉を伸張している間は、抵抗があるポイントまで引き伸ばすようなイメージで、筋肉を徐々に伸ばす（他動）。長さが変化することに気がつくだろう。
⑥上記の流れを数回繰り返す（通常3回）。

セルフケア

アドバイス
- 腰椎の安定化や血流改善のためのセルフストレッチや筋力トレーニングを行う。
- 姿勢や柔軟性について確認する。

セルフケアテクニック
①筋線維の方向を解剖学的に確認する。
②胸郭から下方へ、痛む場所や硬結（ノット）を明確にし、確認する。
③確認された硬結を母指を使って、小さくすくい上げるようにする。
④痛みのある硬結（ノット）では痛みが弱まるまで圧を留め、停止部までストローク（軽擦）を続ける。

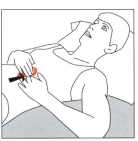

a：肋骨下方あたりを指で圧迫する。

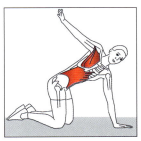

b：四つん這いとなり、片手を上方に持ち上げ、胸を反らすように体幹を回旋させる。

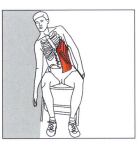

c：座位にてストレッチを行いたい側と反対側へ体幹を側屈させる。

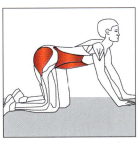

d：四つん這いとなり、頭部を前方に向け、背部を落とす。

RECTUS ABDOMINIS

腹直筋

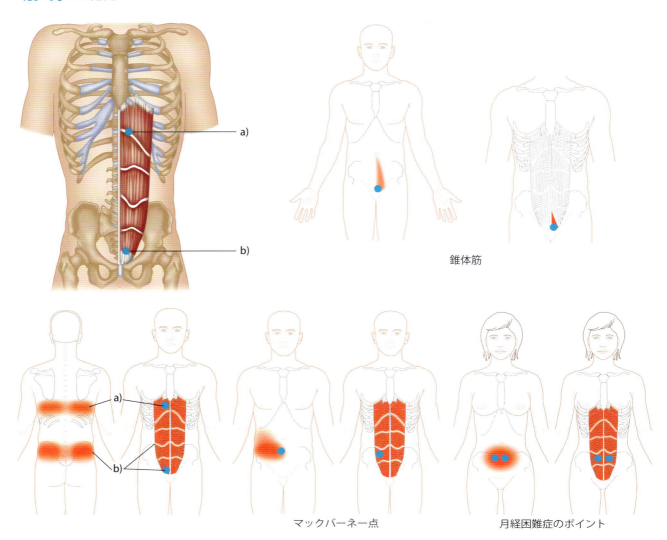

錐体筋

マックバーネー点　　月経困難症のポイント

語源
ラテン語
rectus：真っすぐな
abdominis：腹部／胃腹部

腹直筋は腱画によって3つもしくは4つの筋膜に分けられており、それぞれは側腹筋からの腱膜線維によって覆われている。これらの線維は中心に集まって白線を形成する。腹直筋の下部前面部（弓状線より下）には錐体筋と呼ばれる筋肉があり、しばしば存在しないこともあるが、恥骨稜から始まり白線に付く。それらは白線を緊張させるが、その理由はわかっていない

起始部
恥骨稜、恥骨結合（恥骨の前）

停止部
剣状突起、第5〜7肋骨の肋軟骨

作用
- 胸腰椎を屈曲する
- 胸郭を押し下げる
- 骨盤を安定させる（歩行時）
- 拮抗筋：脊柱起立筋

神経
肋間神経（胸神経〈T5-T12〉の前枝）

基本的な機能運動
低いイスから立ち上がる

関連痛パターン
上部線維：背部に出現する痛み（胸椎領域に出現し、水平状〈帯状〉に広がる痛み。胸やけや消化障害〈消化不良〉として感じられることもある）

下部線維：腰部に出現する痛み（月経困難症の際に恥骨と臍の間に出現するような痛み）

外側線維：虫垂炎のような痛み（マックバーネー点）

概　要

適　応
胸やけ／疝痛／月経困難／吐気／嘔吐／膨満感／背部の痛み（水平状／帯状）／下位交差パターン／肋骨の痛み／精巣痛／横隔膜と呼吸の問題

原　因
直接外傷を受ける／姿勢／内臓下垂症（一般的にスポーツの練習のしすぎ）／間違った腹筋運動の方法／長時間脚を組んで座る／咳／感情的ストレス／腰痛／腹部の術後

鑑別診断
内臓疾患（腎性疾患、肝性疾患、膵性疾患、憩室性疾患、大腸炎、虫垂炎、裂孔ヘルニア、腹膜疾患、骨盤炎症性疾患、卵巣疾患、膀胱疾患）／虫垂炎／婦人科疾患／ヘルニア（臍、切開創）／広背筋の障害

関連のあるもの
腹横筋／内腹斜筋／外腹斜筋／錐体筋

施術者の治療方法

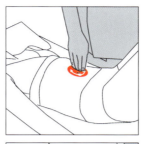

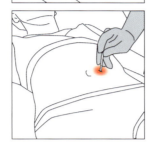

✓		スプレー&ストレッチ
✓		ドライニードリング
✓		ディープストローキングマッサージ
✓	✓	虚血圧迫テクニック
✓	✓	マッスルエナジーテクニック
✓	✓	ポジショナルリリーステクニック
✓		注射

等張性収縮テクニック（伸張性：Isolytic (Eccentric) Contraction Technique）
対象：きつく線維化した筋肉／慢性症状
[手順]
①制限（抵抗）がある所まで筋肉を動かす。
②患者に抵抗を加えながら、2～4秒間、約10～25％の力で筋肉を収縮するように指示する。
③制限（抵抗）を乗り越えると、15～30秒間、生理学的抵抗感に対して筋肉を逆らうように自動的に押す。
④上記の流れを3～5回繰り返す。

セルフケア

アドバイス
- 体重を確認する。

セルフケアテクニック
①筋線維の方向を解剖学的に確認する。
②胸郭から下方へ、痛む場所や硬結（ノット）を明確にし、確認する。
③確認された硬結を母指を使って、小さくすくい上げるようにする。
④痛みのある硬結（ノット）では痛みが弱まるまで圧を留め、停止部までストローク（軽擦）を続ける。

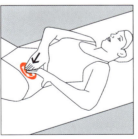

a：恥骨あたりを指で圧迫する。

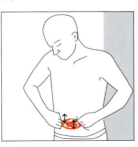

b：臍を中心に両手で挟み、上下に動かす。

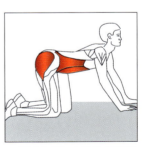

c：四つん這いとなり、頭部を前方に向け、背部を落とす。

QUADRATUS LUMBORUM

腰方形筋

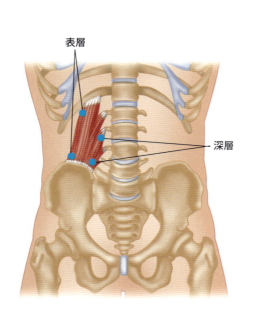

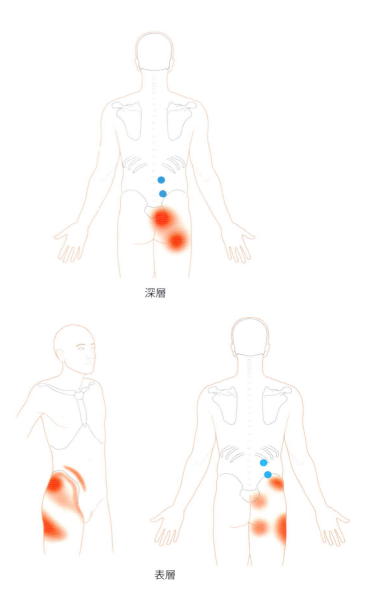

語　源
ラテン語
quadratus：四角い形をした
lumbus：腰

起始部
腸骨稜、腸腰靱帯

停止部
第12肋骨、第1～4腰椎肋骨突起

作　用
- 胸腰椎を側屈する。
- 深呼吸する際に第12肋骨を固定する（例：歌手がボイストレーニングを行う際に、横隔膜の固定を補助する）
- 腰椎の伸展を補助し、側部を安定させる

神　経
肋下神経（T12）、腰神経（L1, 2, 3）の前枝

基本的な機能運動
座った状態から床のものを取り上げるために、片側を曲げる動作

関連痛パターン
下腹部、仙腸関節（上部）、下殿部、上殿部、大転子など、さまざまな範囲に出現する痛み

Muscles of the Trunk and Spine

概　要

適　応
尿細管アシドーシス／側弯症（椎間板起因）／腰痛／骨折時に松葉杖、ギプスを使用する／股関節や殿部の痛み／大転子の痛み（睡眠中）／ベッドで寝返りをする際の痛み／背筋を伸ばすときの痛み／腰痛（安静時：深部痛）／咳やくしゃみの際の痛み（腹圧が上がること〈ヴァルサルヴァの原理〉で痛みが出現）／性交時の痛み／片側に機能が偏っている患者／ひどい腰痛や足への関連痛と関係することもある／腎結石治療後／坐骨神経痛

原　因
腰部椎間板の問題、椎間関節や脊柱関節の問題（仙腸骨関節の問題、脊椎すべり症、腰椎の脊柱分離症など）／反復運動／ガーデニング／立位のままで靴または靴下を履く／家事／仕事の際の姿勢／軟らかいマットレス／傷害／腹筋の筋力低下／脚長差

鑑別診断
仙腸骨炎／股関節滑液包炎／神経根障害（腰部）／椎間板痛（腰部）／靭帯の痛み（腸腰靭帯、腰仙靭帯）／脊柱症／脊柱関節症／脊柱管狭窄症／脊柱すべり症／機能障害（肋骨下部）

関連のあるもの
中殿筋／小殿筋／大殿筋／大腿筋膜張筋／錐体筋／腸腰筋／骨盤底筋／坐骨神経痛／ヘルニア／精巣／陰嚢／腹横筋／外腹斜筋／横隔膜

施術者の治療方法

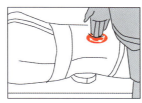
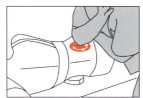
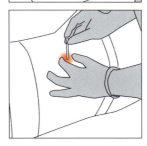

✓	✓	スプレー&ストレッチ
✓	✓	ドライニードリング
✓		ディープストローキングマッサージ
✓	✓	虚血圧迫テクニック
✓	✓	マッスルエナジーテクニック
✓	✓	ポジショナルリリーステクニック
✓	✓	注射

等張性収縮テクニック（伸張性：Isolytic (Eccentric) Contraction Technique）
対象：きつく線維化した筋肉／慢性症状
[手順]
①制限（抵抗）がある所まで筋肉を動かす。
②患者に抵抗を加えながら、2〜4秒間、約10〜25％の力で筋肉を収縮するように指示する。
③制限（抵抗）を乗り越えると、15〜30秒間、生理学的抵抗感に対して筋肉を逆らうように自動的に押す。
④上記の流れを3〜5回繰り返す。

セルフケア

アドバイス
- 脚長差を正す。
- 敷布団やマットレスを変える。
- 仕事を確認する。
- ガーデニングなどの趣味を確認する。
- 腹部（中心部）の安定性を強化する。
- 片足に寄り掛かることを避ける。
- 体幹を捻じるときに気を付ける。
- 心理的な問題を確認する。

セルフケアテクニック
①筋線維の方向を解剖学的に確認する。
②胸郭から下方へ、痛む場所や硬結（ノット）を明確にし、確認する。
③確認された硬結を母指を使って、小さくすくい上げるようにする。
④痛みのある硬結（ノット）では痛みが弱まるまで圧を留め、停止部までストローク（軽擦）を続ける。

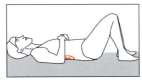

a：第12肋骨から腸骨稜あたりをボールで圧迫する。

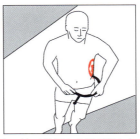

b：第12肋骨から腸骨稜あたりを器具で圧迫する。

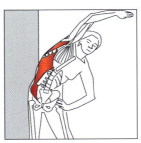

c：ストレッチを行いたい側の手を耳につけるようにストレッチを行いたい側と反対側に体幹を側屈させる。

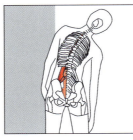

d：両手を下げた状態でストレッチを行いたい側と反対側に体幹を側屈させる。

腸腰筋（大腰筋／腸骨筋）

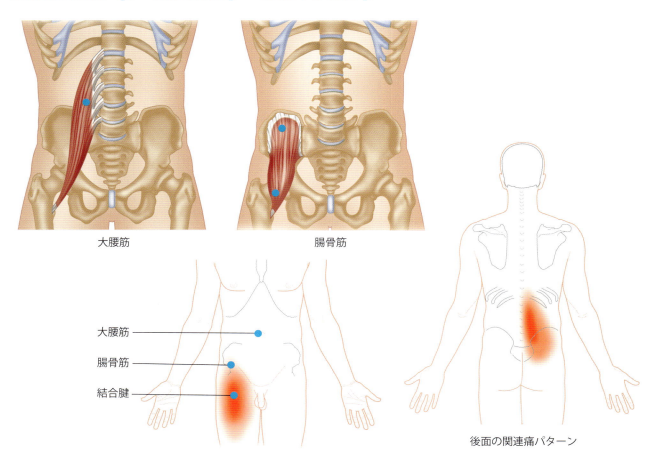

大腰筋　　　　　　　　腸骨筋

後面の関連痛パターン

語源
ギリシャ語
psoa：腰の筋肉
ラテン語
major：大きい
ilia：横腹

大腰筋と腸骨筋は腹壁後面の一部であり、腹部臓器の位置を固定し、クッションの役割をしていると考えられている。しかしながら、股関節の屈曲作用と考えると、殿部の筋肉とも密接に関係があるといえる。大腰筋の上部線維で注意しなければならないことは、長い腱となって腸恥隆起を通り、小腰筋を形成することである。なお、小腰筋には機能がほとんどなく、40％の人で欠如している。大腰筋の両側拘縮は腰椎前弯を増強させる

起始部
大腰筋：第12胸椎横突起、すべての腰椎肋骨突起、それぞれの腰椎の上部に存在する椎間板
腸骨筋：腸骨窩の上2/3、腸骨稜内唇、仙骨翼、仙腰靭帯の前面、仙腸関節

停止部
大腰筋：大腿骨小転子
腸骨筋：大腰筋の腱の外側部から大腿骨小転子へ

作用
- 股関節を屈曲する（ボールを蹴るような動作）
- 体幹を屈曲する（停止部を固定し、仰向けから上体を起こすような動作）
- 拮抗筋：大殿筋

神経
大腰筋：腰神経（L1, 2, 3, 4）の前枝（小腰筋：L1, 2）
腸骨筋：大腿神経（L1, 2, 3, 4）

基本的な機能運動
階段や傾斜を上がる

関連痛パターン
大腰筋：腰椎に沿って出現する（同側の傍脊柱に存在する）強い痛み。片側3〜7cmの範囲に放射状に広がる痛み
腸骨筋：大腿前面上部5〜8cmの範囲に出現する強い痛み（ASIS〈上前腸骨棘〉から大腿の半分より上の範囲に広がる）

概　要

適　応
腰の痛み／鼠径部の痛み／腰椎前弯増強／大腿前面の痛み／横たわった姿勢から起き上がるときの痛み／側弯症／骨盤が非対称

原　因
妊娠（妊娠中絶）／感情的過負荷／脊柱前弯症／腰部椎間板の問題／椎間関節または脊柱関節の問題（仙腸骨関節の問題、脊椎すべり症、腰椎の脊柱分離症など）／ランニング／反復運動／ガーデニング／立位のままで靴、靴下を履く／家事／仕事の際の姿勢／軟らかいマットレス／傷害／腹筋の筋力低下／腹部手術／性交／脚長差

鑑別診断
変形性股関節症／虫垂炎／大腿神経障害／知覚異常性大腿神経痛／L4-L5椎間板症／滑液包炎／大腿四頭筋の外傷／機能障害（背部）／ヘルニア（鼠径部、大腿部）／胃腸関連の疾患／関節リウマチ／占拠病変

関連のあるもの
腰方形筋／多裂筋／脊柱起立筋／大腿四頭筋／股関節回旋筋群／恥骨筋／大腿筋膜張筋／内転筋（長内転筋、短内転筋）／膝蓋大腿関節／横隔膜／腹直筋／腹斜筋／錐体筋

施術者の治療方法

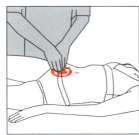
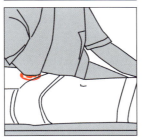
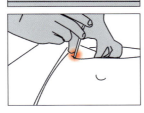

□	□	スプレー&ストレッチ
✓	□	ドライニードリング
✓	□	ディープストロッキングマッサージ
✓	✓	虚血圧迫テクニック
✓	✓	マッスルエナジーテクニック
✓	✓	ポジショナルリリーステクニック
✓	□	注射

ポジショナルリリーステクニック
①膝を屈曲させる。
②腰筋（大腰筋・小腰筋）のトリガーポイントを探す。
③施術者がトリガーポイントにしっかり圧を加え、患者にゆっくり足を下方に滑らすように指示する。
④指に抵抗を感じたら少し圧を留める。
⑤膝が伸びるまで繰り返す。

セルフケア

アドバイス
- 長時間座ることを避ける。
- 胎児様姿勢（身体を丸める）での睡眠を避ける。
- 腰の治療を行う。
- 腹筋運動の反復を避ける。
- 腹横筋の筋力トレーニングを行う。
- セルフストレッチや筋力トレーニングを行う。

セルフケアテクニック
①筋線維の方向を解剖学的に確認する。
②膝に枕を入れて仰向けになる。
③臍のわきから4本の指を滑らせ、脊柱に向かって腹部から押していく。
④痛む場所や硬結（ノット）を明確にさせ、確認する（胸に膝をつけながら確認する）。
⑤痛みのある硬結（ノット）では痛みが弱まるまで圧を留め、終わりまでストローク（軽擦）を続ける。膝を下げストレッチする。

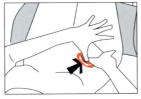

a：膝下に枕を入れ、鼠径靭帯下方あたりを指で圧迫する。

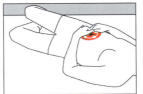

b：臍から4横指外下方あたりを指で圧迫する。

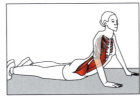

c：両手を地面につけたまま、体幹を持ち上げる。

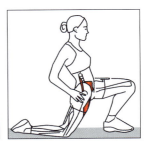

d：ストレッチを行いたい側と反対側で膝立ちを行い、骨盤を前方に押し出す。

横隔膜

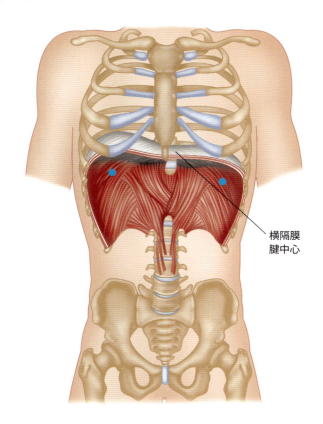

横隔膜腱中心

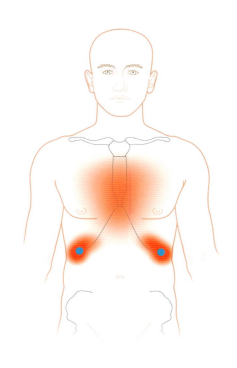

語源
ギリシャ語
dia：通して、横切って
phragma：分割する、壁

起始部
剣状突起後面、第6〜12肋骨、肋軟骨、第1〜2もしくは第3腰椎

停止部
筋線維は弧状をなして内上方へ向かって腱性線維に終わり、腱中心を作る

作用
- 胸腔の床を形成する
- 吸息時に腱中心を下げることにより、胸腔の容積を拡大する

神経
横隔神経（頚神経〈C3, **4**, 5〉の前枝）

基本的な機能運動
肺活量の約60％を担う

概要

適応
走ったときに起こる"刺す"ような痛み／心臓、肺の問題／不安と過換気症候群／喘息／慢性閉塞性肺疾患（COPD）

原因
喘息／妊娠（妊娠中絶）／感情的過負荷／腰の椎間板の問題／ランニング／仕事の際の姿勢／傷害／腹筋の筋力低下／腹部の手術／不安と過換気症候群／喫煙／前かがみの姿勢

関連のあるもの
前鋸筋／肋間筋／上部腹直筋／弓状靱帯／腹斜筋

横隔膜と呼吸

横隔膜の収縮はそれぞれの線維が別々に収縮するわけではない。そのことは、呼吸メカニズムを理解する上で重要である。呼吸には筋肉や内臓が協調的に連続し、ともに収縮することが必要である。なお、トリガーポイントは下位肋骨軟骨端に沿って触診すると触知可能である。

横隔膜のトリガーポイントは、以下のようなパートに分けて考えるべきである。

- 下顎の線下縁（しばしば横隔膜トリガーポイントの反対側に存在）
- 腹部内臓膜（大、小網）
- 棘筋（特に中央腰部）
- 腹筋（特に腹横筋と腹直筋）
- 骨盤底筋（骨盤横隔膜）
- 胸椎と肋骨の可動部
- 肋骨筋
- 前、後鋸筋
- 第1肋骨部
- 斜角筋群、肩甲挙筋、上部僧帽筋

呼吸パターンにはよく異常がみられる（過換気症候群やパニック発作、姿勢的な習慣と深く関与している）。もし治療しなければ、これらの症候群も呼吸性アルカローシス（過度な呼吸により、過剰な二酸化炭素が吐き出される状態）のような状態になる。逆説的ではあるが、この状況は身体の至る所に慢性筋膜トリガーポイントを発達させる重要な要因となる。頭蓋を専門とするオステオパシー医は、呼吸における8つの横隔膜の関係を頭蓋に置き換えて考えると理解しやすいかもしれない（鞍隔膜、下垂体の下、両側下位下顎筋膜縫線、両側胸郭入口または出口、腹部横隔膜、および両側骨盤底）。

異常なトリガーポイントの形成

Garland（1994）は、筋骨格系の配列変化は、上部胸式呼吸が長年行われることにより起こる可能性があることを示唆した。

- 胸椎可動域における制限（2次的に起こる肋骨構造の異常）
- 斜角筋群、上部僧帽筋、肩甲挙筋におけるトリガーポイントの形成
- 硬く、こわばった頚椎
- 腹部横隔膜と腹横筋の緊張に伴う変化（Hodges et al., 2001; McGill et al., 1995）
- 腹筋の脆弱化と脊柱起立筋の過緊張によるアンバランス
- 骨盤底筋の衰弱

トリガーポイント療法は、呼吸疾患患者における筋骨格系の問題（疲労、筋緊張など）を治療するのに有効な治療法であり、ヨガ、フェルデンクライス（Feldenkrais）[*1]、冥想、ビューティコ法（Buteyko）[*2]のような「呼吸療法」と組み合わせると、特に有効である。

[*1] フェルデンクライス
体の動きを通して自分自身の身体能力を引き出す学習方法のこと
[*2] ビューティコ法
特殊な呼吸法をトレーニングすることで、喘息や過呼吸をコントロールする治療法のこと

施術者の治療方法

☐		スプレー&ストレッチ
☐		ドライニードリング
✓		ディープストローキングマッサージ
✓	✓	虚血圧迫テクニック
✓	✓	マッスルエナジーテクニック
✓	✓	ポジショナルリリーステクニック
☐		注射

横隔膜と下顎バランスリリーステクニック（図e）

① 膝を屈曲させ、その下に枕や台を入れる。
② 肋骨下口のトリガーポイントを探し、正中から始める。
③ 肋骨とは反対側の下顎のトリガーポイントを探し、正中から始める。
④ 施術者がリラックスを感じるまでしっかりとトリガーポイントに圧を加えている間、患者には深呼吸するように指示する。
⑤ 指に抵抗を感じたら一時圧を留める。それから次に外側へ移っていく。
⑥ 反対側も繰り返す。

セルフケア

セルフケアテクニック

① 立って前に傾れる（前かがみの姿勢）。
② 胸郭に手を伸ばす。
③ 胸郭の下に手を入れる。
④ 前方から側方に向かってディープストローキングマッサージを行う。痛みが出る場合もある。
⑤ 息を吐きながらもう一度行う。
⑥ 横隔膜をストレッチする。

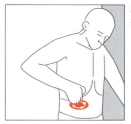
a：胸郭の下から指で圧迫する。

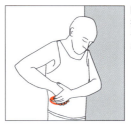
b：胸郭の下から指で圧迫する（もう片側を使い、さらに圧を加える）。

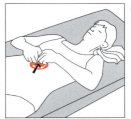
c：膝を曲げ、胸郭の下から指で圧迫する。

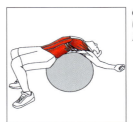
d：ボールに仰向けで乗り、身体を反らす。

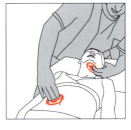
e：片手を下顎下方、もう片手を胸郭下方に置き、圧迫する。

腰痛

適応

腰痛は誰にでも起こる症状であり、10人中7人は一生に一度は経験する。アメリカでは、産業界や医療の分野において、年50億ドル以上の経済的打撃を与えている。さらに、腰痛は急性または4カ月以上の慢性症状となることがあり、症状の継続期間、部位、そして痛みの強度は患者によってさまざまである。

トリガーポイントリリースは、急性および慢性の腰痛治療とその予防に非常に有効的であろう。ここでは著者がとても有用と考える簡潔なトリガーポイント治療を紹介する。軟部組織のリリースと合わせて、脊椎の調整、情緒不安の解消、歩容、姿勢（仕事中の姿勢も含む）、スポーツの状況（あるいはその欠如）に関して徹底的に分析することが重要である。

STEP 1

筋線維の方向と解剖について学ぶ。

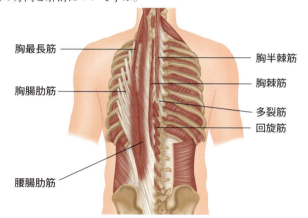
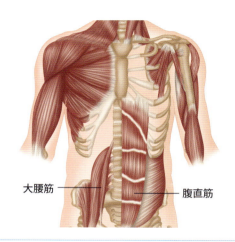

STEP 2

腹臥位で中殿筋（STP）に対して虚血圧迫テクニック（ICT）を行う。

STEP 3

念入りに腰部（斜走線維）をマッサージする。

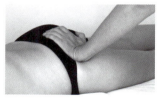

中殿筋（STP）

STEP 4

腹臥位で多裂筋と腰部脊柱起立筋に対して虚血圧迫テクニック（ICT）を加える。

STEP 5

棘筋をマッサージする。

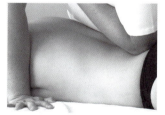
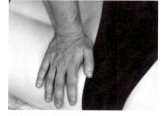

多裂筋　　　　　　　　　　腰部脊柱起立筋

STEP 6

背臥位で横隔膜（肋骨・肋軟骨辺縁）と腹直筋（外側）に虚血圧迫テクニック（ICT）を加える。

STEP 7

STEP 1～6を3回繰り返す。

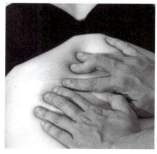
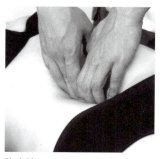

横隔膜前枝　　　　　　　　腹直筋

第 **9** 章

肩および上腕の筋肉
肩痛・上肢痛に対するトリガーポイント

Muscles of the Shoulder and Upper Arm

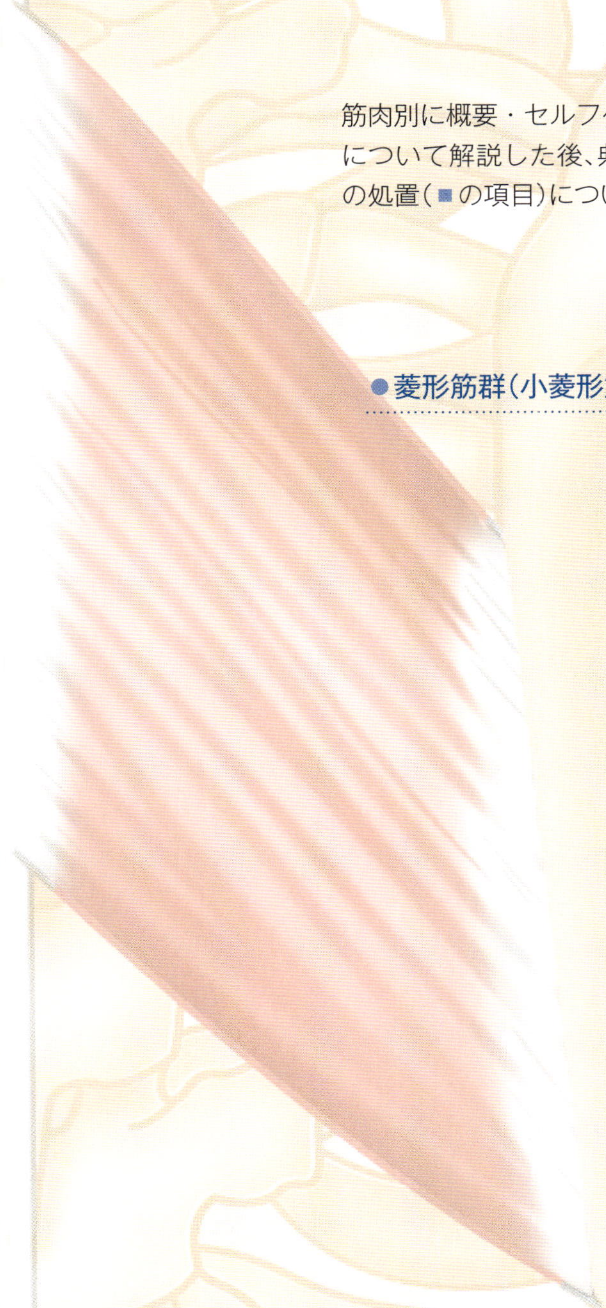

筋肉別に概要・セルフケア（●の項目）について解説した後、典型的な症状別の処置（■の項目）について紹介します。

- ●僧帽筋
- ●肩甲挙筋
- ●菱形筋群（小菱形筋／大菱形筋）
- ●前鋸筋
- ●大胸筋
- ●広背筋
- ●三角筋
- ●棘上筋
- ●棘下筋
- ●小円筋
- ●肩甲下筋
- ●大円筋
- ●上腕二頭筋
- ●上腕三頭筋
- ■肩痛

TRAPEZIUS

僧帽筋

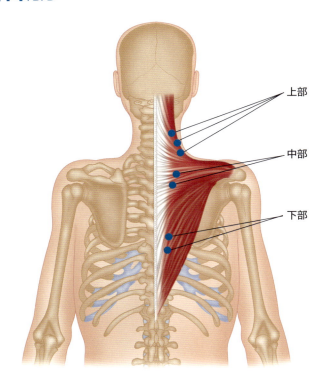

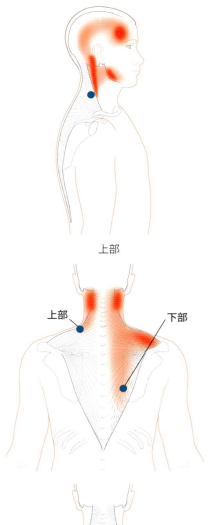

上部

中部

語源
ギリシャ語
trapezoeides：テーブルの形をした

左右の僧帽筋はトラペジウム（不等辺四辺形）のようにみえることから、この筋の名前が付けられた

起始部
後頭骨上項線、外後頭隆起、項靭帯、第7頚椎・すべての胸椎の棘突起と棘上靭帯

停止部
鎖骨外側1/3、肩峰、肩甲棘

作用
上部：上肢帯を引き上げる。上肢帯が下がるのを防ぐ補助をする（重いものを運ぶような動作時）
中部：上肢帯を内転する
下部：上肢帯を引き下げる（手を使ってイスから立ち上がるような動作）
上部・下部：上肢帯を上方回旋する（頭の上に腕を上げるような動作）
拮抗筋：前鋸筋

神経
運動支配：XI神経（副神経）
感覚支配（固有感覚）：頚神経の後枝（C2, 3, 4）

基本的な機能運動
天井にペンキを塗る（上部と下部が同時に働いている）

関連痛パターン
上部：頚部の後面や側面に出現する痛みや圧痛。側頭部や下顎角に出現する痛み
中部：局所の痛み。椎骨から放射状に広がる痛み
下部：頚部後面、乳様突起、肩甲棘より上部の範囲に出現する強い痛み

概　要

適　応
頚部の慢性的な緊張と痛み／頭痛（ストレス性、緊張型、群発性）／頚椎の痛み／むちうち／顔面、顎の痛み／頚部の痛みと凝り／肩上部の痛み／背中の痛み／めまい／眼の痛み／感情的ストレス／うつ病

原　因
習慣的な姿勢／仕事／ストレス／頚部の問題／肩の筋肉の筋力低下／受話器を耳にあてる／脊柱側弯症／スポーツ（例：テニス、ゴルフ）／楽器の演奏

鑑別診断
関節包－靱帯の障害／関節機能障害（関節：小関節面）

関連のあるもの
胸鎖乳突筋／咬筋／側頭筋／頭蓋表筋（後頭筋）／肩甲挙筋／半棘筋／腸肋筋／胸鎖乳突筋鎖骨頭／頚部、顎、肩関節問題

施術者の治療方法

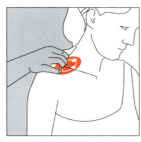
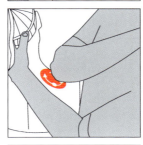
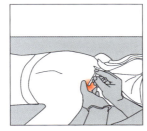

✓	✓	スプレー＆ストレッチ
✓	✓	ドライニードリング
✓	✓	ディープストローキングマッサージ
✓	✓	虚血圧迫テクニック
✓	✓	マッスルエナジーテクニック
✓	✓	ポジショナルリリーステクニック
✓	✓	注射

虚血圧迫テクニック
①トリガーポイントを同定する。
②罹患した筋肉／原因となる筋肉に対して十分な可動域が確認でき、患者が苦痛を感じない姿勢にする。
③ゆっくりと徐々にトリガーポイントに圧力をかけ、罹患した筋肉／原因となる筋肉を抵抗が感じられるまで伸ばしていく。患者に不快な痛みがないようにする。
④トリガーポイントが軟らかく感じられるまで圧迫を維持する。数秒から数分間行う。
⑤抵抗感が変化するまで、繰り返し圧力を加える。
⑥治療効果を上げるため、繰り返し行う際は圧迫方向を変えてもよいだろう。

セルフケア

セルフマッサージは効果的である。
圧をかけるためにボールやTOLA（図参照）などの道具を使ってもよいだろう。
ストレッチは僧帽筋のトリガーポイントをほぐすために有用である。

アドバイス
- 立位姿勢や働く姿勢を確認する。
- ストレスを避ける。
- ブラジャーのひもを調節する（締め付けについて）。
- 小胸筋の緊張をとる（猫背にならないように注意する）。

セルフケアテクニック
①解剖を確認する。
②トリガーポイントを明らかにする。
③トリガーポイントに当たるまで頚部から肩に向かう。
④軟らかくなるまでトリガーポイントで圧を留めておくか挟む。
⑤筋肉の停止部まで行う。

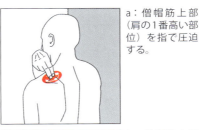

a：僧帽筋上部（肩の1番高い部位）を指で圧迫する。

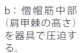

b：僧帽筋中部（肩甲棘の高さ）を器具で圧迫する。

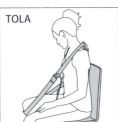

c：僧帽筋上部・中部をTOLAで圧迫する。

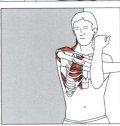

d：ストレッチを行いたい側を水平内転し、反対側の手で肘を後方に押し込む。

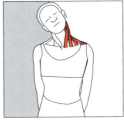

e：両手を腰部の後で組み、ストレッチを行いたい側と反対側に頭部を側屈させる。

LEVATOR SCAPULAE

肩甲挙筋

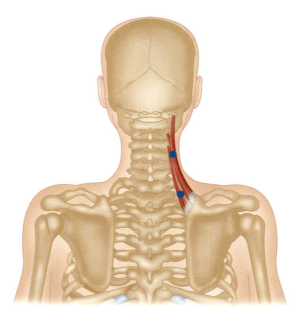

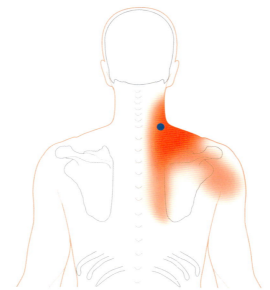

語源
ラテン語
levare：引き上げる
scapulae：肩、羽根（扇）

肩甲挙筋は胸鎖乳突筋と僧帽筋の深部にある。肩甲骨を挙上する動きから名前が付けられた

起始部
第1〜3もしくは第4頚椎横突起

停止部
肩甲骨上角

作用
- 上肢帯を挙上する
- 上肢帯の下方回旋を補助する
- 頭頚部の側屈を補助する

神経
肩甲背神経（C4, 5）、頚神経（C3, 4）

基本的な機能運動
重いかばんを持ち運ぶ

関連痛パターン
肩甲骨上部からうなじに広がる三角形の範囲に出現する痛み（肩甲骨内側縁や上腕後面まで広がることもある）

Muscles of the Shoulder and Upper Arm

概　要

適　応
頚部のこわばり、痛み（回旋時）／杖を長時間使用する／頚部の痛みと凝り／頚部回旋運動の問題（例：運転）

原　因
尿細管アシドーシス（RTA）／耳と肩の間に受話器を挟むような姿勢／間違ったサイズの枕で横向きに寝る／リュックサック／悪い姿勢／長期間の趣味や仕事／テレビや画面の位置／ストレスと緊張／風邪、インフルエンザまたはヘルペス／スポーツ（水泳：クロール）

鑑別診断
肩甲胸郭関節障害（肩甲骨の翼状化）／骨端炎、関節炎、靱帯の障害／インピンジメント症候群

関連のあるもの
僧帽筋／菱形筋群／頚板状筋／脊柱起立筋／斜角筋群／胸鎖乳突筋

施術者の治療方法

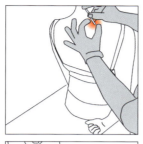
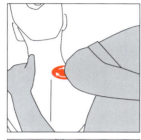
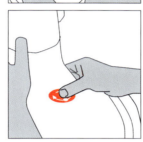

✓	✓	スプレー&ストレッチ
✓	✓	ドライニードリング
✓	✓	ディープストローキングマッサージ
✓	✓	虚血圧迫テクニック
✓	✓	マッスルエナジーテクニック
✓	✓	ポジショナルリリーステクニック
✓	✓	注射

虚血圧迫テクニック
①トリガーポイントを同定する。
②罹患した筋肉／原因となる筋肉に対して十分な可動域が確認でき、患者が苦痛を感じない姿勢にする。
③ゆっくりと徐々にトリガーポイントに圧力をかけ、罹患した筋肉／原因となる筋肉を抵抗が感じられるまで伸ばしていく。患者に不快な痛みがないようにする。
④トリガーポイントが軟らかく感じられるまで圧迫を維持する。数秒から数分間行う。
⑤抵抗感が変化するまで、繰り返し圧力を加える。
⑥治療効果を上げるため、繰り返し行う際は圧迫方向を変えてもよいだろう。

セルフケア

セルフマッサージは効果的である。
圧をかけるためにボールなどの道具を使ってもよいだろう。

アドバイス
- 耳と肩の間に受話器を挟むような姿勢を避ける。
- ストレスを避ける。
- 仕事を確認する。
- 空調の状態を確認する。
- 他動的にストレッチを行う。
- 筋肉を温める。
- スカーフを使用する。
- 歩行時の杖の位置を確認する。

セルフケアテクニック
①解剖を確認する。
②トリガーポイントを明らかにする。
③軟らかくなるもしくは痛みが消えるまでトリガーポイントに圧を留める。
④その後、その領域をマッサージする。

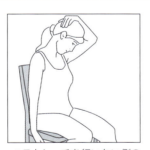

a：ストレッチを行いたい側の手はイスに、反対側の手は頭に置き、頭部を斜め前方に引き伸ばす。

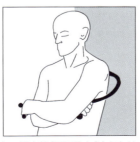

b：停止部（肩甲骨上角）あたりを器具で圧迫する。

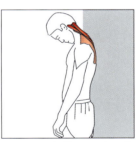

c：両手を骨盤前面に置き、頭部を前屈させる。

9　肩および上腕の筋肉

RHOMBOIDEUS (MINOR AND MAJOR)

菱形筋群（小菱形筋／大菱形筋）

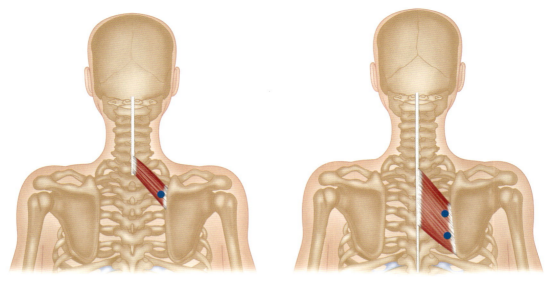

小菱形筋　　　　　　　　　　　大菱形筋

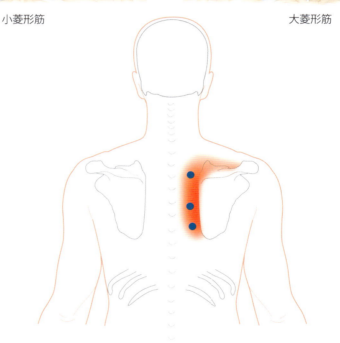

語源
ギリシャ語
rhomboiedes：平行四辺形（対角と対辺が等しい）
ラテン語
minor：小さい
major：大きい

その形から名前が付けられた

起始部
第7頚椎〜第5胸椎棘突起

停止部
肩甲骨内側縁

作用
- 上肢帯を内転する
- 肩甲骨を固定する
- 肩関節の内転を補助する（上腕が頭の上から肩の高さにあるときに働く）
- 拮抗筋：前鋸筋

神経
肩甲背神経（C4, 5）

基本的な機能運動
自分に向かって何かを引く（引き出しを開けるような動作）

関連痛パターン
肩甲骨内側縁、肩甲棘の上面から肩峰付近に出現する痛み

Muscles of the Shoulder and Upper Arm

概　要

適　応
局所の痛み、慢性痛（C7-T5：肩甲骨の内側／周囲）／肩甲胸郭関節の摩擦、きしみ／肩が弾けるような音が鳴る、きしみ、ポキポキとなる／肩甲骨の内側縁の痛み／猫背／姿勢

原　因
慢性的に悪い姿勢（猫背）／短縮した小胸筋／スポーツ（頭上から投げる、ローイング）／習慣

鑑別診断
肩甲肋骨症候群／線維筋痛症

関連のあるもの
肩甲挙筋／中部僧帽筋／棘下筋／斜角筋群／広背筋／下後鋸筋

施術者の治療方法

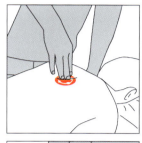
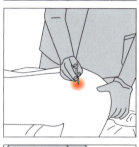
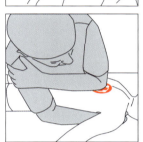

✓		スプレー&ストレッチ
✓	✓	ドライニードリング
✓	✓	ディープストロ-キングマッサージ
✓	✓	虚血圧迫テクニック
✓		マッスルエナジーテクニック
✓		ポジショナルリリーステクニック
✓		注射

虚血圧迫テクニック
①トリガーポイントを同定する。
②罹患した筋肉／原因となる筋肉に対して十分な可動域が確認でき、患者が苦痛を感じない姿勢にする。
③ゆっくりと徐々にトリガーポイントに圧力をかけ、罹患した筋肉／原因となる筋肉を抵抗が感じられるまで伸ばしていく。患者に不快な痛みがないようにする。
④トリガーポイントが軟らかく感じられるまで圧迫を維持する。数秒から数分間行う。
⑤抵抗感が変化するまで、繰り返し圧力を加える。
⑥治療効果を上げるため、繰り返し行う際は圧迫方向を変えてもよいだろう。

セルフケア

セルフマッサージは効果的である。
圧をかけるためにボールなどの道具を使ってもよいだろう。

アドバイス
- 姿勢を確認にする。
- 大・小胸筋のこわばりをとる。
- 猫背に注意する。
- 働く姿勢を確認する。

セルフヘルプテクニック
①解剖を確認する。
②トリガーポイントを明らかにする。
③軟らかくなるもしくは痛みが消えるまでトリガーポイントに圧を留める。
④その後、その領域をマッサージする。

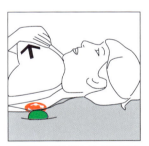

a：肩甲骨を外転させ、肩甲骨内側縁あたりをボールで圧迫する。

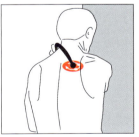

b：肩甲骨を外転させ、肩甲骨内側縁あたりを器具で圧迫する。

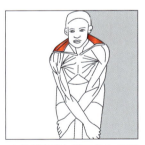

c：体幹を少し前屈させ、両手を交差するように両膝後面をつかむ。

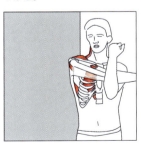

d：ストレッチを行いたい側を水平内転し、反対側の腕で肘を後方に押し込む。

SERRATUS ANTERIOR

前鋸筋

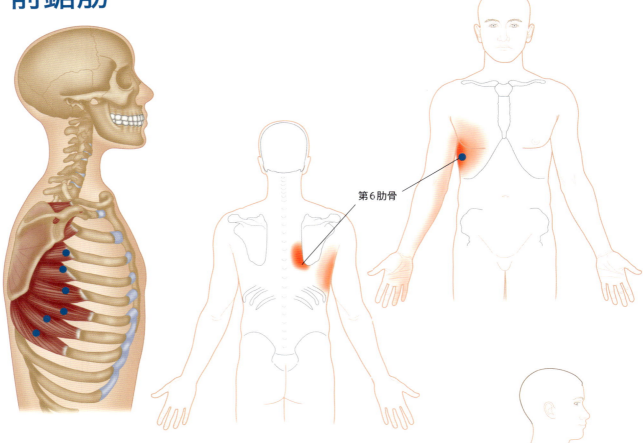

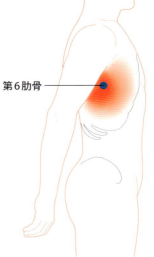

第6肋骨

語源
ラテン語
serratus：のこぎりの歯状
anterior：前の

前鋸筋は上位5つの肋骨に沿って腋窩内側壁を形成する。これは、一連の歯状をした筋線維からなる大きな筋肉である。下部の筋線維は、外腹斜筋の起始部と一体化している

起始部
第1～8もしくは第9肋骨、肋間隙の筋膜

停止部
肩甲骨内側縁、肩甲骨下角

作用
- 肩関節を外転、屈曲するために肩甲骨を回旋する
- 肩甲骨を突き出す（胸壁の方へ引き、胸壁に固定する）
- プッシュアップ（腕立て伏せ）やパンチをするような動きを補助する
- 拮抗筋：菱形筋群、僧帽筋

神経
長胸神経（C5, 6, 7, 8）

〈注〉長胸神経が障害されると、肩甲骨内側縁が胸壁後面から離れて突き出ている状態となる。つまり、"翼状肩甲骨"（天使の羽のようにみえる）になる。特に、身体前面に負荷がかかり続けたときに、この筋肉が弱いと翼状肩甲骨を生み出すことになる

基本的な機能運動
かろうじて手の届く所にある物を、手を伸ばして取る

関連痛パターン
- それぞれの筋線維が肋骨に付着する部分に出現する痛み
- 肋骨（第6～8）、5～10cmの範囲で前後面に放射状に広がる痛み。肩甲骨下角や上肢尺側に出現する痛み

Muscles of the Shoulder and Upper Arm

概　要

適　応
胸の痛み（休憩しても治まらない）／痛覚過敏（胸部）、胸痛／パニック発作／呼吸困難／慢性の咳／喘息／尿細管アシドーシス（RTA）／翼状肩甲骨／ランニング中にみられる慢性的な脇腹の痛み／ストレス／胸郭側の痛み／深呼吸時の痛み／乳房過敏／心臓発作のような痛み

原　因
重度の咳発作（肺気腫と関連があるときもある）／スポーツのやり過ぎ（テニス、水泳、ボクシング、懸垂、腕立て伏せ、重量挙げ、体操競技など）／長時間にわたって重い物を持ち上げる／不安

鑑別診断
T7-T8肋間神経障害／帯状疱疹／胸椎のアライメント／肋骨の損傷／胸部の異常（病変）／複合性局所疼痛症候群（反射性交感神経性ジストロフィー：RSD）

関連のあるもの
大胸筋／胸鎖乳突筋／中斜角筋／僧帽筋／菱形筋群／横隔膜／外腹斜筋

施術者の治療方法

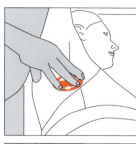
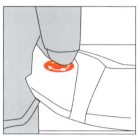
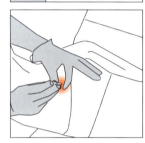

✓	✓	スプレー＆ストレッチ
✓		ドライニードリング
✓	✓	ディープストローキングマッサージ
✓	✓	虚血圧迫テクニック
✓	✓	マッスルエナジーテクニック
✓	✓	ポジショナルリリーステクニック
✓		注射

虚血圧迫テクニック
①トリガーポイントを同定する。
②罹患した筋肉／原因となる筋肉に対して十分な可動域が確認でき、患者が苦痛を感じない姿勢にする。
③ゆっくりと徐々にトリガーポイントに圧力をかけ、罹患した筋肉／原因となる筋肉を抵抗が感じられるまで伸ばしていく。患者に不快な痛みがないようにする。
④トリガーポイントが軟らかく感じられるまで圧迫を維持する。数秒から数分間行う。
⑤抵抗感が変化するまで、繰り返し圧力を加える。
⑥治療効果を上げるため、繰り返し行う際は圧迫方向を変えてもよいだろう。

セルフケア

セルフマッサージは効果的である。
圧をかけるためにボールやTOLA（p125参照）などの道具を使ってもよいだろう。

アドバイス
- 重いハンドルの車を避ける。
- 筋力トレーニングを行う（特に腕立て伏せやベンチプレス）。
- ストレスを避ける。
- 瞑想やリラクゼーションを行う。

セルフケアテクニック
①解剖を確認する。
②トリガーポイントを明らかにする。
③軟らかくなるもしくは痛みが消えるまでトリガーポイントに圧を留める。
④その後、その領域をマッサージする。

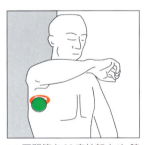

a：肩関節を90度外転させ、脇下の胸郭あたりをボールで圧迫する。

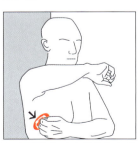

b：肩関節を90度外転させ、脇下の胸郭あたりを指先で圧迫する。

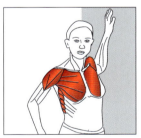

c：前腕を壁に固定し、腕から離れるように体幹を回旋させる。

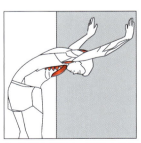

d：体幹を前屈し、頭部より上方で手を壁に固定した状態で両肩を下げる。

大胸筋

PECTORALIS MAJOR

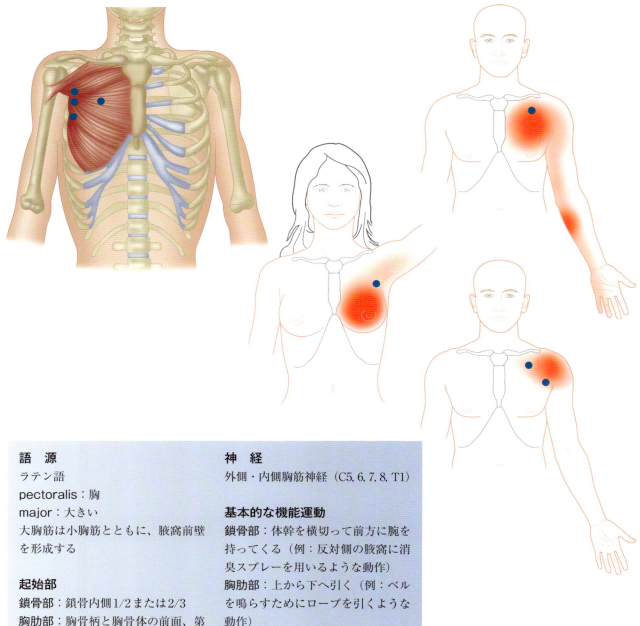

語源
ラテン語
pectoralis：胸
major：大きい
大胸筋は小胸筋とともに、腋窩前壁を形成する

起始部
鎖骨部：鎖骨内側1/2または2/3
胸肋部：胸骨柄と胸骨体の前面、第1〜6肋骨の肋軟骨、腹直筋鞘

停止部
上腕骨大結節稜、結節間溝外側唇（上腕骨二頭筋溝）

作用
筋全体：肩関節を内転、内旋する
鎖骨部：肩関節を屈曲、内旋、反対側の肩の方へ水平内転する
胸肋部：反対側の殿部の方へ上腕骨を斜めに内転する
※大胸筋は主によじ登るための筋肉の1つであり、固定した腕に体幹を引き上げる

神経
外側・内側胸筋神経（C5, 6, 7, 8, T1）

基本的な機能運動
鎖骨部：体幹を横切って前方に腕を持ってくる（例：反対側の腋窩に消臭スプレーを用いるような動作）
胸肋部：上から下へ引く（例：ベルを鳴らすためにロープを引くような動作）

関連痛パターン
鎖骨部：局所の痛み、三角筋前面と上腕二頭筋長頭へ放射状に広がる痛み
胸肋部：
- 胸壁前面10〜20cmの範囲から上肢内側縁へ広がる急性の痛み（背部痛：胸骨部周囲のトリガーポイント）
- 第4、第5指へ広がる、内側上顆の下方5cmの範囲の強い痛み（胸骨部周囲のトリガーポイント）
- 腋窩後部や腋窩へ放射状に広がる痛み（第5〜6肋骨領域は心臓に関連する重症な症状を導く可能性がある。夜間でもみられる：肋骨部周囲のトリガーポイント）
- 胸部10〜15cmの範囲に出現する激しい痛み（肋骨部周囲のトリガーポイント）
- 腋窩尾部（axillary tail）と腋窩に放散する痛み

Muscles of the Shoulder and Upper Arm

概　要

適　応
心筋梗塞後のリハビリテーション／不整脈／肩甲骨中央の痛み／痛覚過敏（胸部）、乳房痛／胸郭出口症候群／肩の痛み（前面）／ゴルフ肘／テニス肘／なで肩／胸痛／慢性疲労／過換気症候群

原　因
座位の悪い姿勢／なで肩／重い物を持ち上げる／エアコンでの筋肉の冷え／ギプスや三角巾で肩あるいは腕の固定／不安、誤った呼吸／スポーツのやり過ぎ（例：筋肉トレーニング、ボート、ボクシング、腕立て伏せ）

鑑別診断
C5-C6神経根障害／上腕二頭筋腱炎／ローテーターカフ腱炎／胸腔内病変／食道病変／ティーツェ病*／狭心症／胸郭出口症候群

関連のあるもの
広背筋／肩甲下筋／小円筋／棘下筋／中部僧帽筋／前鋸筋／斜角筋群／三角筋／烏口腕筋／胸骨筋／胸鎖乳突筋／傍脊柱筋群

＊ティーツェ病
1つ以上の肋軟骨に起こる炎症

施術者の治療方法

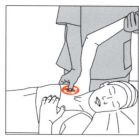

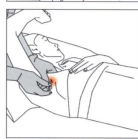

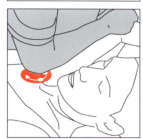

✓	✓	スプレー＆ストレッチ
✓	✓	ドライニードリング
✓	✓	ディープストロ－キングマッサージ
✓	✓	虚血圧迫テクニック
✓	✓	マッスルエナジーテクニック
✓	✓	ポジショナルリリーステクニック
✓	✓	注射

虚血圧迫テクニック
①トリガーポイントを同定する。
②罹患した筋肉／原因となる筋肉に対して十分な可動域が確認でき、患者が苦痛を感じない姿勢にする。
③ゆっくりと徐々にトリガーポイントに圧力をかけ、罹患した筋肉／原因となる筋肉を抵抗が感じられるまで伸ばしていく。患者に不快な痛みがないようにする。
④トリガーポイントが軟らかく感じられるまで圧迫を維持する。数秒から数分間行う。
⑤抵抗感が変化するまで、繰り返し圧力を加える。
⑥治療効果を上げるため、繰り返し行う際は圧迫方向を変えてもよいだろう。

セルフケア

セルフマッサージは効果的である。
圧をかけるためにボールなどの道具を使ってもよいだろう。

アドバイス
- なで肩はこの筋肉の短縮を招く。
- 働く姿勢（座位）を確認する。
- 寝るときの姿勢、特に胸の上で手を組んだり、頭の上に手を置く姿勢は悪化の原因となる。
- ブラジャーの型やサポーターとの関連性について確認する（締めつけすぎに注意）。

セルフケアテクニック
①解剖を確認する。
②トリガーポイントを明らかにする。
③軟らかくなるもしくは痛みが消えるまでトリガーポイントに圧を留める。
④その後、その領域をマッサージする。

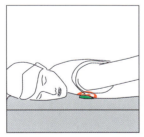

a：腹臥位にて前腋窩ヒダあたりをボールで圧迫する。

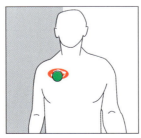

b：ボールで圧迫する部位を示す。

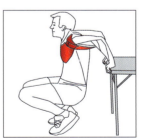

c：両手を机に固定し、腰部を落とす。

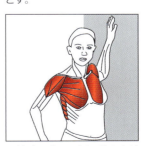

d：前腕を壁に固定し、腕から離れるように体幹を回旋させる。

9　肩および上腕の筋肉

LATISSIMUS DORSI

広背筋

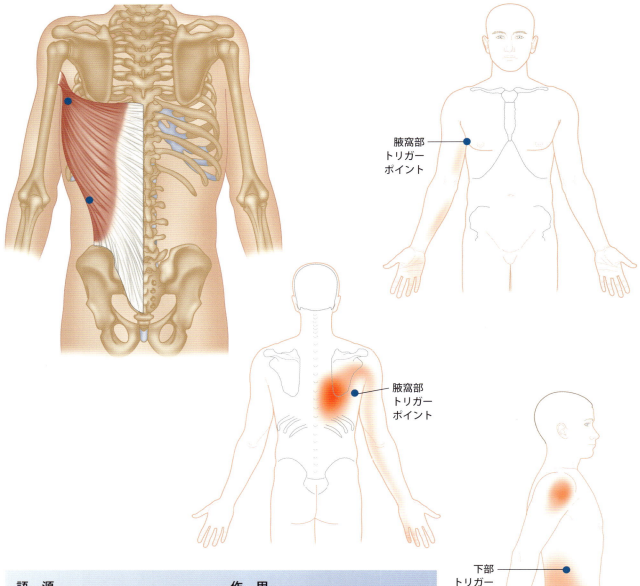

語源
ラテン語
latissimus：最も広い
dorsi：背中の
広背筋は肩甲下筋や大円筋とともに腋窩後壁を形成する

起始部
第7〜12胸椎、腰椎、仙骨の棘突起と棘上靭帯の間に付着する胸腰筋膜、腸骨稜後面、第8もしくは第9〜12肋骨、肩甲骨下角

停止部
上腕骨小結節稜

作用
- 肩関節を内転、内旋する
- 屈曲した上肢を伸展する

※よじ登るための筋肉の1つで、肩関節を下方や後方に引いたり、固定した腕に体幹を引き上げる（水泳のクロールのような動作）。下位肋骨を上げることによって努力性吸気を補助する

拮抗筋：三角筋、僧帽筋

神経
胸背神経（C6, 7, 8：腕神経叢の後神経束から起こる）

基本的な機能運動
立つためにイスの肘掛けを押す

関連痛パターン
腋窩部：肩甲骨下角5〜10cmの範囲から上肢尺側まで放射状に広がる痛み
下部（腰部）：トリガーポイントから骨盤縁へと広がる痛み、または肩外側の範囲に出現する痛み

Muscles of the Shoulder and Upper Arm

概　要

適　応
安静時の「胸背部」の痛み／四十肩、五十肩／胸郭出口症候群／寝返りを打つときの痛み／肩甲骨下の鈍痛／肘掛けについたときに出現する肩の後ろの鋭痛／棚に手をのばしたときや、電球を変えるときに出現する痛み

原　因
ゴルフ／ラケットを使うスポーツ／水泳／野球／クリケット／ボート／重い物を持ち上げる／体操／ガーデニング／合っていないブラジャーの着用

鑑別診断
C7神経障害／尺骨神経障害／肩甲骨下神経障害（絞扼神経障害）／腋窩神経障害／胸郭出口症候群／心疾患／肺疾患

関連のあるもの
菱形筋群／中部僧帽筋／大円筋／斜角筋群／肩甲下筋／肋間筋／前鋸筋／下後鋸筋

施術者の治療方法

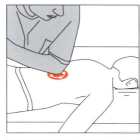
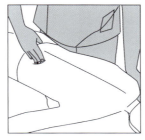
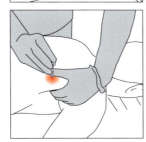

✓	✓	スプレー＆ストレッチ
✓	✓	ドライニードリング
✓	✓	ディープストローキングマッサージ
✓	✓	虚血圧迫テクニック
✓		マッスルエナジーテクニック
✓		ポジショナルリリーステクニック
✓		注射

等尺性運動後の筋伸張法（PIR）
対象：急性期から慢性期にかけて
[手順]
①トリガーポイントを同定する。
②罹患した筋肉／原因となる筋肉に対して十分な可動域が確認でき、患者が苦痛を感じない姿勢にする。
③罹患した／原因となる筋肉を、最大限痛みのない範囲まで、10〜25％程度の力で収縮するよう指示する。その間、3〜10秒間等尺性抵抗を加える。筋肉が短くならないように、身体の一部を固定する。
④患者に「筋肉は伸びているか」あるいは「まだ伸びるか」尋ねる。
⑤筋肉を伸張している間は、抵抗があるポイントまで引き伸ばすようなイメージで、筋肉を徐々に伸ばす（他動）。長さが変化することに気がつくだろう。
⑥上記の流れを数回繰り返す（通常3回）。

セルフケア

アドバイス
- 頭の上から重たい荷物を下ろすような動作を避ける。

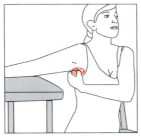

a：後腋窩ヒダの3横指下（腋窩横紋）あたりを母指と示指で挟む。

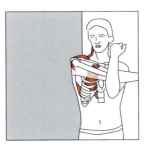

c：ストレッチを行いたい側を水平内転し、反対側の腕で肘を後方に押し込む。

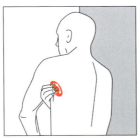

b：後腋窩ヒダの3横指下あたりを指で圧迫する。

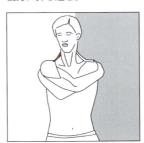

d：両肩甲骨をつかむように、両手を胸部前面で交差させる。

DELTOIDEUS

三角筋

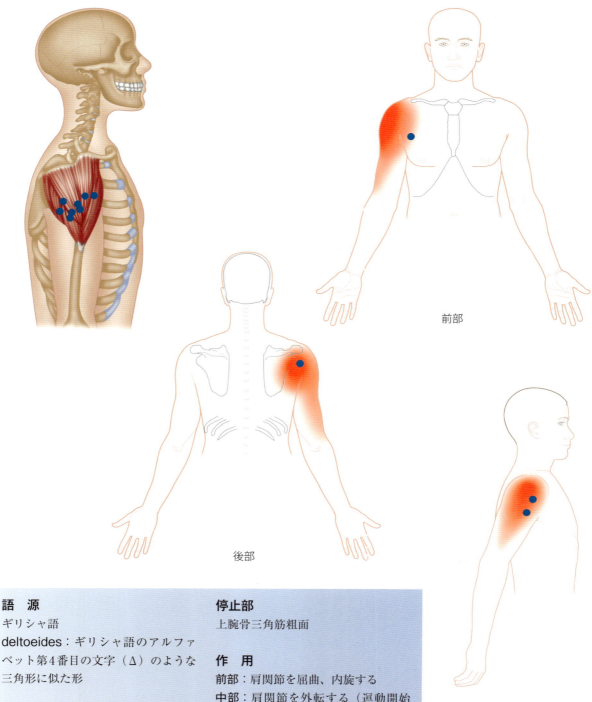

前部

後部

中部

語源
ギリシャ語
deltoeides：ギリシャ語のアルファベット第4番目の文字（Δ）のような三角形に似た形

三角筋は3つの線維（前部、中部、後部）で構成されている。ただし、中部線維だけは多羽状筋である。多羽状筋は、強大な力を必要とする肩関節の外転運動にとても有利な構造である

起始部
鎖骨、肩峰、肩甲棘

停止部
上腕骨三角筋粗面

作用
前部：肩関節を屈曲、内旋する
中部：肩関節を外転する（運動開始時には棘上筋が主に働く）
後部：肩関節を伸展、外旋する
拮抗筋：広背筋

神経
腋窩神経（C5, 6：腕神経叢の後神経束から起こる）

基本的な機能運動
側方の物に手を伸ばす。腕を上げて振る

関連痛パターン
各部共通：トリガーポイント局所とその周囲5〜10cmの範囲に出現する痛み

Muscles of the Shoulder and Upper Arm

概　要

適　応
外傷後のリハビリテーション／肩の痛み／可動域の減少（外転時）／動作時の肩の痛み／90度以上での可動域減少と筋力低下

原　因
水泳／重量挙げ／サッカー／バスケットボール／急に動かしたり、激しく動かす動作／釣り／電動工具／突然の一撃／ライフルの反動／スキーでの転倒／肩への注射／脱臼／乳幼児を抱く

鑑別診断
インピンジメント症候群／肩峰下滑液包炎／C5神経障害／ローテーターカフ腱炎／肩甲上腕関節炎／肩鎖関節炎

関連のあるもの
棘上筋／棘下筋／上腕二頭筋／小円筋／肩甲下筋／大胸筋（鎖骨部）／ローテーターカフの問題／腱炎／関節炎／C5神経の問題／頚部の問題／他の問題から引き起こされるサテライトトリガーポイント（例：斜角筋、大胸筋）／上腕二頭筋長頭腱の問題

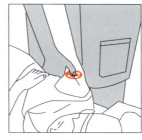
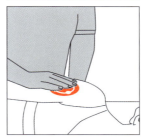
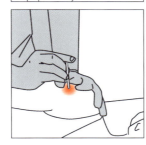

施術者の治療方法

✓	✓	スプレー＆ストレッチ
✓	✓	ドライニードリング
✓	✓	ディープストローキングマッサージ
✓	✓	虚血圧迫テクニック
✓	✓	マッスルエナジーテクニック
✓	✓	ポジショナルリリーステクニック
✓	✓	注射

ディープストローキングマッサージテクニック
①罹患した／原因となる筋肉に対して十分な可動域を確認でき、患者が苦痛を感じない姿勢にする。
②必要に応じて皮膚にオイルを塗る。
③トリガーポイントまたは硬結を探し出す。
④母指または器具（applicator）を硬結のすぐ傍らに置き、もう片方の手で固定する。
⑤トリガーポイントが軟らかくなるまで圧迫し、硬結に向かって同じ方向にストローキングマッサージ（軽擦）を行う。患者に痛みや不快感を感じさせない程度の強さで刺激する。
⑥反対方向にもこのストローキングマッサージ（軽擦）を行う。

セルフケア

セルフマッサージは効果的である。
圧をかけるためにボールやTOLA（p125参照）などの道具を使ってもよいだろう。

アドバイス
- セルフストレッチを毎日行う。
- 両手で車を運転する。
- テニスのように頭上で手を使うようなスポーツには注意が必要である。

セルフケアテクニック
①解剖を確認する。
②トリガーポイントを明らかにする。
③肘から肩までトリガーポイントを確認する。
④軟らかくなるもしくは痛みが消えるまでトリガーポイントに圧を留める。
⑤肩の最も高い部位までマッサージを行う（チューブから歯磨き粉を絞り出すようなイメージで）。
⑥上記の流れをゆっくり3回繰り返す。

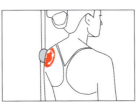

a：三角筋全体をボールで圧迫する。

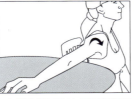

b：腕を机に乗せ、肩を矢印の方向に動かす
（三角筋前部）。

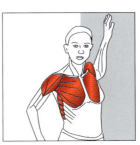

c：前腕を壁に固定し、腕から離れるように体幹を回旋させる。

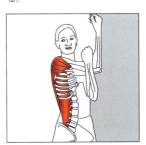

d：ストレッチを行いたい側の肘を90度屈曲し水平内転させる。その際、反対側の腕で上腕を後方に押し込む。

棘上筋

SUPRASPINATUS

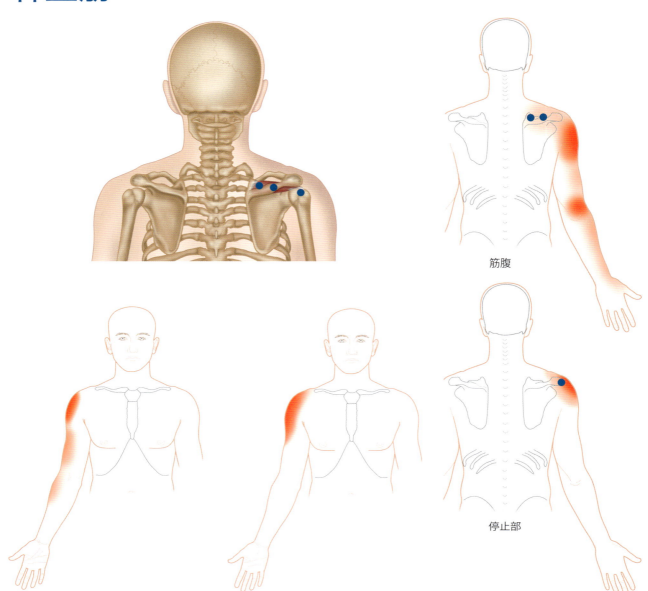

語源
ラテン語
supra：上に
spina：脊椎

棘上筋は、棘下筋、小円筋、肩甲下筋とともにローテーターカフ（回旋筋腱板）を構成する筋肉の1つである。ローテーターカフは肩を動かす際に、上腕骨頭を肩甲骨の関節窩に保持するのを助け、肩関節が脱臼することを防いでいる

起始部
肩甲骨棘上窩

停止部
上腕骨大結節、肩関節包

作用
- 肩関節を外転する（運動開始時に働き、その後は主に三角筋が担う）
- 拮抗筋：棘下筋、小円筋、大胸筋、広背筋

神経
肩甲上神経（C4, 5, 6：腕神経叢の上神経幹から起こる）

基本的な機能運動
身体の側方（体幹から離して）で買い物かごを持つ

関連痛パターン
筋腹：肩外側の領域4～6cmに出現する深部の痛み。外側上顆／橈骨頭周囲に出現する痛み。前腕橈側に広がる痛み
停止部：三角筋の上5～8cmの範囲にある局所的な痛み

Muscles of the Shoulder and Upper Arm

概　要

適　応
可動域の減少（外転時）／有痛孤症候群／夜間痛／肩峰下滑液包炎／ローテーターカフ腱炎／肘にまで広がる肩深部の痛み（例：テニス肘）とたまに生じる手首の母指側の痛み。これらはde Quervain's腱鞘炎から引き起こされる／外転時に生じる痛み／後方に手を伸ばすことが困難／肩の可動域の制限が認められる／肩関節のひっかかりやパチッとする音

原　因
重い荷物を長距離運ぶ（バッグ、ノートパソコン、スーツケースなど）／地面から車のトランクへと重い荷物を持ち上げる／肩より上に物を持ち上げる／腕を肩より上げた体勢で寝る／縄でつないでいる犬に引っ張られる／スキーなどで腕を広げて転倒する／頭を洗う、くしで髪をとかす／重い家具を動かす／反復運動損傷（RSI）／長時間パソコンのキーボードを使用する

鑑別診断
肩関節周囲炎／C5-C6神経根障害／肩峰下滑液包炎／石灰性腱炎ローテーターカフ腱炎

関連のあるもの
肩甲下筋／棘下筋／三角筋／僧帽筋／広背筋／ローテーターカフの問題／上腕二頭筋腱

施術者の治療方法

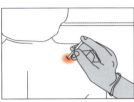
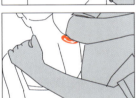
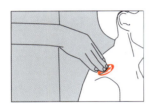

✓	✓	スプレー＆ストレッチ
✓	✓	ドライニードリング
✓		ディープストロークマッサージ
✓	✓	虚血圧迫テクニック
✓	✓	マッスルエナジーテクニック
✓	✓	ポジショナルリリーステクニック
✓		注射

虚血圧迫テクニック
①トリガーポイントを同定する。
②罹患した筋肉／原因となる筋肉に対して十分な可動域が確認でき、患者が苦痛を感じない姿勢にする。
③ゆっくりと徐々にトリガーポイントに圧力をかけ、罹患した筋肉／原因となる筋肉を抵抗が感じられるまで伸ばしていく。患者に不快な痛みがないようにする。
④トリガーポイントが軟らかく感じられるまで圧迫を維持する。数秒から数分間行う。
⑤抵抗感が変化するまで、繰り返し圧力を加える。
⑥治療効果を上げるため、繰り返し行う際は圧迫方向を変えてもよいだろう。

セルフケア

セルフマッサージが効果的である。
圧をかけるためにボールなどの道具を使ってもよいだろう。

アドバイス
- 車の後部座席に物を置く（または物をとる）動作を避ける。
- 温める。
- 痛みを和らげるために枕の上に腕を置いてサポートする。

セルフケアテクニック
①解剖を確認する。
②トリガーポイントを明らかにする。
③軟らかくなる、もしくは痛みが消えるまで、トリガーポイントに圧を留める。
④5分間は行ってもよい。
⑤その後、マッサージを行う。

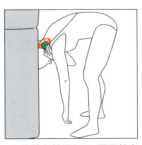

a：体幹を前屈して、肩甲棘中央の上方あたりをボールで圧迫する。

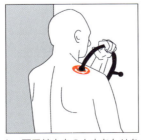

b：肩甲棘中央の上方あたりを器具で圧迫する。

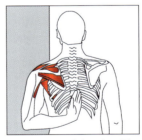

c：ストレッチを行いたい側の手を肩甲骨の間に置く。

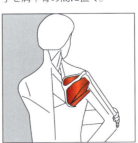

d：ストレッチを行いたい側の手を腰部に置き、もう片方の手で肘を前方に押し込む。

INFRASPINATUS

棘下筋

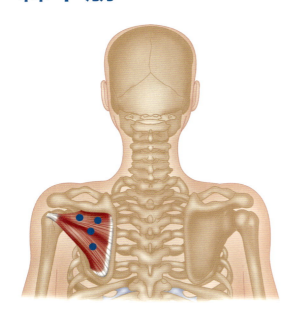
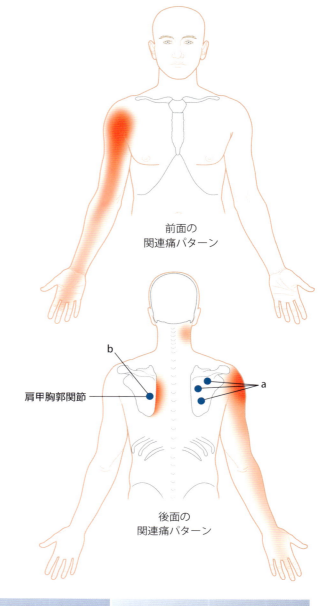

前面の
関連痛パターン

肩甲胸郭関節

後面の
関連痛パターン

語源
ラテン語
infra：下方に
spina：脊椎
棘下筋は、棘上筋、小円筋、肩甲下筋とともにローテーターカフ（回旋筋腱板）を構成する筋肉の1つである。ローテーターカフは肩を動かす際に、上腕骨頭を肩甲骨の関節窩に保持するのを助け、肩関節が脱臼することを防いでいる

起始部
肩甲骨棘下筋

停止部
上腕骨大結節、肩関節包

作用
- 肩関節を外旋する
- 他のローテーターカフとともに肩関節の脱臼を防止する
- 拮抗筋：肩甲下筋、大胸筋、広背筋

神経
肩甲上神経（C⟨4⟩, 5, 6：腕神経叢の上神経幹から起こる）

基本的な機能運動
後ろ髪にブラシをかける

関連痛パターン
（a）中部/上部頚椎：上腕二頭筋長頭の位置する肩関節前面深層（3〜4cmの範囲）から上腕二頭筋筋膜や前腕にかけて放射状に広がる痛み（正中神経領域で症状が広がる）
（b）中央/肩甲骨：肩甲骨の内側縁に出現する痛み

Muscles of the Shoulder and Upper Arm

概　要

適　応
アプレースクラッチテストでの可動域制限（背部）／片麻痺／ローテーターカフ腱炎／肩関節周囲炎（五十肩）／肩前面と後面の痛み／側臥位（患側を上あるいは下）で寝ているときに出現する夜間の肩痛／デッドアーム（腕が死んだ）のような感覚／ブラジャーを外すときの痛み／上肢帯（肩甲骨）の疲れ／握力の低下／腕力の低下／発汗の変化（一般的に多くなる）／パソコンマウスの使い過ぎによる"マウス腕"

原　因
腕がサポートされていない状態で使い過ぎる（パソコンマウス、運転、テニス、筋力トレーニング、水中でのスポーツ、スキーなど）／身体の後ろにあるものを引っ張る／腕を広げての転倒、または転倒を阻止しようと手をつくなどの突然の外傷／重い荷物を長時間持っていること

鑑別診断
上腕二頭筋腱炎／C5-C6神経根障害／肩甲上神経障害

関連のあるもの
棘下筋／肩甲下筋／肩甲挙筋／小胸筋／大胸筋／上腕二頭筋長頭／上腕二頭筋／三角筋前部／大円筋／広背筋／ローテーターカフの問題／上腕二頭筋腱

施術者の治療方法

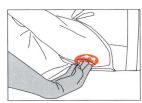
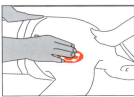
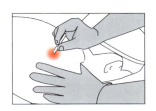

✓		スプレー&ストレッチ
✓	✓	ドライニードリング
✓		ディープストローキングマッサージ
✓	✓	虚血圧迫テクニック
✓	✓	マッスルエナジーテクニック
✓	✓	ポジショナルリリーステクニック
✓	✓	注射

虚血圧迫テクニック
①トリガーポイントを同定する。
②罹患した筋肉／原因となる筋肉に対して十分な可動域が確認でき、患者が苦痛を感じない姿勢にする。
③ゆっくりと徐々にトリガーポイントに圧力をかけ、罹患した筋肉／原因となる筋肉を抵抗が感じられるまで伸ばしていく。患者に不快な痛みがないようにする。
④トリガーポイントが軟らかく感じられるまで圧迫を維持する。数秒から数分間行う。
⑤抵抗感が変化するまで、繰り返し圧力を加える。
⑥治療効果を上げるため、繰り返し行う際は圧迫方向を変えてもよい。

セルフケア

セルフマッサージが効果的である。
圧をかけるためにボールやTOLA（p125参照）などの道具を使ってもよいだろう。

アドバイス
- 重いものを運ぶのを避ける。
- 腕を肩より上げて寝るのを避ける。
- 温める（特に温水シャワーを当てる）。

セルフケアテクニック
①解剖を確認する。
②トリガーポイントを明らかにする。
③軟らかくなるもしくは痛みが消えるまで、トリガーポイントに圧を留める。
④5分間は行ってもよい。
⑤その後、マッサージを行う。

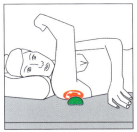
a：肘を90度に屈曲し、肩を水平内転した状態で肩甲骨後面をボールで圧迫する。

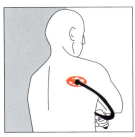
b：肩甲棘中央の2横指下方あるいは肩甲骨下角3横指上あたりを器具で圧迫する。

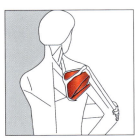
c：ストレッチを行いたい側の手を腰部に置き、もう片方の手で肘を前方に押す。

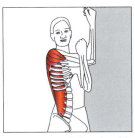
d：ストレッチを行いたい側の肘を90度屈曲し、水平内転させる。その際、反対側の手で上腕を後方に押し込む。

小円筋

TERES MINOR

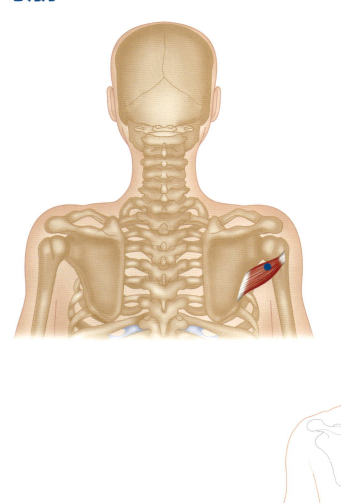

語源
ラテン語
teres：円形の、微細に鋭い
minor：小さい

小円筋は、棘上筋、棘下筋、肩甲下筋とともにローテーターカフ（回旋筋腱板）を構成する筋肉の一つである。ローテーターカフは肩を動かす際に、上腕骨頭を肩甲骨の関節窩に保持するのを助け、肩関節が脱臼することを防いでいる

起始部
肩甲骨外側縁

停止部
上腕骨大結節、肩関節包

作用
- 肩関節を外旋、軽度内転する
- 他のローテーターカフとともに肩関節の脱臼を防止する
- 拮抗筋：肩甲下筋、大胸筋、広背筋

神経
腋窩神経（C5, 6：腕神経叢の後神経束から起こる）

基本的な機能運動
後ろ髪にブラシをかける

関連痛パターン
- 肩外側の範囲（2～5cm）に出現する激しい痛み
- 上腕の後面外側で楕円状に広がる痛み（肘より上）

Muscles of the Shoulder and Upper Arm

概　要

適　応
肩の痛み（特に後面）／肩関節周囲炎（五十肩）／ローテーターカフ腱炎／肩峰下滑液包炎／上腕二頭筋腱炎／三角筋後部付近で肩甲骨上外側部分の痛み／他の肩の問題（特にローテーターカフの問題）とよく関連する／第4指と第5指が無感覚あるいはうずく

原　因
90度以上手を上に伸ばすもしくは身体の後ろに手を伸ばす／ハンドルを握っている状態で交通事故に遭う／長時間、重い荷物を抱えている／パソコン、マウスを長時間使用する症候群

鑑別診断
C8-T1 神経根障害／ローテーターカフ腱炎／上肢の疾患／肩峰下、三角筋下滑液包炎／インピンジメント症候群／肩鎖関節障害

関連のあるもの
棘下筋

施術者の治療方法

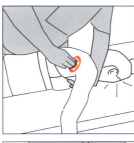
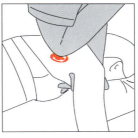
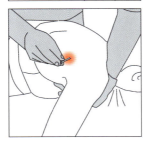

✓	✓	スプレー&ストレッチ
✓	✓	ドライニードリング
✓		ディープストローキングマッサージ
✓	✓	虚血圧迫テクニック
✓	✓	マッスルエナジーテクニック
✓	✓	ポジショナルリリーステクニック
✓		注射

虚血圧迫テクニック
① トリガーポイントを同定する。
② 罹患した筋肉／原因となる筋肉に対して十分な可動域が確認でき、患者が苦痛を感じない姿勢にする。
③ ゆっくりと徐々にトリガーポイントに圧力をかけ、罹患した筋肉／原因となる筋肉を抵抗が感じられるまで伸ばしていく。患者に不快な痛みがないようにする。
④ トリガーポイントが軟らかく感じられるまで圧迫を維持する。数秒から数分間行う。
⑤ 抵抗感が変化するまで、繰り返し圧力を加える。
⑥ 治療効果を上げるため、繰り返し行う際は圧迫方向を変えてもよいだろう。

セルフケア

アドバイス
- 姿勢（円背）を確認する。
- 寝るときの腕の位置を確認する。
- 過剰な負担は避ける。
- セルフストレッチを行う。

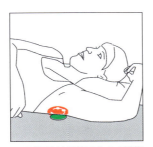

a：肩甲骨外側縁下角の4横指上あたりをボールで圧迫する。

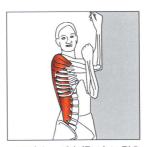

c：ストレッチを行いたい側の肘を90度屈曲し水平内転させる。その際、反対側の手で上腕を後方に押し込む。

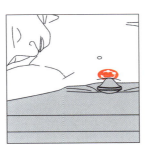

b：起始部（肩甲骨外側縁）をTOLAで圧迫する。

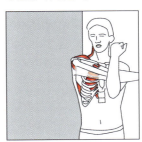

d：ストレッチを行いたい側を水平内転し、反対側の手で肘を後方に押し込む。

SUBSCAPULARIS

肩甲下筋

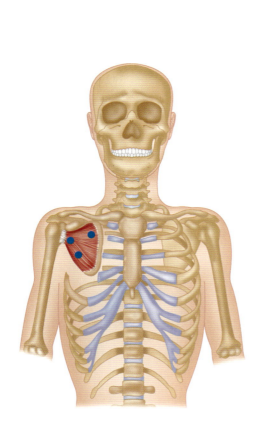
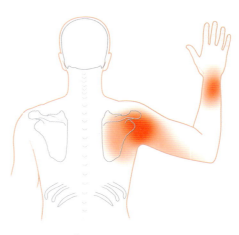

後面の関連痛パターン

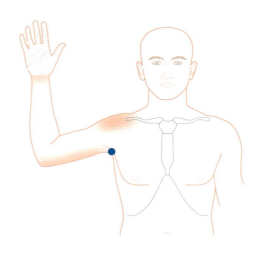

語源
ラテン語
sub：下へ
scapularis：肩甲骨に関係している
肩甲下筋は、棘上筋、棘下筋、小円筋とともにローテーターカフ（回旋筋腱板）を構成する筋肉の1つである。ローテーターカフは肩の動きの際に、上腕骨頭を肩甲骨の関節窩に保持するのを助け、肩関節脱臼を防いでいる。肩甲下筋は腋窩後壁の一部を構成する重要な筋肉である

起始部
肩甲骨肩甲下窩、肩甲骨前面外側縁

停止部
上腕骨小結節、肩関節包

作用
- 肩関節を内旋する
- 他のローテーターカフとともに肩関節を安定させる
- 上腕骨頭が三角筋、上腕二頭筋、上腕三頭筋長頭によって上方に引き寄せられるのを防ぐ

拮抗筋：棘下筋、小円筋

神経
肩甲下神経（C5, 6, 7：腕神経叢の後神経束から起こる）

基本的な機能運動
後ろのポケットに手を伸ばす

関連痛パターン
腋窩のトリガーポイント：肩後面から末梢へ5〜8cmの範囲に広がる強い痛み。肩後面から下方へ広がる痛みと手関節掌背側に出現する痛み

Muscles of the Shoulder and Upper Arm

概　要

適　応
ローテーターカフ腱炎／癒着性関節包炎（肩関節周囲炎）／肩の可動域制限（外旋時）／肩後面の激しい痛み／肩の可動域制限／後ろに手を伸ばすことが困難／物を投げるときの痛み／肩のクリック音、ポッピング音／脳卒中（片麻痺）

原　因
スポーツに関連する動作（水泳のクロール、繰り返し力強く肩より上に上げる動作、野球で投げる・捕る、クリケットなど）／肩の骨折、脱臼後／五十肩／突然の予期せぬ肩への負荷（転倒）／骨折後／長期間腕を吊った状態（三角巾）

鑑別診断
インピンジメント症候群／ローテーターカフ腱炎／胸郭出口症候群／神経根障害（C7）／心疾患／肺疾患

関連のあるもの
棘下筋／小胸筋／小円筋／広背筋／上腕三頭筋／三角筋後部／棘上筋

施術者の治療方法

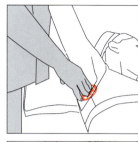
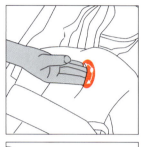
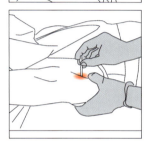

☐	☐	スプレー＆ストレッチ
✓	✓	ドライニードリング
☐	☐	ディープストローキングマッサージ
✓	✓	虚血圧迫テクニック
✓	✓	マッスルエナジーテクニック
✓	✓	ポジショナルリリーステクニック
✓	☐	注射

相反抑制（RI）テクニック
①罹患した／原因となる筋肉を同定し、弛緩さ（力を抜か）せる。
②35〜45％の等尺性抵抗に対して、拮抗筋を収縮させるように指示する。
③拮抗筋への徒手療法は相反抑制効果をもたらす。

9　肩および上腕の筋肉

セルフケア

肩甲下筋はほとんど隠れているが、セルフマッサージは腋窩に出ている部分や腋窩周囲の筋肉の一部に治療を行うことが効果的かもしれない。

アドバイス
- 姿勢（円背）を確認する。
- 歩容を確認する。

セルフケアテクニック
①解剖を確認する。
②トリガーポイントを明らかにする。
③軟らかくなるもしくは痛みが消えるまで、トリガーポイントに圧を留める。
④5分間は行ってもよい。

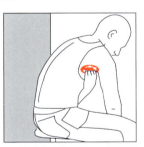

a：体幹を少し前屈し、肩甲下窩を指で圧迫する。

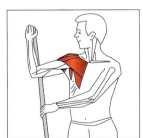

b：ストレッチを行いたい側の手は棒の上方、もう片方は棒の下をつかみ、下方の手を持ち上げるように肩を外旋させる。

大円筋

TERES MAJOR

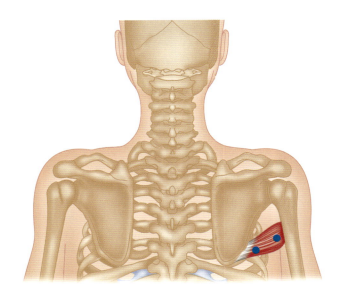

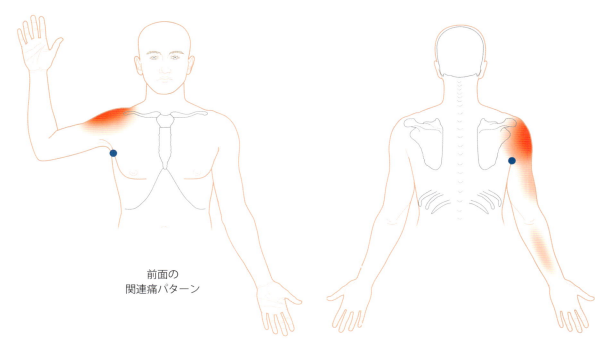

前面の関連痛パターン

語源
ラテン語
teres：円形の、微細に鋭い
major：大きい

大円筋はその周囲を走行する広背筋の腱や肩甲下筋とともに後腋窩ヒダを形成する

起始部
肩甲骨下角の後面

停止部
上腕骨小結節稜

作用
- 肩関節を内転・内旋する
- 屈曲した上肢を伸展する

神経
肩甲下神経（C5, **6, 7**：腕神経叢の後神経束から起こる）

基本的な機能運動
後ろのポケットに手を伸ばす

関連痛パターン
- 肩の後面に出現する深部の痛み
- 三角筋後面にある楕円形の範囲（5〜10cm）に出現する痛み（上腕二頭筋長頭まで広がることもある）
- 前腕の後面へ広がる痛み

概　要

適　応
肩関節周囲炎（五十肩）／頭の上へ物を運ぶときの痛み／休憩中のわずかな痛み／運転時の痛み／インピンジメント症候群／胸郭出口症候群として誤診されることがある

原　因
スポーツに関連する動作（力強く肩より上に上げる動き）／肩の骨折、脱臼後／五十肩／突然の予期せぬ肩への負荷（転倒）／骨折後／長期間腕を吊った状態（三角巾）

鑑別診断
インピンジメント症候群／ローテーターカフ腱炎／C6-C7神経根障害（頚部）／胸郭出口症候群／石灰性腱炎（棘上筋）

関連のあるもの
菱形筋群／上腕三頭筋長頭／広背筋／小円筋／小胸筋／三角筋後部／上腕三頭筋／C6もしくはC7椎間板の問題／三角筋下滑液包炎

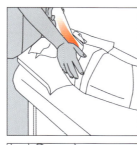
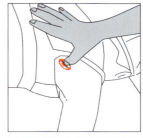
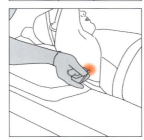

施術者の治療方法

✓	✓	スプレー＆ストレッチ
✓	✓	ドライニードリング
✓	✓	ディープストローキングマッサージ
✓	✓	虚血圧迫テクニック
✓	✓	マッスルエナジーテクニック
✓	✓	ポジショナルリリーステクニック
✓		注射

コントラクト リラックス／アンタゴニスト コントラクト（CRAC）テクニック
①関節／軟部組織の制限あるいは"痛みのあるポイント"をみつける。
②主動筋を収縮してもらい、主動筋を弛緩させる。
③拮抗筋を収縮してもらい、主動筋を弛緩させる。
④ストレッチは15～30秒間行う。
⑤上記の流れを3回繰り返す。

セルフケア

アドバイス
- 温める（特に温水シャワーを当てる）。
- 重いハンドルの車を避ける。
- ジムでの運動を確認する。
- 夜に枕を使用する（抱きかかえるような姿勢）。
- セルフストレッチを行う。

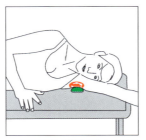

a：肩甲骨外側縁下角の3横指上あたりをボールで圧迫する。

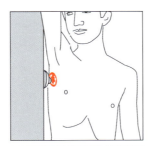

b：肩甲骨外側縁下角の3横指上あたりをTOLAで圧迫する。

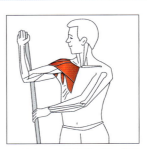

c：ストレッチを行いたい側の手は棒の上方、もう片方は棒の下をつかみ、下方の手を持ち上げるように肩を外旋させる。

上腕二頭筋

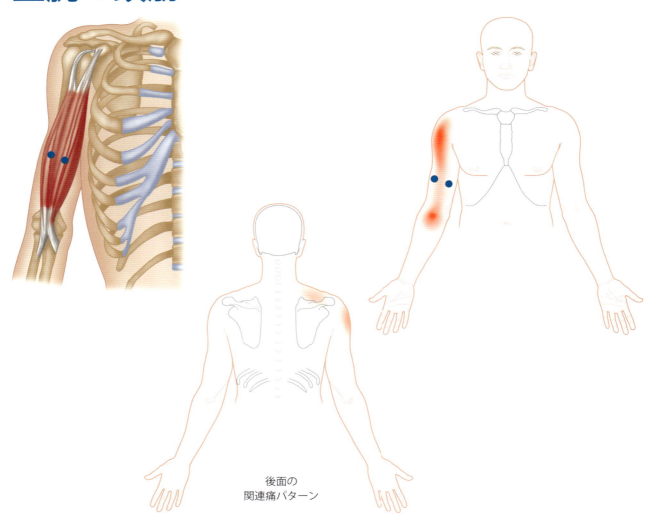

後面の関連痛パターン

語源
ラテン語
biceps：2つの頭を持つ筋肉（二頭筋）
brachii：腕の

上腕二頭筋は3つの関節にまたがって作用する（肩関節・腕尺関節・腕橈関節）。上腕二頭筋には2つの起始部と2つの停止部が存在する。この筋肉はまれに、烏口腕筋の停止部から起始する第3頭を持つ場合がある。短頭は烏口腕筋や上腕骨とともに、腋窩の外側壁の一部を形成する

起始部
短頭：肩甲骨烏口突起
長頭：肩甲骨関節上結節

停止部
橈骨粗面、上腕二頭筋腱膜（前腕内側面の深筋膜）

作用
- 肘関節を屈曲する
- 前腕を回外する（栓抜きを使ってコルクを抜く際に働く筋肉と言われている）
- 肩関節を軽度屈曲する
- 拮抗筋：上腕三頭筋

神経
筋皮神経（C5, 6）

基本的な機能運動
物を持ち上げる。食べ物を口へ運ぶ

関連痛パターン
- 長頭腱を超えて出現する楕円形状の激しい痛み
- 肘窩前面まで広がる痛み

Muscles of the Shoulder and Upper Arm

概　要

適　応
肩関節の伸展制限を伴う肩の痛み（前面）／上腕二頭筋腱炎／可動域の減少（伸展時）／アプレースクラッチテストでの可動域制限／肩関節周囲炎（五十肩）／肩前面に広がる疼く痛み／手掌をひっくり返す動作の筋力が低下／肩の疼く痛み

原　因
反復性動作による損傷／投げるなどのスポーツ動作（バスケットボール、テニスなど）／腕を使った反復性の動作／手掌を上にして重い物を持ち上げる（例：筋力トレーニング）／楽器の演奏（例：ヴァイオリン、ギター）

鑑別診断
肩甲上腕関節炎／肩鎖関節炎／肩甲下筋の障害／棘下筋の障害／肩峰下滑液包炎／上腕二頭筋腱炎／C5神経根障害

関連のあるもの
肩甲下筋／棘下筋／上腕筋／回外筋／上部僧帽筋／烏口腕筋／上腕三頭筋／三角筋前部

施術者の治療方法

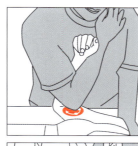
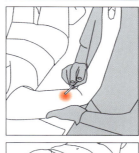
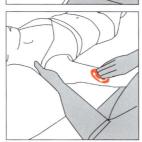

✓	✓	スプレー&ストレッチ
✓	✓	ドライニードリング
✓	✓	ディープストローキングマッサージ
✓	✓	虚血圧迫テクニック
✓	✓	マッスルエナジーテクニック
✓	✓	ポジショナルリリーステクニック
✓	✓	注射

コントラクト リラックス／アンタゴニスト コントラクト（CRAC）テクニック
①関節／軟部組織の制限あるいは"痛みのあるポイント"をみつける。
②主動筋を収縮してもらい、主動筋を弛緩させる。
③拮抗筋を収縮してもらい、主動筋を弛緩させる。
④ストレッチは15～30秒間行う。
⑤上記の流れを3回繰り返す。

セルフケア

セルフマッサージが効果的である。
圧をかけるためにボールなどの道具を使ってもよいだろう。

アドバイス
- 拮抗筋（上腕三頭筋）に対する筋力トレーニングを行う。
- 腕を曲げながら物を運ぶ際、上腕二頭筋への負荷を軽減させる。
- 寝る姿勢を確認する。
- 働く姿勢を確認する。

セルフケアテクニック
①解剖を確認する。
②トリガーポイントを明らかにする。
③軟らかくなるもしくは痛みが消えるまで、トリガーポイントに圧を留める。
④それからマッサージを行う。

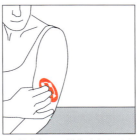

a：停止部の3横指上あたりを指で圧迫する。

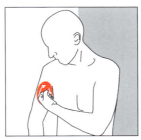

b：上腕中部あたりを指で圧迫する。

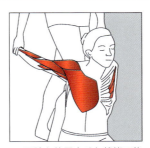

c：両腕を伸展させた状態で後方に引っ張る。

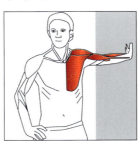

d：ストレッチを行いたい側を壁に固定し、腕から離れるように体幹を回旋させる。

上腕三頭筋

TRICEPS BRACHII

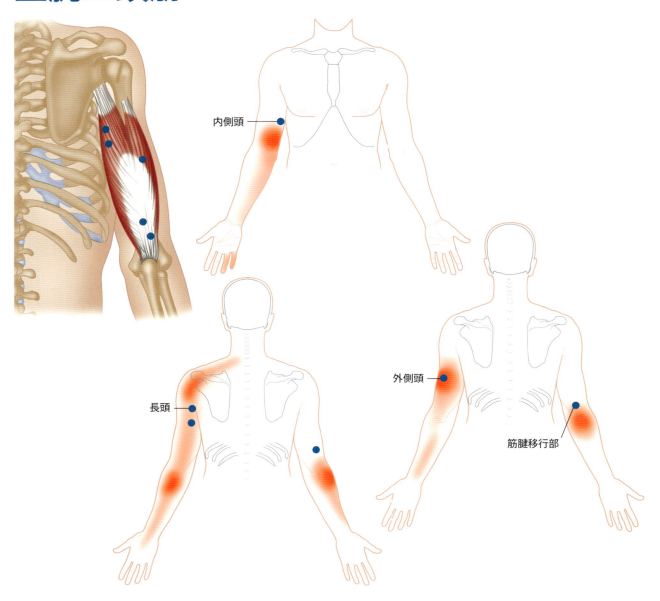

語源
ラテン語
triceps：3つの頭を持つ筋肉（三頭筋）
brachii：腕の

上腕三頭筋は3つの頭から起始し、上腕後面にある唯一の筋肉である

起始部
長頭：肩甲骨関節下結節
外側頭：上腕骨の後面上（橈骨神経溝の近位）
内側頭：上腕骨の後面下（橈骨神経溝の遠位）

停止部
尺骨肘頭

作用
筋全体：肘関節を伸展する。肩関節を固定する
長頭：肩関節を内転し、屈曲位から伸展する
拮抗筋：上腕二頭筋

神経
橈骨神経（C6, **7**, **8**, T1）

基本的な機能運動
物を投げる。閉まっているドアを押して開ける

関連痛パターン
長頭：肘頭突起周囲の強い痛みを伴った上腕後面（肩の上外側縁）に広がる痛み（前腕後面まで広がることもある）
内側頭：内側上顆周囲5cmの範囲で、前腕内側に沿って薬指、小指まで広がる痛み
外側頭：上腕正中の強い痛みを伴った、前腕後面まで広がる痛み

Muscles of the Shoulder and Upper Arm

概　要

適　応
ゴルフ肘／テニス肘／肘、肩の関節炎／松葉杖や歩行時の杖などを長時間使用する／上腕を反復するような運動／ラケットスポーツ／肩前面に広がる疼く痛み／手掌をひっくり返す動作の筋力が低下／肩の疼く痛み

原　因
反復性動作による損傷／投げるなどスポーツ動作（バスケットボール、テニスなど）／腕を使った反復性の動作／手掌を上にして重い物を持ち上げる（例：三頭筋を酷使するような運動）／楽器の演奏（例：ヴァイオリン、ドラム、ギター）

鑑別診断
橈骨神経障害／尺骨神経障害／C7 神経障害（頚部椎間板）

関連のあるもの
小円筋／大円筋／広背筋／肘筋／回外筋／腕橈骨筋／長橈側手根伸筋／三角筋前部

施術者の治療方法

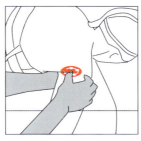
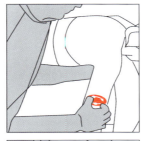
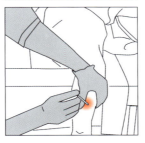

✓	✓	スプレー＆ストレッチ
✓	✓	ドライニードリング
✓	✓	ディープストローキングマッサージ
✓	✓	虚血圧迫テクニック
✓	✓	マッスルエナジーテクニック
✓	✓	ポジショナルリリーステクニック
✓	✓	注射

コントラクト リラックス／アンタゴニスト コントラクト（CRAC）テクニック
①関節／軟部組織の制限あるいは"痛みのあるポイント"をみつける。
②主動筋を収縮してもらい、主動筋を弛緩させる。
③拮抗筋を収縮してもらい、主動筋を弛緩させる。
④ストレッチは15〜30秒間行う。
⑤上記の流れを3回繰り返す。

セルフケア

セルフマッサージは効果的である。
圧をかけるためにボールなどの道具を使ってもよいだろう。
ストレッチは腕の筋肉のトリガーポイントを和らげるのに非常に優れている。

アドバイス
- 繰り返し同じ作業を行う仕事の場合、腕の位置を確認する。
- 規則正しく休憩を取る。
- テニスラケットを新しくするか、グリップのサイズを太くする。
- 頭上での作業を避ける。

セルフケアテクニック
①解剖を確認する。
②トリガーポイントを明らかにする。
③肩から下方へトリガーポイントに当たるまで行う。
④軟らかくなるもしくは痛みが消えるまで、トリガーポイントに圧を留める。
⑤筋肉の停止部まで行う。

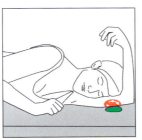

a：上腕に頭部を乗せ、上腕後面をボールで圧迫する。

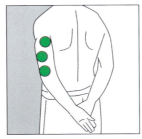

b：上腕後面で、腋窩から肘にかけて圧迫する部位を示す。

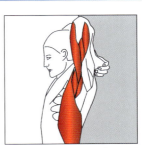

c：両手を首の後ろで組み、肩甲骨の間まで移動させる。

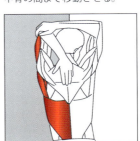

d：ストレッチを行いたい側の手を肩甲骨の間に置き、もう片方の手で肘を下方に押し込む。

肩 痛

適 応

欧米人の25%が肩に問題を抱えている。トリガーポイント治療はさまざまな肩の障害（腱板炎、腱炎、滑液包炎、肩関節周囲炎）を治療するのに非常に有効的である。ここで示す肩の基本的な治療手順は、多くの肩障害に有効である。

STEP 1

筋線維の方向と解剖について学ぶ。

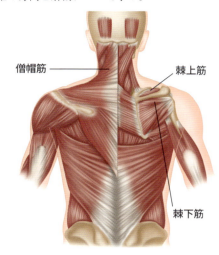
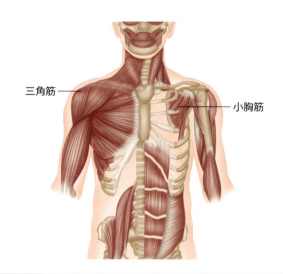

STEP 2

座位で棘上筋と上部僧帽筋に対して虚血圧迫テクニック（ICT）を行う。

STEP 3

念入りにこの領域をマッサージする。

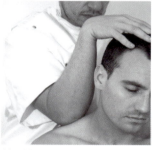
棘上筋

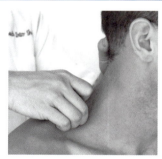
上部僧帽筋

STEP 4

側臥位で三角筋に対して虚血圧迫テクニック（ICT）を行う。その後、上方に向かって軽擦し、トリガーポイントに手を留めた後、腕をベッドから出した状態で小円筋を治療する。

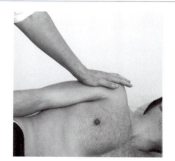
三角筋

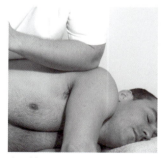
小円筋

STEP 5

背臥位で小胸筋と棘下筋（STP）に対して虚血圧迫テクニック（ICT）を行う。最初は患者が痛がるかもしれないが、患者に深呼吸をさせながら、患者の肩を徐々にあなたの手の上に乗せるように指示する。

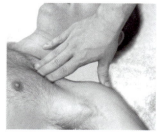
小胸筋

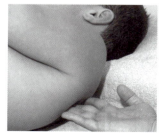
棘下筋

第10章

前腕および手の筋肉
前腕痛・手の痛みに対するトリガーポイント

Muscles of the Forearm and Hand

筋肉別に概要・セルフケア（●の項目）について解説した後、典型的な症状別の処置（■の項目）について紹介します。

- ●円回内筋
- ●長掌筋
- ●手関節屈筋群
- ●腕橈骨筋
- ●手関節伸筋群
- ●（総）指伸筋
- ●回外筋
- ●母指対立筋／母指内転筋
- ●小手筋
- ■手関節痛

PRONATOR TERES

円回内筋

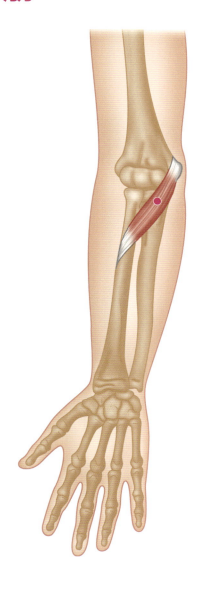
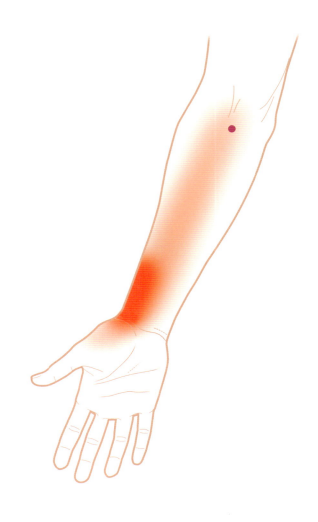

語源
ラテン語
pronare：前方に曲げる
teres：丸い、美しい形をした

起始部
上腕頭：上腕骨内側上顆
尺骨頭：尺骨鉤状突起

停止部
橈骨中央外側

作用
- 前腕を回内する
- 肘関節の屈曲を補助する
- 拮抗筋：回外筋

神経
正中神経（C6, 7）

基本的な機能運動
容器から水を注ぐ。ドアノブを回す

関連痛パターン
手関節手掌（橈側）の深部に強い痛みが出現し、そこから前腕の前面橈側に放射状に広がる痛み

概　要

適　応
手首（外側）の痛み／回外時の痛み／美容師（過度のハサミ使用）／手から水を飲むために手掌を丸める（器状にする）ことができない／肩の痛み（動作時：代償作用として働く）／運転時（手首）の痛み

原　因
長時間握っている／マッサージをする／手首の損傷、転倒／ギプス／スポーツ（例：テニスでフォアハンドによるスピン、スキーのストックの使用）／手首を使う職業

鑑別診断
de Quervain's 腱滑膜炎／手根管の腫脹／変形性関節症（母指：指節間関節）／下橈尺関節症／上腕骨内側上顆炎

関連のあるもの
指の屈筋群／斜角筋群／大胸筋／方形回内筋

施術者の治療方法

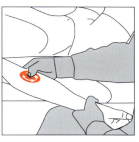

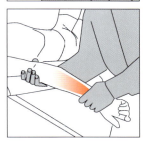

✓	✓	スプレー&ストレッチ
✓		ドライニードリング
		ディープストロ－キングマッサージ
✓	✓	虚血圧迫テクニック
✓	✓	マッスルエナジーテクニック
✓		ポジショナルリリーステクニック
✓		注射

コントラクト リラックス／アンタゴニスト コントラクト（CRAC）テクニック
このテクニックはPIRとRIを組み合わせて行う。
①主動筋を収縮してもらう（患者が自動収縮後、術者は抵抗を加える）。
②主動筋を弛緩させる。
③拮抗筋を収縮してもらう。
④主動筋を弛緩させる。
⑤最初は求心性に収縮させ、その後遠心性に収縮させる。
⑥痛みがあり、特に不快な領域は、等尺性収縮（患者が抵抗を加える）を無理に行わないようにする。
⑦ストレッチは15～30秒間行う。
⑧上記の流れを3回繰り返す。

セルフケア

セルフマッサージが効果的である。

アドバイス
- セルフストレッチを行う。
- セルフマッサージを行う。
- テニス／ゴルフのプレーヤーには、握り方や打ち方を変えるようにアドバイスする。
- 車の運転姿勢やハンドルの握り方を確認する。

セルフケアテクニック
①解剖を確認する。
②トリガーポイントを明らかにする。
③下方へ向かってストロ－キングマッサージを行う。
④軟らかくなるまで、トリガーポイントに圧を留める。
⑤筋肉の停止部まで行う。
⑥上記の流れを3回繰り返す。

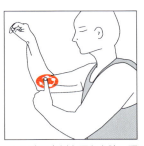

a：上腕骨内側上顆と上腕二頭筋腱を結ぶ線の間下方あたりを指で圧迫する。

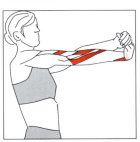

b：肩関節90度屈曲、手掌回外の状態で、反対側の手で指を伸展させる。

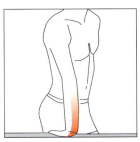

c：机に手を置き、腕を伸ばす。

前腕および手の筋肉

PALMARIS LONGUS

長掌筋

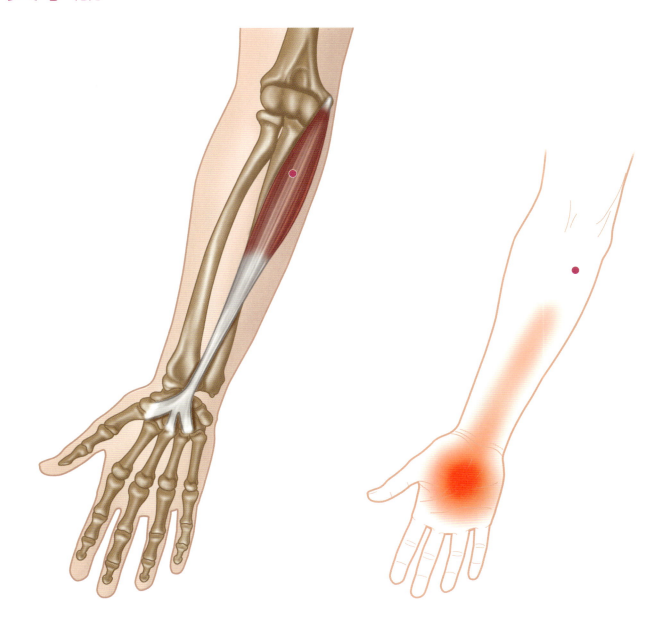

語源
ラテン語
palmaris：手掌の、手掌
longus：長い

長掌筋は浅層筋群の一部で、他の浅層筋としては円回内筋、橈側手根屈筋、尺側手根屈筋がある。人口の13％には長掌筋が存在しない

起始部
上腕骨内側上顆

停止部
屈筋支帯の浅層表面、手掌腱膜

作用
- 手関節を屈曲（掌屈）する
- 手掌筋膜を緊張させる
- 拮抗筋：短橈側手根伸筋、長橈側手根伸筋、尺側手根伸筋

神経
正中神経（C〈6〉, **7, 8**, T1）

基本的な機能運動
小さいボールを握る。手から水を飲むために手掌を丸める（器状にする）

関連痛パターン
前腕に広がる痛み（手掌2〜3cmほどの範囲で、チクチク、針で刺されるような強い痛みを感じる部位がある）

概　要

適　応
手掌の痛みやうずき／手、手掌の圧痛／握力の低下／テニス肘

原　因
直接的な外傷（腕を広げての転倒など）／手首を使う職業／ラケットを使ったスポーツ／手で土を掘る

鑑別診断
神経障害性疼痛／デュピュイトラン拘縮／手根管症候群／複合性局所疼痛症候群（反射性交感神経性ジストロフィー）／強皮症／皮膚筋炎

関連のあるもの
橈側手根屈筋／上腕筋／円回内筋／手関節（手根骨）／上腕三頭筋

施術者の治療方法

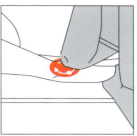
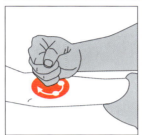
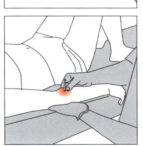

✓	✓	スプレー&ストレッチ
✓	✓	ドライニードリング
✓	✓	ディープストロ－キングマッサージ
✓	✓	虚血圧迫テクニック
✓	✓	マッスルエナジーテクニック
✓	✓	ポジショナルリリーステクニック
✓	✓	注射

等尺性運動後の筋伸張法（PIR）
対象：急性期から慢性期にかけて
［手順］
①トリガーポイントを同定する。
②罹患した筋肉／原因となる筋肉に対して十分な可動域が確認でき、患者が苦痛を感じない姿勢にする。
③罹患した／原因となる筋肉を、最大限痛みのない範囲まで、10〜25％程度の力で収縮するよう指示する。その間、3〜10秒間等尺性抵抗を加える。筋肉が短くならないように、身体の一部を固定する。
④患者に「筋肉は伸びているか」あるいは「まだ伸びるか」尋ねる。
⑤筋肉を伸張している間は、抵抗があるポイントまで引き伸ばすようなイメージで、筋肉を徐々に伸ばす（他動）。長さが変化することに気がつくだろう。
⑥上記の流れを数回繰り返す（通常3回）。

セルフケア

特にボールを使ったセルフマッサージが効果的である。

アドバイス
- 長時間、物を握るような動作を避ける（特に電動工具やマッサージ器具の使用など）。
- ホットパックおよびセルフストレッチを行う。
- 定期的に休息をとる。

セルフケアテクニック
①解剖を確認する。
②トリガーポイントを明らかにする。
③下方へ向かってストロ－キングマッサージを行う。
④軟らかくなるまで、トリガーポイントに圧を留める。
⑤筋肉の停止部まで行う。
⑥上記の流れを3回繰り返す。

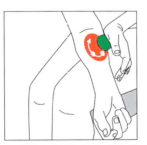

a：前腕を大腿に置き、前腕前面肘窩横紋あたりをボールで圧迫する。

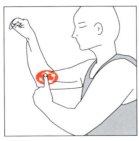

b：前腕前面肘窩横紋あたりを指で圧迫する。

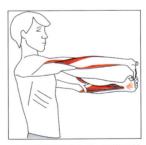

c：肩関節90度屈曲、手掌回外の状態で、反対側の手で指を伸展させる。

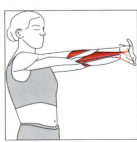

d：身体前面で手を組み、腕を伸ばす。

手関節屈筋群

WRIST FLEXORS

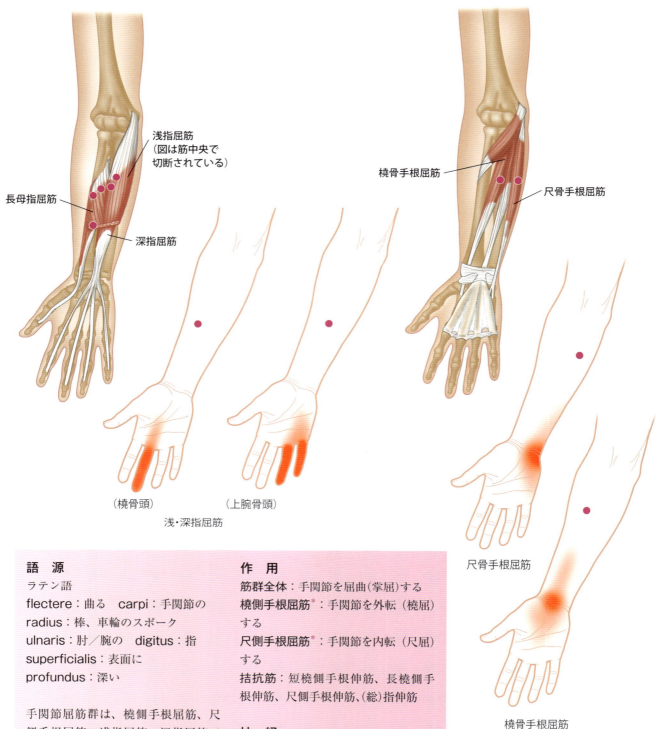

（橈骨頭）　　（上腕骨頭）

浅・深指屈筋

尺骨手根屈筋

橈骨手根屈筋

語源
ラテン語
flectere：曲る　carpi：手関節の
radius：棒、車輪のスポーク
ulnaris：肘／腕の　digitus：指
superficialis：表面に
profundus：深い

手関節屈筋群は、橈側手根屈筋、尺側手根屈筋、浅指屈筋、深指屈筋で構成される

起始部
上腕骨内側上顆

停止部
手根骨、中手骨、指骨

作用
筋群全体：手関節を屈曲（掌屈）する
橈側手根屈筋*：手関節を外転（橈屈）する
尺側手根屈筋*：手関節を内転（尺屈）する
拮抗筋：短橈側手根伸筋、長橈側手根伸筋、尺側手根伸筋、（総）指伸筋

神経
正中神経（C6, 7, 8, T1）

基本的な機能運動
自分のほうにロープをけん引する。斧やハンマーを扱う。ボトルから水を注ぐ。ドアノブを回す

関連痛パターン
各筋共通：前腕、手関節、手、指に出現する痛み（筋肉ごとに異なるため、図を参照）

＊橈側手根屈筋は第2・第3中手骨底、尺側手根屈筋は有鉤骨、第5中手骨底、浅指屈筋は第2～5指の中節骨底、深指屈筋は第2～5指の末節骨底と記載されることもある
＊尺側手根屈筋と深指屈筋（尺側）は、尺骨神経（C7-T1）と記載されることもある

概　要

適　応
手、手首、指の痛み／ばね指／ハサミの使用／手を握る動作／ゴルフ肘／反復運動（過多）損傷／美容師／手から水を飲むために手掌を丸める（器状にする）ことができない／指の屈筋群の緊張

原　因
手を長時間握っている／マッサージをする／手首の損傷、転倒、ギプス／スポーツ（例：テニスでフォアハンドによるスピン、スキーのストックの使用）／手首を使う職業／ばね指（指屈筋）

鑑別診断
尺骨神経炎／神経障害（頚部）／機能障害（手根骨）／de Quervan's 腱滑膜炎／反復運動（過多）損傷／変形性関節炎／関節リウマチ／下橈尺関節症／手根管症候群／上腕骨内側上顆炎

関連のあるもの
肩の筋肉／上腕の筋肉／斜角筋群／長母指屈筋

施術者の治療方法

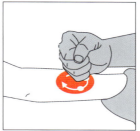
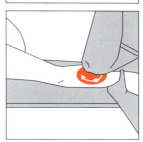
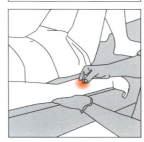

✓	✓	スプレー&ストレッチ
✓	✓	ドライニードリング
✓	✓	ディープストローキングマッサージ
✓	✓	虚血圧迫テクニック
✓	✓	マッスルエナジーテクニック
✓	✓	ポジショナルリリーステクニック
✓	✓	注射

コントラクト リラックス／アンタゴニスト コントラクト（CRAC）テクニック
このテクニックはPIRとRIを組み合わせて行う。
①主動筋を収縮してもらう（患者が自動収縮後、術者は抵抗を加える）。
②主動筋を弛緩させる。
③拮抗筋を収縮してもらう。
④主動筋を弛緩させる。
⑤最初は求心性に収縮させ、その後遠心性に収縮させる。
⑥痛みがあり、特に不快な領域は、等尺性収縮（患者が抵抗を加える）を無理に行わないようにする。
⑦ストレッチは15〜30秒間行う。
⑧上記の流れを3回繰り返す。

セルフケア

セルフマッサージが効果的である。

アドバイス
- 物を握るような動作を継続して長時間行うことを避ける。
- ドライバー（ねじ回し）を繰り返し使用することを避ける。
- ゴルフクラブのグリップを変える。
- 定期的に休息をとる。
- 定期的に指に対してセルフマッサージを行う。

セルフケアテクニック
①解剖を確認する。
②トリガーポイントを明らかにする。
③下方へ向かってストロ—キングマッサージを行う。
④軟らかくなるまで、トリガーポイントに圧を留める。
⑤筋肉の停止部まで行う。
⑥上記の流れを3回繰り返す。

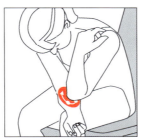

a：前腕を大腿に置き、前腕上2/3あたりを肘で圧迫する。

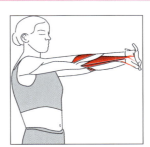

c：身体前面で手を組み、腕を伸ばす。

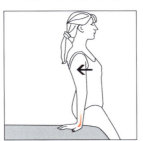

b：手を机に固定し、前腕前面がストレッチされるように体幹を後ろに倒す。

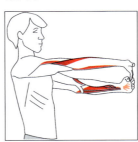

d：肩関節90度屈曲、手掌回外の状態で、反対側の手で指を伸展させる。

BRACHIORADIALIS

腕橈骨筋

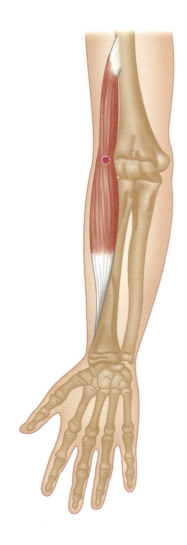
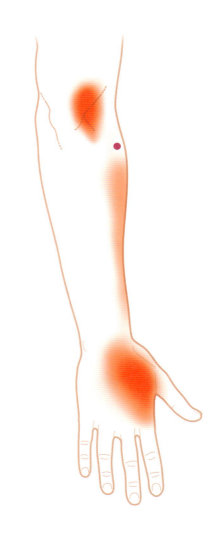

語源
ラテン語
brachialis：上腕の
radius：棒、車輪のスポーク

浅層筋群の一部。腕橈骨筋は肘窩の外側縁を形成する。腕橈骨筋が力に抗して働くとき、筋腹が浮き出る

起始部
上腕骨外側顆上稜の上2/3（上腕骨外側面で肘関節の上5〜7.5cm）

停止部
橈骨茎状突起

作用
- 肘関節を屈曲する
- 前腕の回内と回外を補助する（回内・回外運動が抵抗を受けたとき）

神経
橈骨神経（C5, 6）

基本的な機能運動
コルク栓抜きを回す

関連痛パターン
- 上腕骨外側上顆3〜4cmの範囲に出現する不明瞭な痛み
- 母指球から手関節前面にかけて限局する強い痛み

Muscles of the Forearm and Hand

概　要

適　応
肘の痛み／母指（背側）の痛み／テニス肘（上腕骨外側上顆炎）／握力の低下／反復運動（過多）損傷

原　因
反復運動（過多）損傷／長時間のパソコンマウスの使用／ラケットを使ったスポーツ／誤ったストレッチ／楽器の演奏

鑑別診断
de Quervan's 腱滑膜炎／変形性関節症（母指：大菱形骨）

関連のあるもの
上腕二頭筋／上腕筋／長・短橈側手根伸筋／回外筋／（総）指伸筋

施術者の治療方法

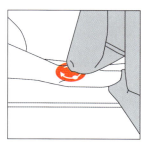
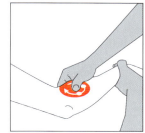
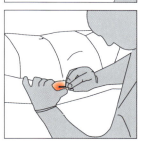

✓	✓	スプレー＆ストレッチ
✓	✓	ドライニードリング
✓	✓	ディープストロ―キングマッサージ
✓	✓	虚血圧迫テクニック
✓	✓	マッスルエナジーテクニック
✓	✓	ポジショナルリリーステクニック
✓	✓	注射

虚血圧迫テクニック（Pincer Grip）
①トリガーポイントを同定する。
②罹患した筋肉／原因となる筋肉に対して十分な可動域が確認でき、患者が苦痛を感じない姿勢にする。
③ゆっくりと徐々にトリガーポイントに圧力をかけ、罹患した筋肉／原因となる筋肉を抵抗が感じるまで伸ばしていく。患者に不快な痛みがないようにする。
④トリガーポイントが軟らかく感じられるまで圧迫を維持する。数秒から数分間行う。
⑤抵抗感が変化するまで、繰り返し圧力を加える。
⑥治療効果を上げるため、繰り返し行う際は圧迫方向を変えてもよいだろう。

セルフケア

セルフマッサージが効果的である。

アドバイス
- 鞄の長時間の持ち運びを避ける。
- パソコンなどのタイピングを行う際には、定期的な休息をとる。
- 手首用のサポーターを使用する。
- テニスラケットのグリップを変える。

セルフケアテクニック
①解剖を確認する。
②トリガーポイントを明らかにする。
③下方へ向かってストロ―キングマッサージを行う。
④軟らかくなるまで、トリガーポイントに圧を留める。
⑤筋肉の停止部まで行う。
⑥上記の流れを3回繰り返す。

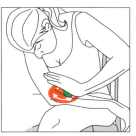

a：前腕を大腿に置き、前腕外側と後面あたりをボールで圧迫する。

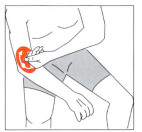

b：前腕を大腿に置き、前腕外側と後面あたりを指で圧迫する。

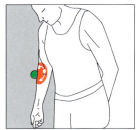

c：壁を利用して前腕外側と後面あたりをボールで圧迫する。

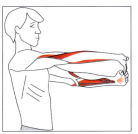

d：肩関節90度屈曲、手掌回外の状態で、反対側の手で指を伸展させる。

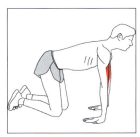

e：両手を地面に固定して腕を伸ばす。

WRIST EXTENSORS

手関節伸筋群

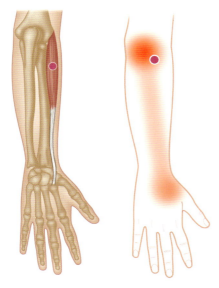

長橈側手根伸筋

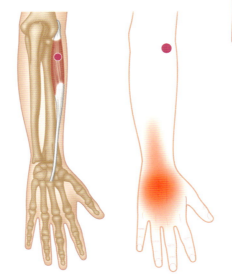

尺側手根伸筋

短橈側手根伸筋

語源
ラテン語
extendere：伸ばす　carpi：手関節の　radius：棒、車輪のスポーク　longus：長い　brevis：短い　ulnaris：肘／腕の

手関節伸筋群は、長橈側手根伸筋*、短橈側手根伸筋*、および尺側手根伸筋*で構成される

起始部
上腕骨外側上顆

停止部
中手骨底の背側面

作用
筋群全体：手関節を伸展する
長・短橈側手根伸筋：手関節を外転（橈屈）する
尺側手根伸筋：手関節を内転（尺屈）する
拮抗筋：橈側手根屈筋、尺側手根屈筋

神経
長・短橈側手根伸筋：橈骨神経（C5, 6, 7, 8）
尺側手根伸筋：後骨間神経〔橈骨神経の深枝（C5, 6, 7, 8）〕

基本的な機能運動
パンをこねる。タイピング。窓拭き

関連痛パターン
長橈側手根伸筋：上腕骨外側上顆の上2〜3cmの範囲に存在する強い痛み。母指より上方の手背に広がる痛み
短橈側手根伸筋：手背3〜5cmの範囲に出現する強い痛み
尺側手根伸筋：手関節の大部分と尺側後面に限局した強い痛み

＊長橈側手根伸筋は第2中手骨底の背側面、短橈側手根伸筋は第2・第3中手骨底の背側面、尺側手根伸筋は第5中手骨底の背側面と記載されることもある。

概　要

適　応
前腕、肘、手関節、手の痛み／指のこわばり／痛みを伴う握力の低下／テニス肘／音楽家、運動選手、長距離ドライバーにみられる手を握ったりひねる際の痛み／握る動作の際に（細かい）制御ができない

原　因
パソコンマウス、キーボードの長時間の使用／長時間にわたる反復性の握る動作（書く、アイロンをかける、道具を使う、投げる、マッサージなど）／手首の損傷や転倒（尺側手根伸筋）／ギプス／スポーツ（ラケット・テニス肘、ストック・スキーなど）／手首を使う職業／楽器の演奏（ピアノ、ヴァイオリン、ドラム）

鑑別診断
上腕骨外側上顆炎／C5-C6 神経根障害／de Quervan's 腱滑膜炎／機能障害（手関節）／変形性関節症／手根管症候群

関連のあるもの
回外筋／腕橈骨筋／（総）指伸筋／上腕三頭筋／上腕二頭筋／肘筋

施術者の治療方法

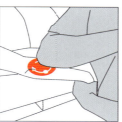
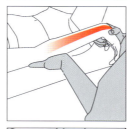
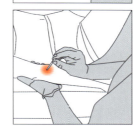

✓	✓	スプレー＆ストレッチ
✓	✓	ドライニードリング
✓	✓	ディープストローキングマッサージ
✓	✓	虚血圧迫テクニック
✓	✓	マッスルエナジーテクニック
✓	✓	ポジショナルリリーステクニック
✓	✓	注射

コントラクト リラックス／アンタゴニスト コントラクト（CRAC）テクニック
このテクニックはPIRとRIを組み合わせて行う。
① 主動筋を収縮してもらう（患者が自動収縮後、術者は抵抗を加える）。
② 主動筋を弛緩させる。
③ 拮抗筋を収縮してもらう。
④ 主動筋を弛緩させる。
⑤ 最初は求心性に収縮させ、その後遠心性に収縮させる。
⑥ 痛みがあり、特に不快な領域は、等尺性収縮（患者が抵抗を加える）を無理に行わないようにする。
⑦ ストレッチは15〜30秒間行う。
⑧ 上記の流れを3回繰り返す。

セルフケア

セルフマッサージが効果的である。

アドバイス
- キーボードをタイピングする際は、定期的な休息をとる。
- ストレッチを行う。
- マウスを6カ月に1度交換する。
- スポーツの際、過剰にグリップを握ることを避ける。
- ガーデニングやドライブの際には定期的な休息をとる。
- 仕事を確認する。
- 人間工学に基づいた環境であるかを確認する。
- 家でセルフストレッチや筋力トレーニングを行う。
- ゴルフクラブやテニスラケットのグリップサイズを変える。
- 手首の副子を使用する。

セルフケアテクニック
① 解剖を確認する。
② トリガーポイントを明らかにする。
③ 下方へストローキングマッサージを行う。
④ 軟らかくなるまで、トリガーポイントに圧を留める。
⑤ 筋肉の停止部まで行う。
⑥ 上記の流れを3回繰り返す。

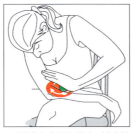

a：前腕を大腿に置き、前腕外側と後面あたりをボールで圧迫する。

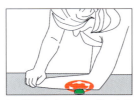

b：前腕と床の間にボールを置き、前腕外側と後面あたりを圧迫する。

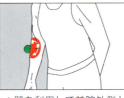

c：壁を利用して前腕外側と後面あたりをボールで圧迫する。

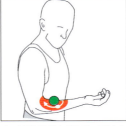

d：前腕外側と後面に圧迫を行う部位を示す。

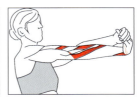

e：肩関節90度屈曲、手掌回外の状態で、反対側の手で指を屈曲させる。

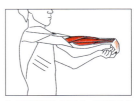

f：肩関節90度屈曲、手掌回内の状態で、反対側の手で指を屈曲させる。

（総）指伸筋

EXTENSOR DIGITORUM

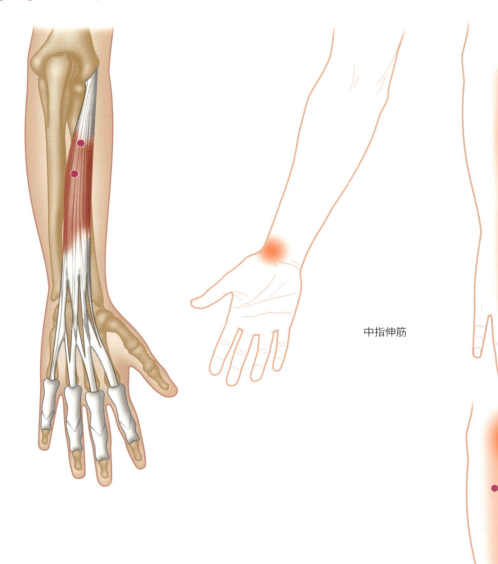

中指伸筋

薬指伸筋

語源
ラテン語
extendere：伸ばす
digitus：指

浅層筋群の一部。（総）指伸筋の各腱は、各中手指節関節を越えて、伸筋が覆っている（伸筋フード：extensor hood）。あるいは指背腱膜と呼ばれる三角形の膜質シートを形成し、その中に虫様筋や骨間筋が入り込む。小指伸筋や示指伸筋も指背腱膜に入る

起始部
上腕骨外側上顆

停止部
第2～5指のすべての指骨

作用
- 中手指節関節と指節間関節を伸展する
- 指の外転を補助する（中指から指を離すような運動）
- 拮抗筋：浅指屈筋、深指屈筋

神経
後骨間神経（橈骨神経の深枝〈C6, 7, 8〉）

基本的な機能運動
手で持っていた物を放す

関連痛パターン
各筋共通：
- 前腕から指にかけて広がる痛み（動きと関係が深い部位〈近位中手骨付近〉で特に痛みが強い）
- 上腕骨外側上顆に出現する痛み

Muscles of the Forearm and Hand

概　要

適　応
指、手、手関節の痛み／肘の痛み／指のこわばりや痛み／指の筋力低下（握力低下）／テニス肘／音楽家（特にギタリスト）にみられる強く握った際の痛み

原　因
パソコンマウス、キーボードの長時間の使用／長時間にわたる反復性の握る動作（書く、アイロンをかける、道具を使う、投げる、マッサージなど）／手首の損傷や転倒（尺側手根伸筋）／ギプス／スポーツ（ラケット-テニス肘、ストック-スキーなど）／手首を使う職業／楽器の演奏（ピアノ、ヴァイオリン、ドラム）／手を頭、枕の下に入れて寝る

鑑別診断
神経根障害（頚部）／テニス肘（上腕骨外側上顆炎）／変形性関節症（指）／de Quervan's腱滑膜炎／手関節の痛み（手根骨）

関連のあるもの
腕橈骨筋／回外筋／長橈側手根伸筋／示指伸筋

施術者の治療方法

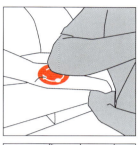
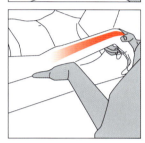

- ✓ ✓ スプレー&ストレッチ
- ✓ ✓ ドライニードリング
- ✓ ✓ ディープストローキングマッサージ
- ✓ ✓ 虚血圧迫テクニック
- ✓ ✓ マッスルエナジーテクニック
- ✓ ✓ ポジショナルリリーステクニック
- ✓ ✓ 注射

コントラクト リラックス／アンタゴニスト コントラクト（CRAC）テクニック
このテクニックはPIRとRIを組み合わせて行う。
① 主動筋を収縮してもらう（患者が自動収縮後、術者は抵抗を加える）。
② 主動筋を弛緩させる。
③ 拮抗筋を収縮してもらう。
④ 主動筋を弛緩させる。
⑤ 最初は求心性に収縮させ、その後遠心性に収縮させる。
⑥ 痛みがあり、特に不快な領域は、等尺性収縮（患者が抵抗を加える）を無理に行わないようにする。
⑦ ストレッチは15〜30秒間行う。
⑧ 上記の流れを3回繰り返す。

セルフケア

アドバイス
- キーボードをタイピングする際は、定期的な休息をとる。
- ストレッチを行う。
- マウスを6カ月に1度交換する。
- 家で筋力トレーニングを行う。
- セルフストレッチを行う。
- 長時間、物を握る動作を避ける。
- パソコンのキーボード／マウスの配置や働く姿勢を確認する。
- 手を頭／枕の下にした状態で寝るような習慣をやめる。

セルフケアテクニック
① 解剖を確認する。
② トリガーポイントを明らかにする。
③ 下方へストローキングマッサージを行う。
④ 軟らかくなるまで、トリガーポイントに圧を留める。
⑤ 筋肉の停止部まで行う。
⑥ 上記の流れを3回繰り返す。

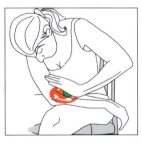

a：前腕を大腿に置き、前腕外側と後面あたりをボールで圧迫する。

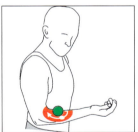

d：前腕外側と後面に圧迫を行う部位を示す。

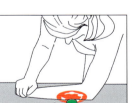

b：前腕と床の間にボールを置き、前腕外側と後面あたりを圧迫する。

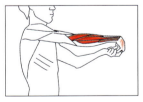

e：肩関節90度屈曲、手掌回内の状態で、反対側の手で指を屈曲させる。

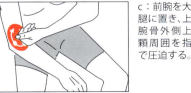

c：前腕を大腿に置き、上腕骨外側上顆周囲を指で圧迫する。

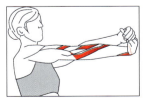

f：肩関節90度屈曲、手掌回外の状態で、反対側の手で指を屈曲させる。

SUPINATOR

回外筋

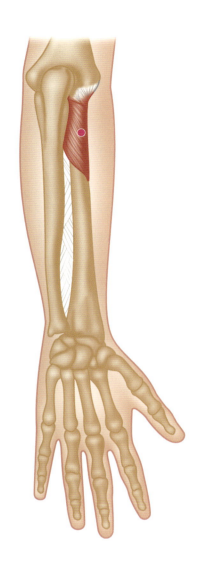

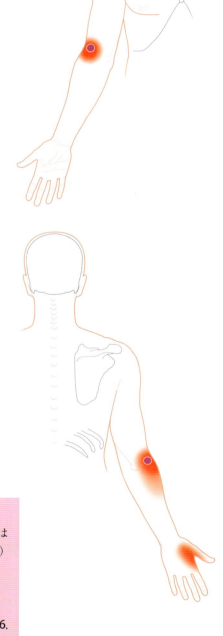

語源
ラテン語
supinus：仰向けに寝る

深層筋群の一部。回外筋は浅層筋群によって大部分が隠れている

起始部
上腕骨外側上顆、肘関節外側側副靭帯、橈骨輪状靭帯、尺骨回外筋稜

停止部
橈骨外側上1/3

作用
- 前腕を回外する（前腕の回外には上腕二頭筋も補助的に働いている）
- 拮抗筋：円回内筋、方形回内筋

神経
後骨間神経（橈骨神経の深枝〈C5, 6, <7>〉）

基本的な機能運動
ドアノブやドライバー（ねじ回し）を回す

関連痛パターン
上腕骨外側上顆や母指（背面）の水かき部分に限局した3～5cm程度の強い痛み

概　要

適　応
テニス肘／母指関節の痛み／肘の痛み（動作時、安静時）／ドアノブを回すときの痛み／回外時の痛み（限局的）／歩行の際に杖を長時間使用する／握手の際の痛み

原　因
腕を伸ばしての反復的な動作（テニス、犬の散歩、重い物を運ぶなど）／反復的な動作（捻じる、マッサージ、運転、アイロンがけなど）／外傷、捻挫／ラケットを使うスポーツ

鑑別診断
de Quervan's 腱滑膜炎／上腕骨外側上顆炎／機能障害（橈骨頭）

関連のあるもの
（総）指伸筋／上腕二頭筋／上腕三頭筋（付着部）／肘筋／上腕筋／長掌筋／腕橈骨筋／長橈側手根伸筋

施術者の治療方法

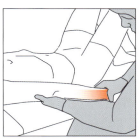
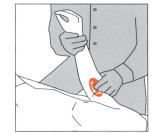

✓	✓	スプレー&ストレッチ
✓		ドライニードリング
		ディープストロ―キングマッサージ
✓	✓	虚血圧迫テクニック
✓	✓	マッスルエナジーテクニック
✓	✓	ポジショナルリリーステクニック
✓		注射

等尺性運動後の筋伸張法（PIR）
対象：急性期から慢性期にかけて
[手順]
① トリガーポイントを同定する。
② 罹患した筋肉／原因となる筋肉に対して十分な可動域が確認でき、患者が苦痛を感じない姿勢にする。
③ 罹患した／原因となる筋肉を、最大限痛みのない範囲まで、10～25％程度の力で収縮するよう指示する。その間、3～10秒間等尺性抵抗を加える。筋肉が短くならないように、身体の一部を固定する。
④ 患者に「筋肉は伸びているか」あるいは「まだ伸びるか」尋ねる。
⑤ 筋肉を伸張している間は、抵抗があるポイントまで引き伸ばすようなイメージで、筋肉を徐々に伸ばす（他動）。長さが変化することに気がつくだろう。
⑥ 上記の流れを数回繰り返す（通常3回）。

セルフケア

回外筋は深層筋であるため、腕橈骨筋と識別することが難しい。したがってストレッチが最もよいセルフケアである。

アドバイス
- キーボードをタイピングする際は、定期的な休息をとる。
- ストレッチを行う。
- 犬の散歩の際は、リードの持ち手を定期的に変える。
- 伸縮性のあるサポーターを使用させる。
- テニスのフォーム（手関節の持続的な背屈）を変える。
- グリップのサイズを変える。
- 長時間、物を握る動作や荷物を運ぶ動作を避ける。
- 杖を持つ手を定期的に変える。
- 圧迫包帯／肩ひもを使う。
- リュックサックを使う。

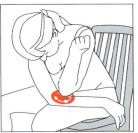

a：前腕を大腿に置き、肘窩横紋周囲前腕外側あたりを肘で圧迫する。

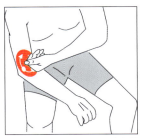

b：前腕を大腿に置き、肘窩横紋周囲前腕外側あたりを指で圧迫する。

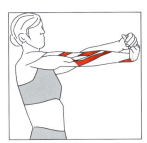

c：肩関節90度屈曲、手掌回外の状態で、反対側の手で指を屈曲させる。

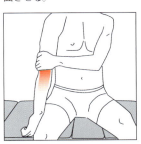

d：肘窩横紋周囲前腕外側あたりを手掌で圧迫する。

母指対立筋／母指内転筋

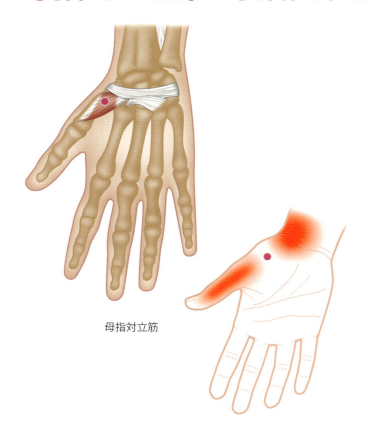

母指対立筋

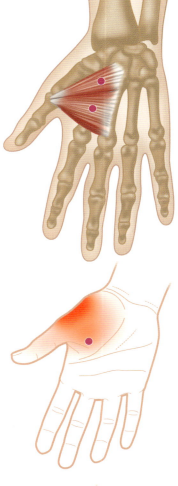

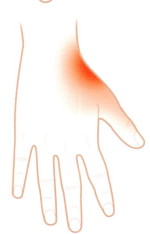

母指内転筋

語源
ラテン語
opponens：対立する
pollicis：母指の
adducere：～のほうへ

母指対立筋は母指球の一部であり、通常その一部は短母指屈筋と癒合し、短母指外転筋の深部に存在している

起始部
母指対立筋：屈筋支帯、大菱形骨
母指内転筋
斜走線維（斜頭）：第2・第3中手骨、有頭骨、小菱形骨
横走線維（横頭）：第3中手骨の掌側

停止部
母指対立筋：第1中手骨の橈側
母指内転筋：母指の基節骨底

作用
母指対立筋：母指を対立する（母指の指腹と他の指の指腹と接触させるような動作）
母指内転筋：母指を内転する
拮抗筋：長母指外転筋、短母指外転筋

神経
母指対立筋：正中神経（C6, 7, 8, T1）
母指内転筋：尺骨神経の深枝（C8, T1）

基本的な機能運動
母指対立筋：母指と他の指で小さい物をつまみ上げる
母指内転筋：ジャムのふたを開けるために、ふたを握る

関連痛パターン
母指対立筋：橈骨掌側茎状突起付近の手関節（手掌）や母指掌側に出現する痛み
母指内転筋：母指中手指節関節の手背周囲、または手掌周囲に限局した痛み（時に母指の水かき部分や母指球にも広がる）

概　要

適　応
草を刈る人にみられる母指の痛み／動作時の母指の痛み／つまみ動作を継続することが困難／メールやゲームを頻繁に行う人の母指／ビンを開けるときの痛み／ボタン掛け、裁縫、書き物、絵を描くなどの細かい作業ができない

原　因
手首、母指の損傷後／手首の副子固定／母指を握る／買い物かごを運ぶ／メールを打つ／タブレットなどを持つ／マッサージをする／細かい手作業（書き物、裁縫、編み物、絵画など）／楽器の演奏

鑑別診断
de Quervan's 腱滑膜炎／変形性関節症（母指：鞍関節）／関節リウマチ／手根管症候群／母指ばね指／下橈尺関節症／機能障害（手根骨）／骨折／亜脱臼

関連のあるもの
短母指外転筋／短母指屈筋／長母指屈筋

施術者の治療方法

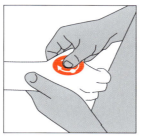
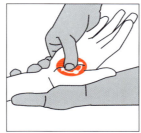
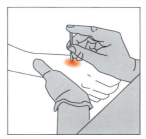

✓	✓	スプレー&ストレッチ
✓	✓	ドライニードリング
✓		ディープストロ―キングマッサージ
✓	✓	虚血圧迫テクニック
✓	✓	マッスルエナジーテクニック
✓	✓	ポジショナルリリーステクニック
✓		注射

虚血圧迫テクニック
①トリガーポイントを同定する。
②罹患した筋肉／原因となる筋肉に対して十分な可動域が確認でき、患者が苦痛を感じない姿勢にする。
③ゆっくりと徐々にトリガーポイントに圧力をかけ、罹患した筋肉／原因となる筋肉を抵抗が感じられるまで伸ばしていく。患者に不快な痛みがないようにする。
④トリガーポイントが軟らかく感じられるまで圧迫を維持する。数秒から数分間行う。
⑤抵抗感が変化するまで、繰り返し圧力を加える。
⑥治療効果を上げるため、繰り返し行う際は圧迫方向を変えてもよいだろう。

セルフケア

セルフマッサージ／虚血圧迫テクニックはとても効果的である。

反対の母指でトリガーポイントに圧をかけるだけで十分だろう。トリガーポイントが軟らかくなるまで押さえることが大切である。圧をかけることのできるさまざまな器具を使用してもいいかもしれない。

アドバイス
- 家でセルフストレッチと筋力トレーニングを行う。
- 定期的に休息をとる。
- 人間工学に基づいたペンなどの筆記具を使用する。
- 温める。

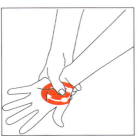
a:母指球あたりを指で圧迫する。

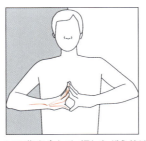
b:両指を合わせ、押しながら伸ばす。

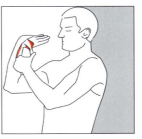
c:ストレッチを行いたい側の親指を反対側手で持ち伸展させる。

小手筋

SMALL HAND MUSCLES

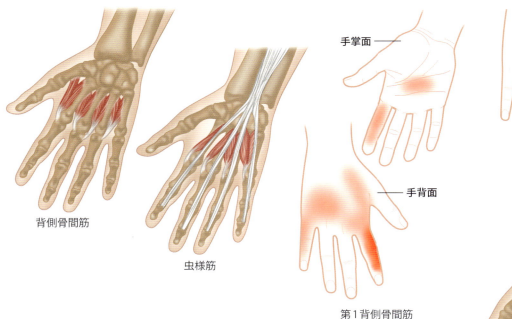

背側骨間筋
虫様筋
手掌面
手背面
第1背側骨間筋
第2背側骨間筋（手背面）

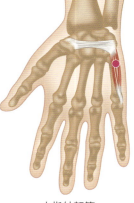

小指外転筋

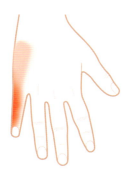

小指外転筋（手背面）

語源
ラテン語
dorsum：背部
interosseus：骨の間で
lumbricus：ミミズ（虫）
abducere：〜から離れて
digitus：指
minimi：最小の

小手筋は背側骨間筋、虫様筋、小指外転筋で構成される。4つの背側骨間筋は掌側骨間筋の約2倍の大きさがある。虫様筋は各指の間にあり、小さな円筒形の筋肉である。小指外転筋は小指球の最も浅層の筋肉である

起始部
背側骨間筋：隣り合う中手骨の相対する面（2頭をもって起こる）
虫様筋：深指屈筋腱
小指外転筋：豆状骨、尺側手根屈筋腱

停止部
背側骨間筋：第2〜4指の基節骨底
虫様筋：それぞれの指の背側で総指伸筋腱の外側（橈側）
小指外転筋：第5指の基節骨底の内側（尺側）

作用
背側骨間筋：指を外転する（中指から指を離すような運動）。中手指節関節の屈曲を補助する
拮抗筋：掌側骨間筋
虫様筋：指節間関節を伸展し、同時に中手指節関節を屈曲する
小指外転筋：第5指を外転する

神経
背側骨間筋：尺骨神経（C8, T1）
虫様筋
外側：正中神経（C⟨6⟩, 7, 8, T1）
内側：尺骨神経（C⟨7⟩, 8, T1）
小指外転筋：尺骨神経（C⟨7⟩, 8, T1）

基本的な機能運動
指を広げる。手から水を飲むために手掌を丸める（器状にする）。大きなボールをつかむ

関連痛パターン
第1背側骨間筋：示指の背面（外側半分）に出現する指の強い痛みと、手掌や手背に出現する不明瞭な痛み
他の背側骨間筋：関連の深い指に出現する痛み（例：図は第2背側骨間筋）
虫様筋：骨間筋と同様
小指外転筋：小指背面に出現する痛み

概　要

適　応
指の痛みとこわばり（例：プロの音楽家〈ピアニスト〉のヘバーデン結節でみられるような、摘む、握る際の痛み）／画家や彫刻家でみられる関節炎に伴う指の痛み／ブシャール結節（中指）

原　因
反復的に握る動作／手首を使う職業／パソコンマウスの長時間の使用／手首の損傷、副子固定／握る動作／買い物かごを運ぶ／キーボードでの作業／マッサージをする／細かい手作業（書き物、裁縫、編み物、絵画など）／楽器の演奏（ピアノ、ヴァイオリン、ギターなど）／スポーツ（ゴルフ、アーチェリー、フェンシングなど）

鑑別診断
神経根障害（頸部）／尺骨神経炎／胸郭出口症候群／神経絞扼（指）／機能障害（関節）

関連のあるもの
手の内在筋（母指）／斜角筋群／広背筋／中指屈筋／中指伸筋／大胸筋／上腕三頭筋の内側頭・外側頭

施術者の治療方法

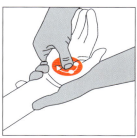

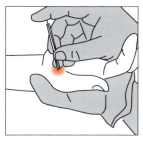

✓		スプレー&ストレッチ
✓		ドライニードリング
✓	✓	ディープストロッキングマッサージ
✓	✓	虚血圧迫テクニック
✓	✓	マッスルエナジーテクニック
✓	✓	ポジショナルリリーステクニック
✓		注射

虚血圧迫テクニック
①トリガーポイントを同定する。
②罹患した筋肉／原因となる筋肉に対して十分な可動域が確認でき、患者が苦痛を感じない姿勢にする。
③ゆっくりと徐々にトリガーポイントに圧力をかけ、罹患した筋肉／原因となる筋肉を抵抗が感じるまで伸ばしていく。患者に不快な痛みがないようにする。
④トリガーポイントが軟らかく感じられるまで圧迫を維持する。数秒から数分間行う。
⑤抵抗感が変化するまで、繰り返し圧力を加える。
⑥治療効果を上げるため、繰り返し行う際は圧迫方向を変えてもよいだろう。

セルフケア

セルフマッサージ／虚血圧迫テクニックはとても効果的である。

反対の母指でトリガーポイントに圧をかけるだけで十分だろう。トリガーポイントが軟らかくなるまで押さえることが大切である。消しゴムのついた鉛筆など圧をかけることのできるさまざまな器具を使用してもいいかもしれない。

アドバイス
- 反復的な動作から休息をとり、ストレッチを行う。
- セルフストレッチと筋力トレーニングを行う。
- 働く姿勢（人間工学に基づいているか）を確認する。
- スポーツ活動（ゴルフのグリップなど）を確認する。
- 人間工学に基づいたペンや刃物類を使用する。

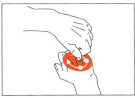

a：手背の手根骨の間を指で圧迫する。

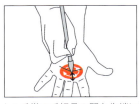

b：手掌の手根骨の間を先端に消しゴムが付いた鉛筆で圧迫する。

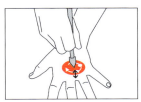

c：手背の手根骨の間を先端に消しゴムが付いた鉛筆で圧迫する。

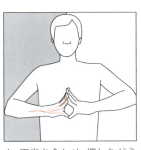

d：両指を合わせ、押しながら伸ばす。

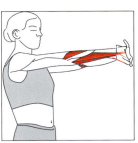

e：身体前面で手を組み、腕を伸ばす。

手関節痛

適応

手関節痛は、患者にも治療者にもいらだたしく、深刻な問題である。繰り返し行う作業、パソコンを使う仕事の姿勢、そして人間工学に基づかない職場環境が増え続けることで、反復運動損傷（RSI）や職業性過使用症候群を引き起こしている（適切な仕事環境を整えるためには第2章を参照）。症状としては、頸部、肩、上肢、手関節あるいは手における反復する痛み、あるいはこわばり（うずき、しびれ、冷感あるいは感覚の消失、握力の低下、持続力の低下、脆弱性）が生じる。そのため、頸肩上肢の疾患で手と手関節について考えることは重要なことである。治療に当たっては、手と手関節だけではなく、習慣的な悪い姿勢、さらには頭部・頸部・肩の障害をすべて考慮に入れるべきである。手関節の屈筋群や伸筋群にはたくさんのトリガーポイントがみつかることが多い。これらのすべてを確認し、治療する必要がある。

STEP 1

筋線維の方向と解剖について学ぶ。

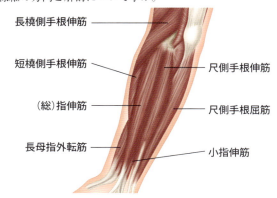
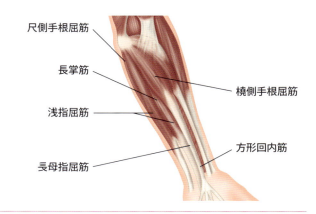

STEP 2

座位で斜角筋群（STP）と上部僧帽筋に対して注意深く虚血圧迫テクニック（ICT）を行う。菱形筋群に対し上下方向にゆっくりと滑らせるように圧力を加え、トリガーポイントに留める。

STEP 3

念入りにこの領域をマッサージする。

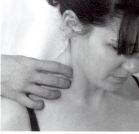
斜角筋群

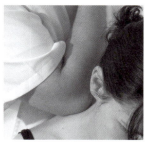
上部僧帽筋

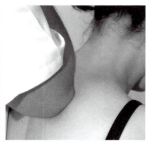
菱形筋群

STEP 4

背臥位で棘下筋、手関節屈筋群、上腕骨内側上顆付近（手関節屈筋に共通した起始部）、手関節伸筋群、上腕骨外側上顆付近（手関節伸筋に共通した起始部）、長掌筋（欠損している可能性がある）、前腕骨間膜（橈骨と尺骨の間に存在する骨間膜）、小手筋に対して虚血圧迫テクニック（ICT）を行う。

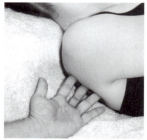
棘下筋

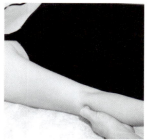
手関節屈筋群

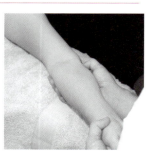
上腕骨内側上顆付近

STEP 5

肘関節から手にかけて、軽いマッサージを念入りに行う。

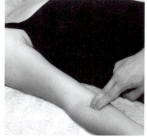
長掌筋

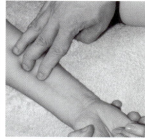
前腕骨間膜

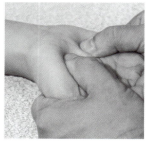
小手筋

第11章

殿部および大腿の筋肉
殿部痛・大腿痛・膝痛に対するトリガーポイント

Muscles of the Hip and Thigh

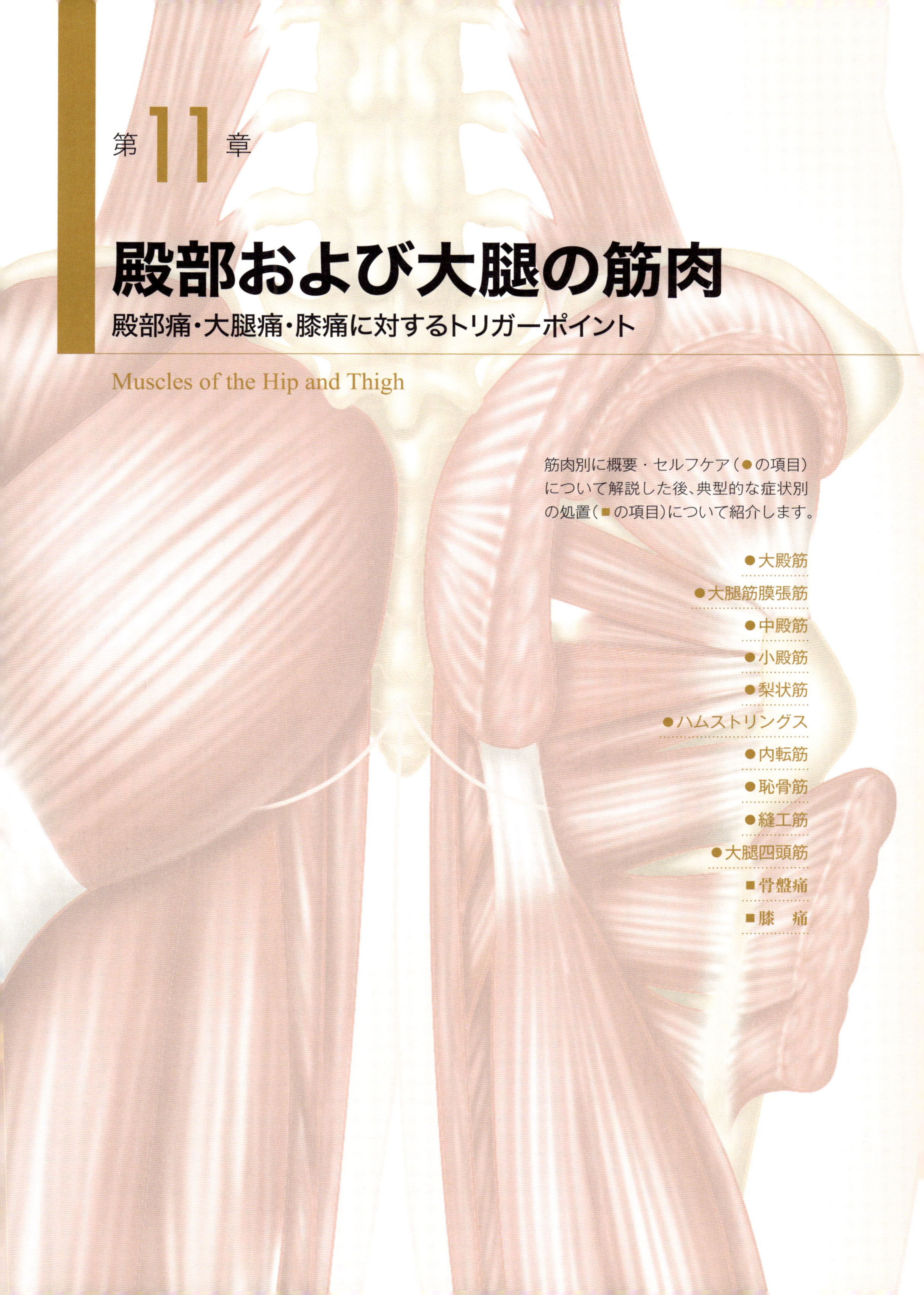

筋肉別に概要・セルフケア（●の項目）について解説した後、典型的な症状別の処置（■の項目）について紹介します。

- ●大殿筋
- ●大腿筋膜張筋
- ●中殿筋
- ●小殿筋
- ●梨状筋
- ●ハムストリングス
- ●内転筋
- ●恥骨筋
- ●縫工筋
- ●大腿四頭筋
- ■骨盤痛
- ■膝痛

GLUTEUS MAXIMUS

大殿筋

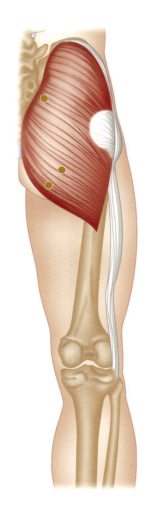

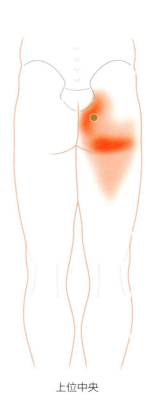

上位中央

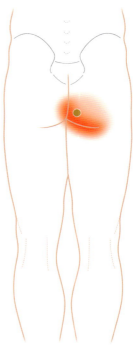

内側下方

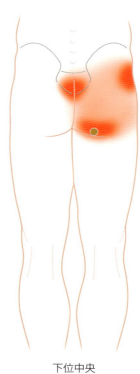

下位中央

語　源
ギリシャ語
gloutos：殿部
ラテン語
maximus：最大の

大殿筋は人体で最も粗大な筋線維からなる最重量筋であり、殿部の大部分を形成する

起始部
腸骨外面で後殿筋線の後方、腸骨稜、仙骨と尾骨の後面、仙結節靭帯、腰背腱膜

停止部
上部線維：腸脛靭帯
下部線維：大腿骨殿筋粗面

作　用
上部線維：股関節を外旋し、外転を補助する。腸脛靭帯に付着しているため、股関節伸展位の際に膝の固定を補助する
下部線維：股関節を伸展・外旋する（ランニング時やイスから立ち上がるときに働く）。体幹を伸展する。股関節の内転を補助する
拮抗筋：腸腰筋

神　経
下殿神経（L5, S1, 2）

基本的な機能運動
階段を昇る。イスから立つ

関連痛パターン
殿部3～4カ所に出現する強い痛み（殿溝下〈5～8cm〉に広範囲に存在する〈往来性の痛み〉）

Muscles of the Hip and Thigh

概　要

適　応
座位での痛み／階段を昇るときの痛み／歩行時の痛み（昇り）／屈曲時の痛み／殿部の痛み（水泳時にみられる、転倒・旅行後にみられる）／夜間痛／殿部、大腿部の屈曲制限／傾斜歩行／冷えによる痙攣／尾骨の痛み／硬いイスに座った際に"くぎの上に座っている"ような感覚／腰痛／股関節のこわばり

原　因
後ろのポケットに財布を入れたまま座る／継続的な職業上の運転や座位（特に背もたれがあるとき）／片側に横になって寝る／水泳／外傷（転倒など）／筋肉注射／脚長差／脊柱の異常／機能障害（仙腸関節）／山登り／特定の会社のイス、車のシート

鑑別診断
尾骨痛／骨盤内炎症性疾患／椎間板症（腰部：下位）／仙腸骨炎／坐骨結節、大転子滑液包炎／腰痛

関連のあるもの
中殿筋／小殿筋／腰方形筋／恥骨尾骨筋／ハムストリングス／腹筋群

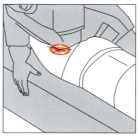
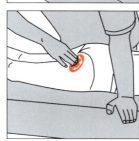
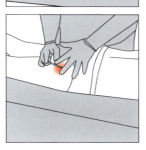

施術者の治療方法

✓	✓	スプレー&ストレッチ
✓	✓	ドライニードリング
✓	✓	ディープストロー キングマッサージ
✓	✓	虚血圧迫テクニック
✓	✓	マッスルエナジーテクニック
✓	✓	ポジショナルリリーステクニック
✓	✓	注射

虚血圧迫テクニック
①トリガーポイントを同定する。
②罹患した筋肉／原因となる筋肉に対して十分な可動域が確認でき、患者が苦痛を感じない姿勢にする。
③ゆっくりと徐々にトリガーポイントに圧力をかけ、罹患した筋肉／原因となる筋肉を抵抗が感じるまで伸ばしていく。患者に不快な痛みがないようにする。
④トリガーポイントが軟らかく感じるまで圧迫を維持する。数秒から数分間行う。
⑤抵抗感が変化するまで、繰り返し圧力を加える。
⑥治療効果を上げるため、繰り返し行う際は圧迫方向を変えてもよいだろう。

セルフケア

ゆっくり深部のトリガーポイントマッサージを行うことが効果的である。
ボールやローラーなど圧をかける道具がこの筋肉にはとても効果がある。また、虚血圧迫テクニックやディープストロー キングマッサージを取り入れてもよいだろう。

アドバイス
- 温める。
- 歩容や姿勢を分析する。
- 寝るときに膝の間に枕を入れる。
- 総合的なストレッチプログラムを指導する。
- 水泳（クロール）を行わないように指導する。
- 脚を組むのを避ける。
- 物を持ち上げるときは脚を曲げ、背中を真っ直ぐに保つようにする。
- 25分以上座り続けないようにする。
- 罹患側を下にして寝ないようにする。

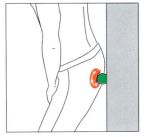

a：仙骨の際あたりをボールで圧迫する。

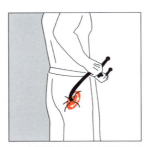

b：大転子と仙骨の中間あたりを器具で圧迫する。

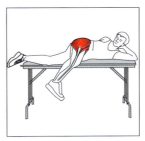

c：ベッドに側臥位となり、上の脚をベッドから降ろすように伸ばす。

TENSOR FASCIAE LATAE (TFL)

大腿筋膜張筋

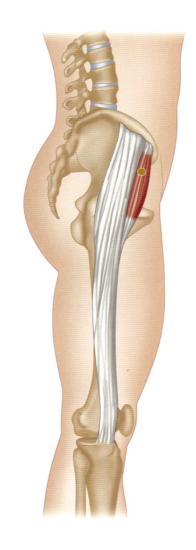
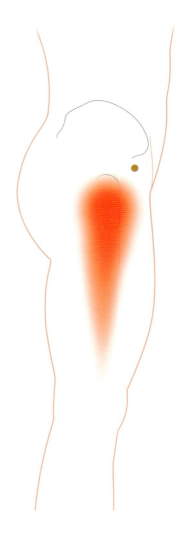

語　源
ラテン語
tendere：張る
fasciae：筋膜
latae：広い
大腿筋膜張筋は、股関節の外側面では大殿筋の前に位置する

起始部
腸骨稜外唇、上前腸骨棘

停止部
腸脛靭帯

作　用
- 股関節を屈曲、外転、内旋する
- 腸脛靭帯を緊張させ、膝を安定させる
- 大殿筋により生じた回旋エネルギーを変える

神　経
上殿神経（L4, 5, S1）

基本的な機能運動
歩行

関連痛パターン
大転子下外側から腓骨に向かって広がる強い楕円形の痛み

概　要

適　応
股関節や膝の痛み（外側）／側臥位での痛み／歩行時の痛み（速歩）／体育座り／股関節人工関節置換術後のリハビリテーション／大腿骨頚部骨折後のリハビリテーション／朝の股関節のこわばり

原　因
ランニング時の足の回内（足の問題をかばうために起こる）／下肢長差／股関節滑液包炎／機能障害（仙腸関節）／間違った腹筋運動／山登り／重い荷物を持ち上げる／肥満

鑑別診断
大転子滑液包炎／変形性股関節症／仙腸骨炎／脊椎症（腰部）

関連のあるもの
中殿筋／小殿筋／外側広筋／大腿直筋／縫工筋／腰方形筋／腸腰筋／傍脊柱筋

施術者の治療方法

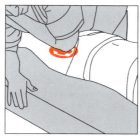
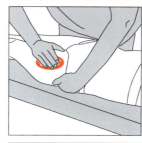
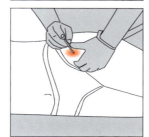

✓	✓	スプレー&ストレッチ
✓	✓	ドライニードリング
✓	✓	ディープストローキングマッサージ
✓	✓	虚血圧迫テクニック
✓	✓	マッスルエナジーテクニック
✓	✓	ポジショナルリリーステクニック
✓	✓	注射

虚血圧迫テクニック
①トリガーポイントを同定する。
②罹患した筋肉／原因となる筋肉に対して十分な可動域が確認でき、患者が苦痛を感じない姿勢にする。
③ゆっくりと徐々にトリガーポイントに圧力をかけ、罹患した筋肉／原因となる筋肉を抵抗が感じられるまで伸ばしていく。患者に不快な痛みがないようにする。
④トリガーポイントが軟らかく感じられるまで圧迫を維持する。数秒から数分間行う。
⑤抵抗感が変化するまで、繰り返し圧力を加える。
⑥治療効果を上げるため、繰り返し行う際は圧迫方向を変えてもよいだろう。

セルフケア

アドバイス
- 長時間同じ姿勢（屈曲位）でいることを避ける。
- 習慣的な姿勢（脚を組む、あるいは片脚立ち）を確認する。
- 寝るときに膝の間に枕を入れる。
- ランニングフォーム、歩容と姿勢を分析する。
- ウォーミングアップを行う。
- 定期的にセルフストレッチを行う。

セルフケアテクニック
①筋線維の方向を解剖学的に確認する。
②骨盤（頂点）から大腿前面に向かって痛い所を明確にする。
③反対に大腿から骨盤に向かっても痛い所を明確にする。
④痛みのある部位は母指を使い、すくいだすようにマッサージする。
⑤痛みのある所で留め、痛みが弱まるまでマッサージし、筋肉の停止部まで軽擦する。

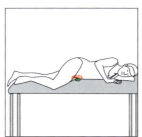

a：上前腸骨棘下方となるズボンのポケットあたりをボールで圧迫する。

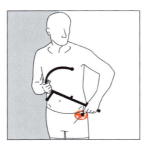

b：上前腸骨棘下方となるズボンのポケットあたりを器具で圧迫する。

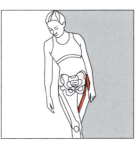

c：ストレッチを行いたい側が後ろにくるよう下肢を交差させて、体幹を後方の脚に向けて倒す。

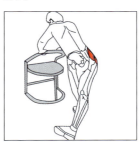

d：椅子につかまり、ストレッチを行いたい側を交差するよう後方に滑らせる。

中殿筋

GLUTEUS MEDIUS

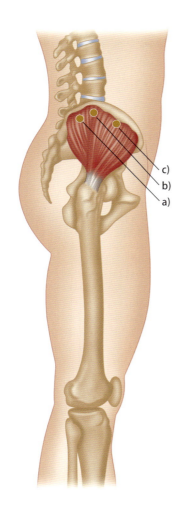
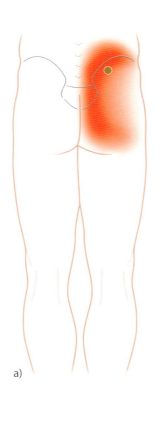
a)
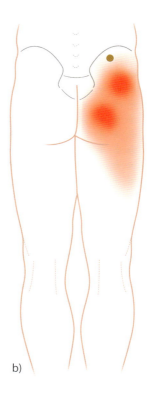
b)
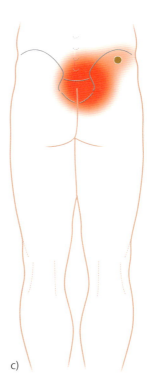
c)

語源
ギリシャ語
gloutos：殿部の
ラテン語
medius：中央の

中殿筋の大部分は大殿筋よりも深層にあるため表面からみえないが、大殿筋と大腿筋膜張筋の間では表面に現れる。歩行中、中殿筋は小殿筋とともに働くことで、骨盤が遊脚側に下がるのを防ぐ

起始部
腸骨外面で前殿筋線と後殿筋線の間（腸骨稜下方）

停止部
大腿骨大転子の外側面

作用
筋全体：股関節を外転する
前方線維：股関節を内旋し、屈曲を補助する
後方線維：股関節を軽度外旋する
拮抗筋：股関節外旋筋群

神経
上殿神経（L4, 5, S1）

基本的な機能運動
低いフェンスのような障害物を横からまたぐ

関連痛パターン
各部位共通：腰部、殿部中央、仙骨部や殿部外側から大腿後面上部へ広がる痛み

概　要

適　応
腰殿部の痛みと圧痛（重い荷物の持ち上げなど）／夜間痛／側臥位での痛み／股関節や脊髄の手術後／財布をポケットに入れたまま座る／脚長差／ベッドに寝た際の殿部、背中の痛み／変形性股関節症／股関節の損傷後や手術後／妊娠

原　因
スポーツでの怪我（テニス、ランニング、エアロビクス、自転車の立ち乗り）／転倒による外傷／オートバイ／殿部への注射／片脚で立つ／脚を組んで座る

鑑別診断
神経根障害（腰仙部）／仙腸骨炎／機能障害（股関節）／尾骨痛／大転子滑液包炎／腰痛／間欠性跛行

関連のあるもの
腰方形筋／大殿筋／小殿筋／恥骨尾骨筋／大腿筋膜張筋／腸脛靭帯／梨状筋／脊柱起立筋（腰部）

施術者の治療方法

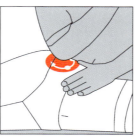
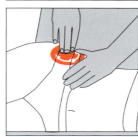
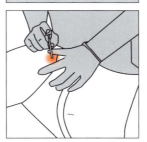

✓	✓	スプレー&ストレッチ
✓	✓	ドライニードリング
✓	✓	ディープストローキングマッサージ
✓	✓	虚血圧迫テクニック
✓	✓	マッスルエナジーテクニック
✓	✓	ポジショナルリリーステクニック
✓	✓	注射

虚血圧迫テクニック
①トリガーポイントを同定する。
②罹患した筋肉／原因となる筋肉に対して十分な可動域が確認でき、患者が苦痛を感じない姿勢にする。
③ゆっくりと徐々にトリガーポイントに圧力をかけ、罹患した筋肉／原因となる筋肉を抵抗が感じられるまで伸ばしていく。患者に不快な痛みがないようにする。
④トリガーポイントが軟らかく感じられるまで圧迫を維持する。数秒から数分間行う。
⑤抵抗感が変化するまで、繰り返し圧力を加える。
⑥治療効果を上げるため、繰り返し行う際は圧迫方向を変えてもよいだろう。

セルフケア

アドバイス
- 歩容や姿勢を分析する。
- 寝るときに膝の間に枕を入れる。
- 習慣的な姿勢を確認する。
- セルフストレッチを行う。

セルフケアテクニック
①筋線維の方向を解剖学的に確認する。
②骨盤の縁から大腿前面に向かって痛い所を明確にする。
③母指を使い、すくいだすようにマッサージする。
④痛みのある所で留め、痛みが弱まるまでマッサージする。もっと強い圧が必要な場合は肘を使ってもよい。
⑤筋の停止部まで軽擦を行う。

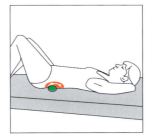

a：腸骨稜外面中間下方あたりをボールで圧迫する。

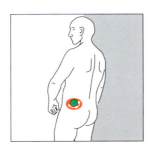

b：ボールで圧迫する部位を示す。

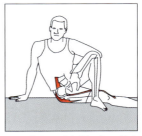

c：ストレッチを行いたい側の脚を反対側の脚をまたぐように立て身体をねじる。その際、横腹部に置いた手で身体を押し上げる。

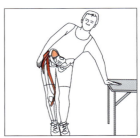

d：ストレッチを行いたい側と反対側の手をベッドに置き、殿部をベッドから離すように伸ばす。

小殿筋

GLUTEUS MINIMUS

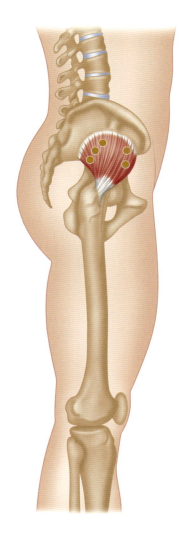

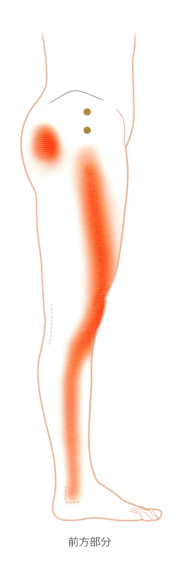

前方部分

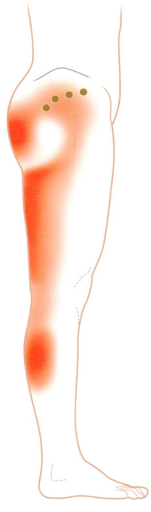

複数のトリガーポイント

語源
ギリシャ語
gloutos：殿部の
ラテン語
minimus：最小の

小殿筋は中殿筋の前下方で深部に位置しているため、中殿筋の線維によって表面からはみえない

起始部
腸骨外面で前殿筋線の前方

停止部
大転子前面

作用
- 股関節を外転、内旋し、屈曲を補助する
- 拮抗筋：股関節外旋筋群

神経
上殿神経（L4, 5, S1）

基本的な機能運動
低いフェンスのような障害物を横からまたぐ

関連痛パターン
殿部下方、股関節、膝を越えてくるぶしやふくらはぎまで広がる強い痛み（多羽状筋である小殿筋では、前方・中央・後方などに多数のトリガーポイントが存在する）

Muscles of the Hip and Thigh

概要

適応
動作時の痛み（立ち上がり）／歩行時の痛み／安静時の痛み／側臥位での痛み／夜間痛（寝られないこともある）／股関節人工関節置換術／坐骨神経痛／脚長差／姿勢の問題／ベッドに寝た際の股関節の痛み／変形性股関節症／股関節手術後

原因
財布をポケットに入れたまま座る／スポーツでの怪我（テニス、ランニング、自転車）／転倒による外傷／オートバイ／片脚で立つ／脚を組んで座る／股関節、膝、足首の損傷／骨折／脚のギプス

鑑別診断
神経根障害（腰部）／仙腸骨炎／機能障害（股関節）／坐骨神経炎／股関節滑液包炎

関連のあるもの
大腿筋膜張筋／大殿筋／中殿筋／外側広筋／腸脛靭帯／大腿直筋／腓骨筋／梨状筋／骨盤調整

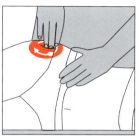
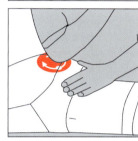
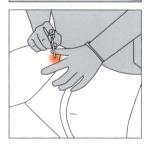

施術者の治療方法

✓	✓	スプレー&ストレッチ
✓	✓	ドライニードリング
✓	✓	ディープストロッキングマッサージ
✓	✓	虚血圧迫テクニック
✓	✓	マッスルエナジーテクニック
✓	✓	ポジショナルリリーステクニック
✓		注射

コントラクト リラックス／アンタゴニスト コントラクト（CRAC）テクニック
このテクニックはPIRとRIを組み合わせて行う。
①主動筋を収縮してもらう（患者が自動収縮後、術者は抵抗を加える）。
②主動筋を弛緩させる。
③拮抗筋を収縮してもらう。
④主動筋を弛緩させる。
⑤最初は求心性に収縮させ、その後遠心性に収縮させる。
⑥痛みがあり、特に不快な領域は、等尺性収縮（患者が抵抗を加える）を無理に行わないようにする。
⑦ストレッチは15〜30秒間行う。
⑧上記の流れを3回繰り返す。

セルフケア

坐骨神経痛を含む大部分の脚の痛みは、小殿筋およびハムストリングスと関わりがある。

アドバイス
- 歩容と姿勢を分析する。
- 習慣的な姿勢を確認する。
- 過剰な負荷を避ける。
- ベッドから脚を垂れ下げて行うストレッチをする（図d）。

セルフケアテクニック
①筋線維の方向を解剖学的に確認する。小殿筋は中殿筋よりも深層にあり、小さいことを注意する。
②骨盤の縁から股関節に向かって痛い所を明確にする。
③痛みのある所で留め、痛みが弱まるまでマッサージする。もっと強い圧が必要な場合は肘を使ってもよい。
④筋肉の停止部まで軽擦を行う。
⑤上記の流れを繰り返す。

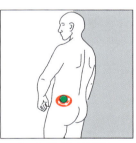

a：ボールで圧迫する部位。

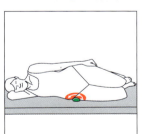

b：腸骨稜から大転子あたりをボールで圧迫する。

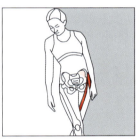

c：ストレッチを行いたい側が後ろにくるよう下肢を交差させ、体幹を後方の脚に向けて倒す。

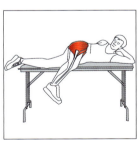

d：ベッドに側臥位となり、上の脚をベッドから降ろすように伸ばす。

PIRIFORMIS

梨状筋

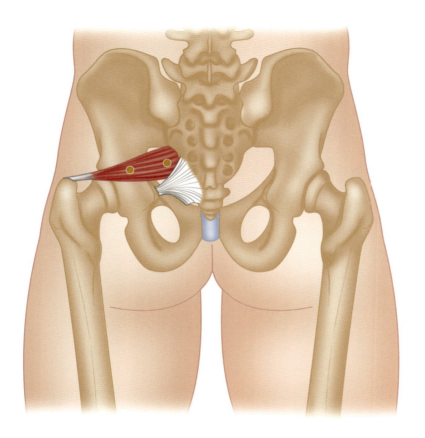
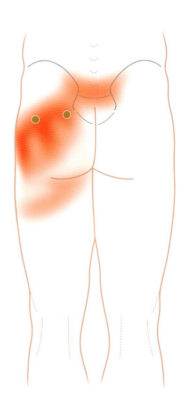

語源
ラテン語
pirum：西洋なし
forma：形の

梨状筋は大坐骨孔を通って骨盤を出る

起始部
仙骨前面、仙結節靭帯

停止部
大転子先端

作用
- 股関節を外旋する
- 股関節の屈曲時に股関節を外転する
- 大腿骨頭を寛骨臼に保持するのを補助する

神経
- 腰神経（L〈5〉）
- 仙骨神経（S1, 2）の前枝

基本的な機能運動
車から降りる際、第1歩を踏み出す動き

関連痛パターン
痛みの強い範囲が2カ所存在する
① 尾骨外側3〜4cmの範囲に出現する痛み
② 殿部／股関節後面外側7〜10cmの範囲に出現する痛み、または①と②の間で大腿から殿部にかけて広がる痛み

概　要

適　応
殿部の痛み（持続性、深部）／坐骨神経痛／下肢後面での血管圧迫／腰痛、殿部の痛み（座位で最も痛む）／転倒後や運転時に財布をポケットに入れたまま座る際の痛み／足の痛み／直腸の痛み／仙腸関節の痛み／性機能障害（性交疼痛症）／梨状筋症候群（坐骨神経痛、局所や骨盤の痛み）は女性に6倍多くみられる。座位において痛みが増強する

原　因
長時間の運転／転倒による外傷／自転車やオートバイの運転／片足で立つ／股関節の手術／脚を組んで座る／股関節、膝、足首の損傷／骨折／脚のギプス／ハイヒール／骨盤感染症（PID）／性交の体位／出産／股関節炎／機能障害（仙腸関節）／脚長差／誤った、あるいは古い装具

鑑別診断
仙腸骨炎／神経根障害（腰部）／尾骨痛／変形性股関節症／強直性脊椎炎（HLA〈ヒト白血球抗原〉-B27陽性）／脊柱管狭窄症／椎間板症（腰部）

関連のあるもの
脚長差／殿筋群／腰方形筋／ハムストリングス（起始部）／双子筋群／閉鎖筋群／大腿方形筋／肛門挙筋／尾骨筋

施術者の治療方法

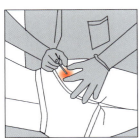

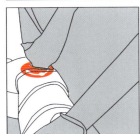

✓		スプレー＆ストレッチ
✓	✓	ドライニードリング
✓		ディープストローキングマッサージ
✓	✓	虚血圧迫テクニック
✓	✓	マッスルエナジーテクニック
✓	✓	ポジショナルリリーステクニック
✓	✓	注射

等尺性運動後の筋伸張法（PIR）
対象：急性期から慢性期にかけて
［手順］
①トリガーポイントを同定する。
②罹患した筋肉／原因となる筋肉に対して十分な可動域が確認でき、患者が苦痛を感じない姿勢にする。
③罹患した／原因となる筋肉を、最大限痛みのない範囲まで、10〜25％程度の力で収縮するよう指示する。その間、3〜10秒間等尺性抵抗を加える。筋肉が短くならないように、身体の一部を固定する。
④患者に「筋肉は伸びているか」あるいは「まだ伸びるか」尋ねる。
⑤筋肉を伸張している間は、抵抗があるポイントまで引き伸ばすようなイメージで、筋肉を徐々に伸ばす（他動）。長さが変化することに気がつくだろう。
⑥上記の流れを数回繰り返す（通常3回）。

セルフケア

梨状筋は深部にある筋肉で、炎症が起こると治りにくい筋肉である。そのため、施術者によりストレッチしてもらうことが一番である。自分でケアする際は、ボールが非常に役に立つ場合が多い。

アドバイス
- 脚を組んで座るような習慣的な姿勢を避ける。
- 歩容と姿勢を分析する（足部）。
- 運転姿勢（足部）を確認する。
- セルフストレッチを行う。
- セルフマッサージ道具を使用する。

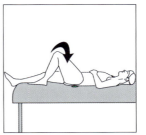

a：仙骨下方と大転子の中間にボールを置き、股関節外旋して圧迫する。

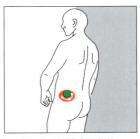

b：ボールで圧迫する部位。

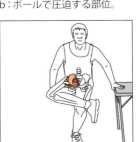

c：ストレッチを行いたい側の足部を反対側の膝蓋骨上部に置き、体幹を前屈させる。

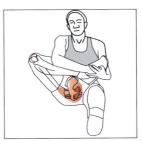

d：ストレッチを行いたい側の足部を両手で掴み、足部が胸部につくように押し込む。

ハムストリングス

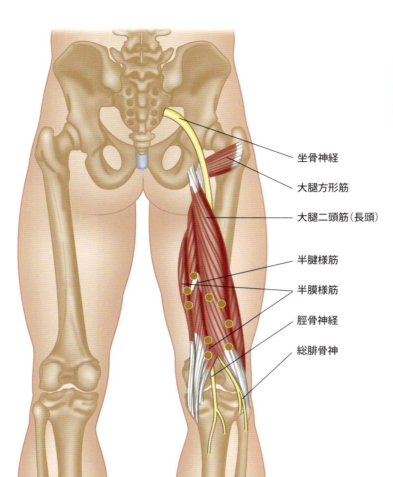
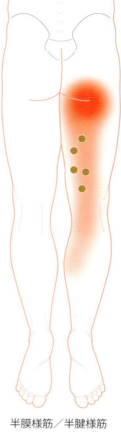

半膜様筋／半腱様筋

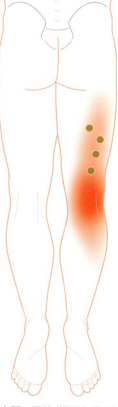

大腿二頭筋（短頭と長頭）

語源
ドイツ語
hamme：足の後面
ラテン語
stringere：一緒に線を引く

ハムストリングスは3つの筋からなる。内側から外側へ向かい半膜様筋、半腱様筋、大腿二頭筋が存在する

起始部
半膜様筋・半腱様筋：坐骨結節（座るときに当たる骨）
大腿二頭筋：坐骨結節、大腿骨後面

停止部
半膜様筋：脛骨内側顆
半腱様筋：脛骨粗面内側
大腿二頭筋：腓骨頭、脛骨外側顆

作用
筋全体：膝関節を屈曲する。股関節を伸展する
半膜様筋、半腱様筋*：膝関節屈曲時に下腿を内旋する
大腿二頭筋*：膝関節屈曲時に下腿を外旋する
拮抗筋：大腿四頭筋

神経
坐骨神経の枝（L4, 5, S1, 2, 3）

基本的な機能運動
ランニング中、遊脚相の減速期に作用することで、体幹が股関節で屈曲するのを防ぐ

関連痛パターン
半膜様筋／半腱様筋：殿溝の下あたりに10cmの範囲で出現する強い痛み。アキレス腱へ広がる下肢後面内側の痛み
大腿二頭筋：下肢の後面外側へ広がる痛み。膝関節後面に10cmの範囲で出現する強い痛み

＊半膜様筋、半腱様筋、大腿二頭筋（長頭）は坐骨神経脛骨神経部、大腿二頭筋（短頭）は坐骨神経総腓骨神経部と記載されることもある

概　要

適　応
大腿の痛み（後面：特に夜間に強い。座位、歩行時）／下肢後面の圧痛（跛行を引き起こすこともある）／座位で痛みが強くなる／手術後（腰部）／サイクリング、サッカー、バスケットボール、テニスなどでのハムストリングスの痛み

原　因
長時間の車の運転／誤った座り方、大腿の後面に突き刺さるような職場のイス／股関節の手術／脚を組んで座る／股関節、膝、足首の損傷／骨折／足のギプス／ハイヒール／脚長差／機能障害（仙腸関節）／スポーツの前後に行う誤ったストレッチ

鑑別診断
坐骨神経痛／神経根障害／肉離れ／骨炎／滑液包炎（変形性膝関節症）／機能障害（膝関節）／腱滑膜炎

関連のあるもの
梨状筋／膝窩筋／殿筋群／内閉鎖筋／外側広筋／足底筋／腓腹筋／胸腰傍脊柱筋群

施術者の治療方法

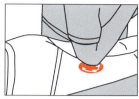
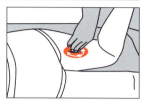
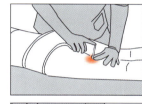
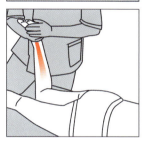

✓	✓	スプレー&ストレッチ
✓	✓	ドライニードリング
✓	✓	ディープストローキングマッサージ
✓	✓	虚血圧迫テクニック
✓	✓	マッスルエナジーテクニック
✓	✓	ポジショナルリリーステクニック
✓	✓	注射

コントラクト リラックス／アンタゴニスト コントラクト（CRAC）テクニック
このテクニックはPIRとRIを組み合わせて行う。
① 主動筋を収縮してもらう（患者が自動収縮後、術者は抵抗を加える）。
② 主動筋を弛緩させる。
③ 拮抗筋を収縮してもらう。
④ 主動筋を弛緩させる。
⑤ 最初は求心性に収縮させ、その後遠心性に収縮させる。
⑥ 痛みがあり、特に不快な領域は、等尺性収縮（患者が抵抗を加える）を無理に行わないようにする。
⑦ ストレッチは15〜30秒間行う。
⑧ 上記の流れを3回繰り返す。

セルフケア

ハムストリングスのトリガーポイントは、よくスポーツの前後の誤ったストレッチによって生じる。適切なストレッチを身につけることは非常に重要である。家ではボールやローラーなどで痛みやこわばりを和らげることができる。

アドバイス
- アイシング／ホットパックと定期的なセルフストレッチを行う。
- 運動前後にウォームアップやクールダウンを行う。
- 温める（温水シャワー、入浴）。
- 車の運転姿勢（座っている姿勢）を確認する。
- 働く姿勢を確認する。
- サイクリングの姿勢を確認する。

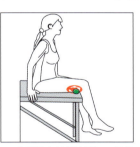

a：大腿骨内外側上顆の4横指上あたりをボールで圧迫する。

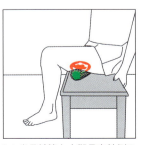

b：坐骨結節と大腿骨内外側の中間をローラーで圧迫する。

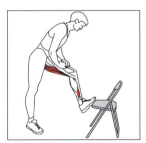

c：ストレッチを行いたい側の脚を軽く曲げた状態で椅子に置き、体幹を前屈させる。

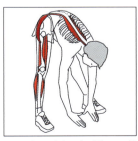

d：肩幅に立ち、腕が地面に着くよう体幹を前屈させる。

ADDUCTORS

内転筋

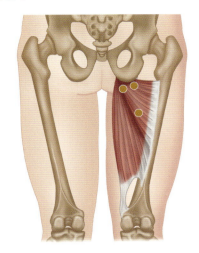

大内転筋：後面

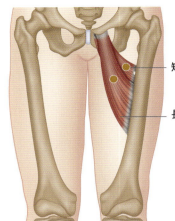

短内転筋
長内転筋

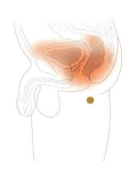

大内転筋高位のトリガーポイントにおける骨盤内の関連痛パターン

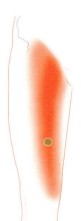

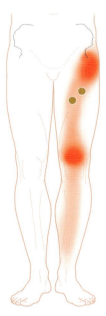

長内転筋／短内転筋

語源
ラテン語
adducere：〜のほうへ
magnus：大きい
brevis：短い
longus：長い

内転筋は大内転筋、短内転筋、長内転筋からなり、その中でも大内転筋は最大である。長内転筋は、3筋の中で最も前方に位置する。短内転筋は、大内転筋の前方に位置する。長内転筋上部線維の外側縁は大腿三角の内側縁を形成する（縫工筋は大腿三角の外側縁を、鼠径靱帯は上縁を形成する）

起始部
恥骨の前面（恥骨枝）
※大内転筋は坐骨結節からも起始する

停止部
股関節から膝関節まで大腿骨内側（大腿骨の全長）

作用
筋全体：股関節を内転・外旋する
長・短内転筋：伸展位にある大腿を屈曲させる。屈曲位にある大腿を伸展させる

神経
大内転筋：閉鎖神経の後枝（L2, 3, 4）、坐骨神経の脛骨神経部（L4, 5, S1）
短内転筋：閉鎖神経の前枝（L2, 3, 4）
※後枝からの神経支配を受けることもある。
長内転筋：閉鎖神経の前枝（L2, 3, 4）

基本的な機能運動
車の乗り降りの際、第2歩目にみられる動き

関連痛パターン
複数の関連痛がある
①股関節前面5〜8cmの範囲と膝上5〜8cmの範囲2カ所に出現する痛み
②大腿前面内側で、鼠径靱帯から膝関節内側にかけて出現する痛み
③大腿内側で、股関節から膝にかけて出現する痛み

Muscles of the Hip and Thigh

概　要

適　応
大腿の痛みと圧痛（深部内側）／股関節や下肢のこわばり（外転時）／体重負荷、股関節回旋による痛み／鼠径部の緊張／股関節のクリック音／大腿部の熱感や刺痛／股関節人工関節置換術後と骨折後のリハビリテーション／尿細管アシドーシス／下肢の腫脹／変形性股関節症

原　因
脚のスプリント（添え木）、ギプス／足、足首の問題／体操などでの突然の過負荷／サッカー、アイススケート／乗馬／スキー／脚を組んで座る

鑑別診断
剥離／機能障害（恥骨結合部）／神経障害／リンパ節（腫脹）症／ヘルニア（腰部）／膝痛／変形性股関節症／ヘルニア（大腿部）

関連のあるもの
恥骨筋／内側広筋／腸腰筋／外側広筋／縫工筋（下端）

施術者の治療方法

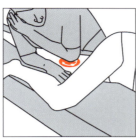

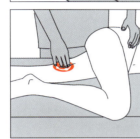

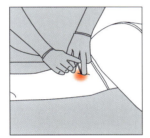

✓		スプレー&ストレッチ
✓		ドライニードリング
✓	✓	ディープストローキングマッサージ
✓	✓	虚血圧迫テクニック
✓	✓	マッスルエナジーテクニック
✓	✓	ポジショナルリリーステクニック
✓		注射

等尺性運動後の筋伸張法（PIR）
対象：急性期から慢性期にかけて
[手順]
① トリガーポイントを同定する。
② 罹患した筋肉／原因となる筋肉に対して十分な可動域が確認でき、患者が苦痛を感じない姿勢にする。
③ 罹患した／原因となる筋肉を、最大限痛みのない範囲まで、10〜25％程度の力で収縮するよう指示する。その間、3〜10秒間等尺性抵抗を加える。筋肉が短くならないように、身体の一部を固定する。
④ 患者に「筋肉は伸びているか」あるいは「まだ伸びるか」尋ねる。
⑤ 筋肉を伸張している間は、抵抗があるポイントまで引き伸ばすようなイメージで、筋肉を徐々に伸ばす（他動）。長さが変化することに気がつくだろう。
⑥ 上記の流れを数回繰り返す（通常3回）。

11　殿部および大腿の筋肉

セルフケア

直接指で圧をかけたり、ボールやマッサージ道具（図b：セラケイン）を使用する。

アドバイス
- トリガーポイントが少なくなるまで運動を控える。
- 家でストレッチを行う。
- ジムでの過剰な運動を避ける。
- 習慣的な姿勢を確認する。
- スキー／サイクリングの技量をチェックする。
- ビタミン／ミネラル不足に注意する。

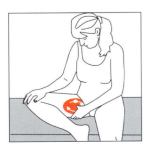

a：恥骨枝と大腿骨内側（大内転筋：坐骨結節と大腿骨内側）の間を指で圧迫する。

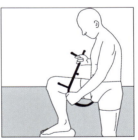

b：恥骨枝と大腿骨内側（大内転筋：坐骨結節と大腿骨内側）の間を器具で圧迫する。

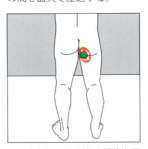

c：ボールで圧迫する部位を示す。

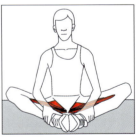

d：両足裏を合わせるようにあぐらをかいて、膝を地面に押し込む。

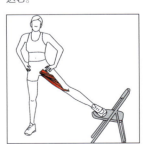

e：ストレッチを行いたい側の脚を椅子に置いて、反対側の脚を椅子から遠ざけるように伸ばす。

PECTINEUS

恥骨筋

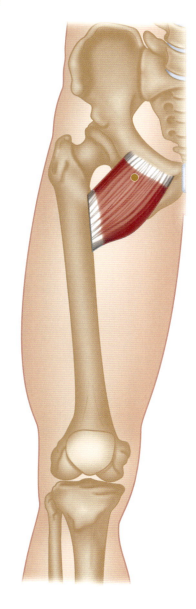
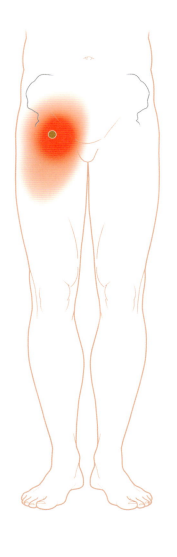

語源
ラテン語
pectinatus：くしの形をした

恥骨筋は、大腰筋と長内転筋の間に位置する

起始部
恥骨櫛

停止部
大腿骨恥骨筋線

作用
- 股関節を内転、屈曲する

神経
大腿神経（L2, 3, 4）
※閉鎖神経（L3）から支配されることもある

基本的な機能運動
真っすぐな線の上を歩く

関連痛パターン
- 鼠径部前面8〜12cmの範囲に出現する強い痛み
- 大腿前面外側に向かい楕円状に広がる痛み

概　要

適　応
鼠径部の痛み（持続的）／鼠径部の緊張／股関節の痛み／股関節人工関節置換術後のリハビリテーション／股関節（大腿骨頸部）骨折後／妊娠時／産後／性交時の痛み／股関節の痛み（ジム：内転運動）／変形性股関節症

原　因
脚のスプリント（添え木）、ギプス／足、足首の問題／体操などでの突然の過負荷／サッカー、アイススケート／乗馬／スキー／脚を組んで座る

鑑別診断
ヘルニア（鼠径部／大腿部）／リンパ節（腫脹）症／知覚異常性大腿神経痛／神経根、血管障害（腰部）

関連のあるもの
長内転筋／短内転筋／腸腰筋／脚長差

施術者の治療方法

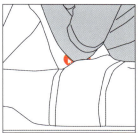
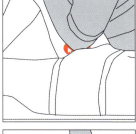
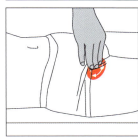
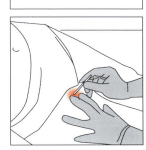

✓		スプレー&ストレッチ
✓		ドライニードリング
✓		ディープストローキングマッサージ
✓	✓	虚血圧迫テクニック
✓	✓	マッスルエナジーテクニック
✓	✓	ポジショナルリリーステクニック
✓		注射

等尺性運動後の筋伸張法（PIR）
対象：急性期から慢性期にかけて
[手順]
① トリガーポイントを同定する。
② 罹患した筋肉／原因となる筋肉に対して十分な可動域が確認でき、患者が苦痛を感じない姿勢にする。
③ 罹患した／原因となる筋肉を、最大限痛みのない範囲まで、10〜25％程度の力で収縮するよう指示する。その間、3〜10秒間等尺性抵抗を加える。筋肉が短くならないように、身体の一部を固定する。
④ 患者に「筋肉は伸びているか」あるいは「まだ伸びるか」尋ねる。
⑤ 筋肉を伸張している間は、抵抗があるポイントまで引き伸ばすようなイメージで、筋肉を徐々に伸ばす（他動）。長さが変化することに気がつくだろう。
⑥ 上記の流れを数回繰り返す（通常3回）。

セルフケア

直接指で圧をかけたり、ボールやマッサージ道具（図a：セラケイン）を使用する。

アドバイス
- トリガーポイントが少なくなるまで運動を控える。
- ヨガのポーズ（ロータス：蓮の華）のような股関節内転や屈曲の動作を反復的に行うことを避ける。
- 脚を組んで座るのを避ける。

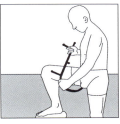
a：鼠径部中央、恥骨結節外1横指あたりを器具で圧迫する。

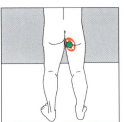
b：ボールで圧迫する部位を示す。

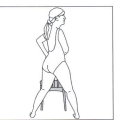
c：両手で椅子をしっかり持ち、ストレッチを行いたい側と反対側に体幹を回旋させる。

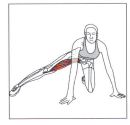
d：ストレッチを行いたい側の脚を外方に開き、反対側の膝を地面につけ、ストレッチを行いたい側の脚を外に伸ばす。

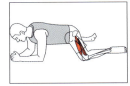
e：つま先を外に向けた状態で両膝を地面につけ、床に胸を近づけるとともに膝を開く。

SARTORIUS

縫工筋

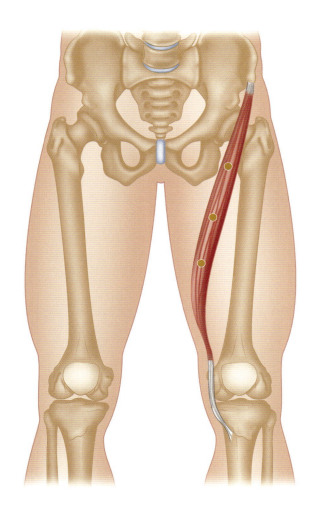
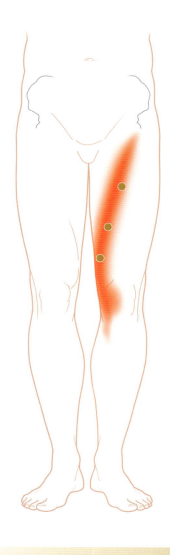

語源
ラテン語
sartor：裁縫師、仕立屋、テイラー

縫工筋は大腿前部において最浅層にある筋肉であり、体内で最も長い帯状筋でもある。この筋肉の上1/3の内側縁は大腿三角の外側縁を形成する（長内転筋は内側縁を形成し、鼠径靭帯は上縁を形成する）。縫工筋が作用するのは、裁縫師のようにあぐらをかくような動作である（ラテン語のsartorからその名がついた）

起始部
上前腸骨棘

停止部
脛骨粗面内側

作用
- 股関節を屈曲する（歩行時やランニング時に下肢を前方に出す動作を補助する）
- 股関節を外旋・外転する
- 膝関節を屈曲する
- 膝関節屈曲後に下腿の内旋を補助する

※これらの作用は、対側の膝の上に踵を乗せる動作という表現で要約される

神経
大腿神経（L2, 3,〈4〉）

基本的な機能運動
あぐらをかく

関連痛パターン
上前腸骨棘の前面内側から大腿内側、さらには膝関節内側に出現する不明瞭な痛み

Muscles of the Hip and Thigh

概　要

適　応
大腿の鈍い痛み（前面）／股関節から膝関節内側へ広がる鋭い、うずくような痛み／捻じって転倒した後の痛み

原　因
歩容と姿勢の問題／体操などでの突然の過負荷／サッカー、アイススケート／乗馬／スキー／転倒

鑑別診断
知覚異常性大腿神経痛／膝関節病変／神経根障害（腰部）／リンパ節（腫脹）症（鼠径部）／血管病変／ヘルニア（鼠径部、大腿部）

関連のあるもの
内側広筋／大腿二頭筋／薄筋／恥骨筋／大腿筋膜張筋

施術者の治療方法

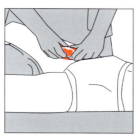
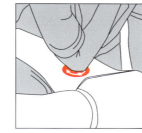
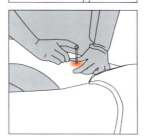

✓	✓	スプレー&ストレッチ
✓	✓	ドライニードリング
✓	✓	ディープストローキングマッサージ
✓	✓	虚血圧迫テクニック
✓	✓	マッスルエナジーテクニック
✓	✓	ポジショナルリリーステクニック
✓	✓	注射

虚血圧迫テクニック
①トリガーポイントを同定する。
②罹患した筋肉／原因となる筋肉に対して十分な可動域が確認でき、患者が苦痛を感じない姿勢にする。
③ゆっくりと徐々にトリガーポイントに圧力をかけ、罹患した筋肉／原因となる筋肉を抵抗が感じられるまで伸ばしていく。患者に不快な痛みがないようにする。
④トリガーポイントが軟らかく感じられるまで圧迫を維持する。数秒から数分間行う。
⑤抵抗感が変化するまで、繰り返し圧力を加える。
⑥治療効果を上げるため、繰り返し行う際は圧迫方向を変えてもよいだろう。

セルフケア

痛みが出現しやすく、繊細な領域であるためセルフマッサージが最も有効な方法である。抗凝固剤を服薬している場合は、あざ（内出血）にならないように気をつける。

アドバイス
- 歩容と姿勢を分析する。
- 長時間のあぐらを避ける。
- 習慣的な姿勢を確認する。
- 肥満での過度な活動／運動を避ける（例：外反足でのランニング）。
- セルフストレッチを行う。
- 寝るとき、膝の間に枕を入れる。

セルフケアテクニック
①筋肉を確認する。
②大腿内側から始め、下方へ向かってスライド／ストローキングマッサージをトリガーポイントまで行う。
③トリガーポイントが和らぐまで継続的に圧を加える。
④膝の停止部までストローキングマッサージを行う。

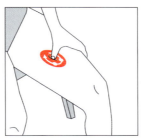

a：上前腸骨棘と脛骨粗面内側の中間を指で圧迫する。

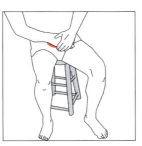

b：上前腸骨棘内下方を指で圧迫する。

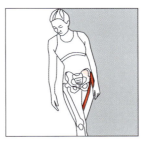

c：ストレッチを行いたい側が後ろにくるよう下肢を交差させ、体幹を後方の脚に向けて倒す。

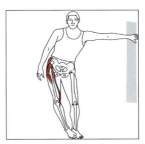

d：ストレッチを行いたい側と反対側の手で壁を持ち、殿部を壁から離すように伸ばす。

QUADRICEPS

大腿四頭筋

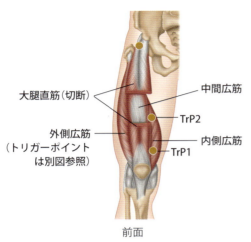
前面

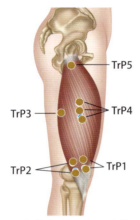
TrP1を治療するためには膝蓋骨を外に動かす必要があるだろう

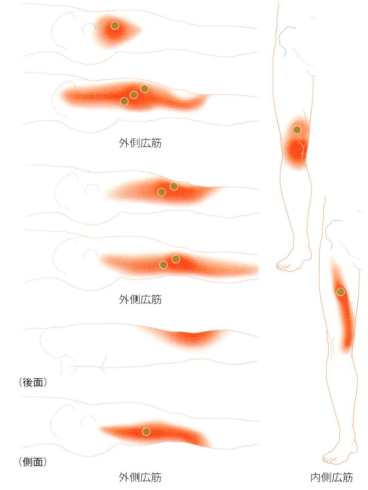

語源
ラテン語
quadriceps：四頭ある
rectus：一直線の
femoris：大腿骨の
vastus：大きいあるいは広大な
lateralis：横の
mediallis：中間の
intermedius：中央の間

大腿四頭筋は、大腿直筋、外側広筋、内側広筋、中間広筋で構成される。これらすべては、膝関節の運動に関与するが、股関節の運動に関与する筋肉は、2つの起始頭を持つ大腿直筋のみである。大腿四頭筋は、座位から立つ際、歩行時、階段を昇る際などに膝を伸展する。広筋群は腰を下ろす動きをコントロールするために働く

起始部
広筋群（内側、外側、中間広筋）：大腿骨の上1/2
大腿直筋：下前腸骨棘、完骨臼上縁

停止部
膝蓋靭帯を経て脛骨粗面

作用
広筋群（内側、外側、中間広筋）：膝関節を伸展する
大腿直筋：膝関節を伸展、股関節を屈曲する（ボールを蹴るような動作は、これらの作用が組み合わさった動作である）
拮抗筋：ハムストリングス

神経
大腿神経（L2, 3, 4）

基本的な機能運動
階段を昇る。サイクリング

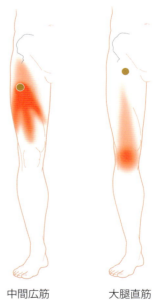

関連痛パターン
各筋共通：大腿前面内側／大腿外側に出現する痛み（外側広筋は多くの関連痛を誘発する）

Muscles of the Hip and Thigh

概要

適応
大腿部の痛みと筋力低下／膝折れ／夜間痛／膝の痛み（伸展時）／股関節骨折後／大腿骨骨折後の固定／膝蓋大腿関節の可動性の減少／体重負荷時による痛み／若者の原因不明の膝の痛み／階段を下りるときの痛み、筋力低下（大腿直筋）／膝関節付近の「刺すような痛み」／膝が「崩れる」（内側広筋、中間広筋）／膝蓋骨トラッキング（膝蓋骨走行：patella tracking）問題 – 膝蓋軟骨軟化症（外側広筋）／ジャンパー、ランナー膝／むずむず脚症候群／半月板の痛み

原因
ハムストリングスの問題／スポーツ、ジムでの過負荷や誤ったトレーニング（スキー、サッカー、スクワットなど）／足や足首への誤った生体力学／大腿（座ったときにできる腰から膝頭までの水平な部分）に子供を乗せることなど長時間の膝への圧力

鑑別診断
腸脛靭帯症候群／機能障害（膝蓋大腿関節）／大腿四頭筋の伸展障害／腱炎／神経根障害（腰部）／大腿神経病変／膝疾患／機能障害

関連のあるもの
腸腰筋／大腿筋膜張筋／殿筋群／縫工筋

*チュビグリップ（Tubigrip™）　固定用の弾性包帯のことで、捻挫や肉離れの急性期の処置の際に圧迫固定用弾性包帯として使われる。

施術者の治療方法

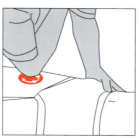
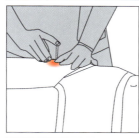
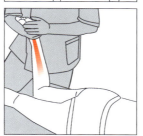

✓	✓	スプレー&ストレッチ
✓	✓	ドライニードリング
✓	✓	ディープストローキングマッサージ
✓	✓	虚血圧迫テクニック
✓	✓	マッスルエナジーテクニック
✓	✓	ポジショナルリリーステクニック
✓	✓	注射

コントラクト リラックス／アンタゴニスト コントラクト（CRAC）テクニック
このテクニックはPIRとRIを組み合わせて行う。
①主動筋を収縮してもらう（患者が自動収縮後、術者は抵抗を加える）。
②主動筋を弛緩させる。
③拮抗筋を収縮してもらう。
④主動筋を弛緩させる。
⑤最初は求心性に収縮させ、その後遠心性に収縮させる。痛みがあり、特に不快な領域は、等尺性収縮（患者が抵抗を加える）を無理に行わないようにする。
⑥ストレッチは15〜30秒間行う。
⑦上記の流れを3回繰り返す。

セルフケア

大腿四頭筋のトリガーポイントにセルフケアを行う際、ボール、ローラー、マッサージ道具（図：セラケイン）などが有用である。

アドバイス
- 荷物を上げるときの姿勢に気を付ける。
- チュビグリップ*を使用する。
- 長期の固定を避ける。
- 家でセルフストレッチを行う。
- 歩容や姿勢を分析する。
- ジムでの激しいスクワットを避ける。
- ホットパックや交代浴の後セルフストレッチを行う。
- サイクリング中に休憩をとる。
- 正座を避ける。
- 寝るとき、枕を膝の間に入れて寝る。

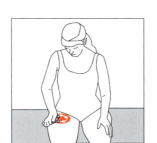

a：下前腸骨棘下方付近を器具で圧迫する（大腿直筋、中間広筋）。

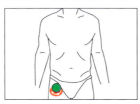

b：ボールで圧迫する部位を示す（大腿直筋、中間広筋）。

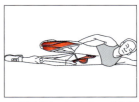

c：側臥位にてストレッチを行いたい側の足首を持ち後方に伸ばす。

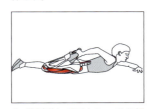

d：腹臥位にてストレッチを行いたい側の足首を持ち上方に伸ばす。

11　殿部および大腿の筋肉

PELVIC PAIN

骨盤痛

適応

症状としては、性交中の痛み、筋痙攣あるいは鋭い痛み、骨盤内部の圧迫感または重圧感、激しく持続する痛み、間欠的な痛み、鈍痛、排便中の痛み、月経困難症に伴う痛みなどを含む。

トリガーポイントに対する治療や自己療法は簡便で非侵襲的な治療がよい。

STEP 1
筋線維の方向と解剖について学ぶ。

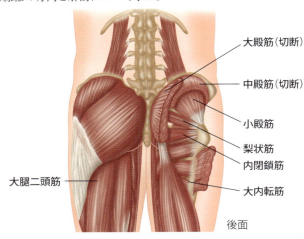
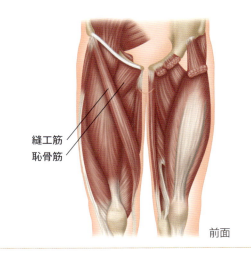

後面 / 前面

STEP 2
腹臥位で大殿筋、梨状筋、大腿二頭筋起始部、棘筋、骨盤底筋に対して虚血圧迫テクニック（ICT）を行う。

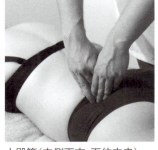
大殿筋（内側下方、下位中央）

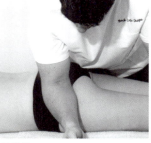
梨状筋

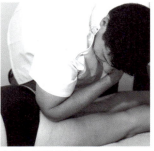
大腿二頭筋起始部

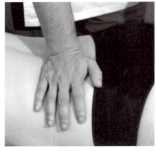
棘筋、骨盤底筋

STEP 3
側臥位で恥骨筋と大内転筋（起始部）に対して虚血圧迫テクニック（ICT）を行う。

STEP 4
背臥位で腹直筋下部（STP）、大腰筋（同側の膝を屈曲させた状態で行う）、短趾屈筋（足底）、縫工筋腱（停止部）、内／外閉鎖筋に対して虚血圧迫テクニック（ICT）を丹念に行う。

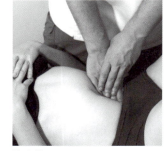
腹直筋

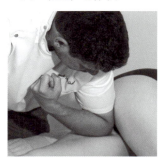
恥骨筋、大内転筋

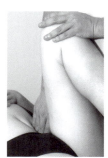
大腰筋

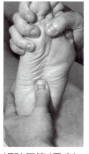
短趾屈筋（足底）

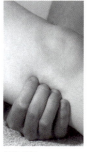
縫工筋

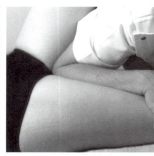
内／外閉鎖筋

膝痛

適応

膝の障害に関する兆候や症状は、他の痛みとは大きく異なる。膝関節は非常に複雑な関節で、多くの骨・関節・軟部組織から成る。さらに、膝は一生涯使用することから、さまざまな損傷や疾患の影響を受けやすいため、膝関節では共通の部位が障害されやすい。頻回に起こる障害として靭帯の損傷、半月板損傷、滑液包炎、腱損傷などがある。そのため、痛みの原因に関して注意深い検査が必要である。次に示す治療手順がさまざまな障害に対して非常に効果的である。

STEP 1

筋線維の方向と解剖について学ぶ。

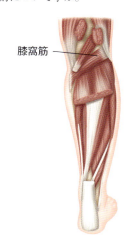
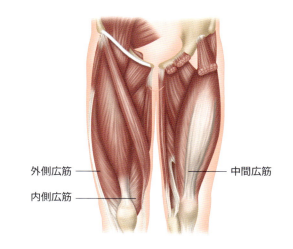

STEP 2

腹臥位で膝窩筋に対して虚血圧迫テクニック（ICT）を行う。

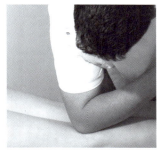

膝窩筋

STEP 3

上方へ向かって念入りにディープストローキングマッサージを行う。

STEP 4

背臥位で行う。膝関節をわずかに屈曲した状態で、膝関節の内側・外側関節裂隙部のマッサージを行う。
その後、内側広筋／外側広筋の停止部、大腿四頭筋、膝蓋骨の直上、膝蓋靭帯、膝蓋骨直下（STP）に対して虚血圧迫テクニック（ICT）を行う。

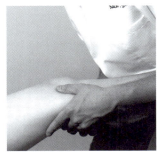
内側・外側裂隙部

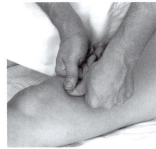
内側広筋

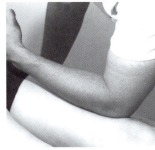
大腿四頭筋

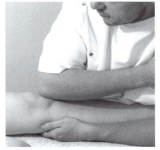
膝蓋靭帯

第 **12** 章

下腿および足部の筋肉
下肢痛・足首痛・足の痛みに対するトリガーポイント

Muscles of the Leg and Foot

筋肉別に概要・セルフケア（●の項目）について解説した後、典型的な症状別の処置（■の項目）について紹介します。

- ● 前脛骨筋
- ● 長趾伸筋／長母趾伸筋
- ● 長腓骨筋／短腓骨筋／第3腓骨筋
- ● 腓腹筋
- ● 足底筋
- ● ヒラメ筋
- ● 膝窩筋
- ● 長趾屈筋／長母趾屈筋
- ● 後脛骨筋
- ● 足の浅層筋
- ● 足の深層筋
- ■ 足関節痛
- ■ 足部痛

TIBIALIS ANTERIOR

前脛骨筋

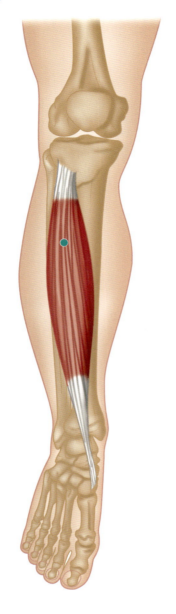
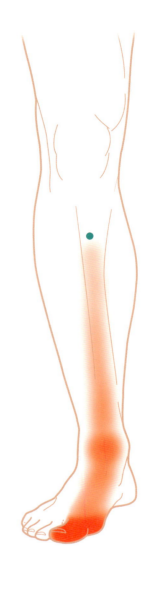

語源
ラテン語
tibia：パイプ／フルート／脛の骨
anterior：前の

起始部
脛骨外側顆、脛骨外側面上1/2、下腿骨間膜

停止部
内側楔状骨の内側面および足底面、第1中足骨底

作用
- 足関節を背屈する
- 足部を内返し（内反）する
- 拮抗筋：長腓骨筋、腓腹筋、ヒラメ筋、足底筋、後脛骨筋

神経
深腓骨神経（L4, **5**, S1）

基本的な機能運動
歩行とランニング（踵の着地後、足が地面にたたきつけられるのを防ぐ補助をする。下肢を前方に出す際に、足先が地面につかないように足関節を背屈する）

関連痛パターン
- 脛骨前面内側に沿って出現する不明瞭な痛み
- 足関節（前面から母趾全体に）3〜5cmの範囲で広がる痛み

Muscles of the Leg and Foot

概　要

適　応
足関節の痛みと圧痛／母趾の痛み／シンスプリント（前側コンパートメント症候群）／足をひきずる／足関節の筋力低下（子供）／痛風／ターフトゥ（turf toe：母趾付け根の痛み、つま先立ちしたときの痛み）／転倒／バランスの問題

原　因
直接的な外傷／足首を捻じる／ブーツや靴が合っていない／誤った装具の使用／でこぼこな道を歩く／母趾をぶつける／過負荷（歩行や車のアクセルペダルなど）

鑑別診断
椎間板症（腰部）／足趾の関節炎／前側コンパートメント症候群／シンスプリント／静脈瘤

関連のあるもの
長母趾伸筋／第3腓骨筋／短母趾伸筋／短趾伸筋／長趾伸筋／長母趾屈筋／第1背側骨間筋

施術者の治療方法

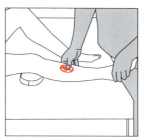
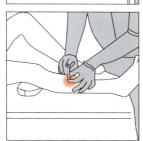
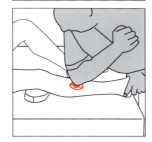

✓	✓	スプレー&ストレッチ
✓		ドライニードリング
✓	✓	ディープストローキングマッサージ
✓	✓	虚血圧迫テクニック
✓	✓	マッスルエナジーテクニック
✓	✓	ポジショナルリリーステクニック
✓		注射

虚血圧迫テクニック
① トリガーポイントを同定する。
② 罹患した筋肉／原因となる筋肉に対して十分な可動域が確認でき、患者が苦痛を感じない姿勢にする。
③ ゆっくりと徐々にトリガーポイントに圧力をかけ、罹患した筋肉／原因となる筋肉を抵抗が感じられるまで伸ばしていく。患者に不快な痛みがないようにする。
④ トリガーポイントが軟らかく感じられるまで圧迫を維持する。数秒から数分間行う。
⑤ 抵抗感が変化するまで、繰り返し圧力を加える。
⑥ 治療効果を上げるため、繰り返し行う際は圧迫方向を変えてもよいだろう。

セルフケア

セルフマッサージはとても効果的だろう。静脈瘤があるときには注意が必要である。筋肉が表面にあるため、ボール、フック（図b）や圧をかける道具もまた使用するとよいだろう。

アドバイス
- 長時間の運転やペダルを踏む動作（自転車など）を避ける。
- ランニングフォームやランニングシューズを替える。
- 傾斜面を長時間歩くことを避ける。
- 総合的なストレッチプログラム（交代浴など）を指導する。
- 車の座席を調節する。
- 運転中は、靴の踵部分に滑り止めの付いたものを履く。

セルフケアテクニック
① 解剖を確認する。
② トリガーポイントを明らかにする。
③ 下方へ向かってストローキングマッサージを行う。
④ 軟らかくなるまで、トリガーポイントに圧を留める。
⑤ 筋肉の停止部まで行う。
⑥ 上記の流れを3回繰り返す。

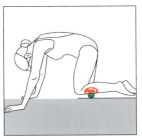
a：前脛骨筋の上方1/3あたりをボールで圧迫する。

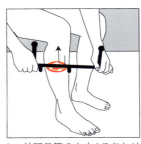
b：前脛骨筋の上方1/3あたりを器具で圧迫する。

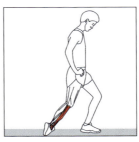
c：ストレッチを行いたい側の脚を後方に引き、足の甲を地面に押し付ける。

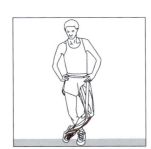
d：ストレッチを行いたい側の脚を反対側前方で交差し、足の甲を地面に押し付ける。

長趾伸筋／長母趾伸筋

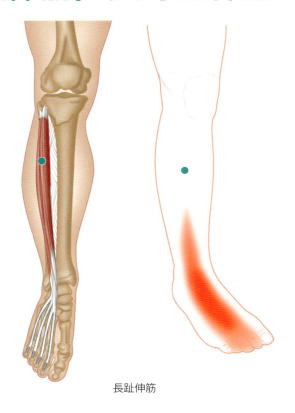

長趾伸筋

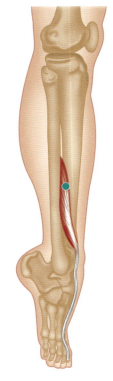

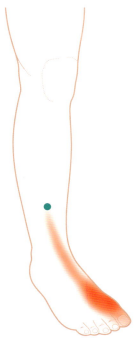

長母趾伸筋

語源
ラテン語
extendere：伸ばす
digitus：足趾
hallux：母趾
longus：長い

手に存在する腱のように、長趾伸筋が足の基節骨の背面を覆っている（伸筋フード：extensor hoods）。これらのフードは骨間筋ではなく、虫様筋と短趾伸筋の腱でつながっている。長母趾伸筋は、前脛骨筋と長趾伸筋の間の深層に存在する

起始部
長趾伸筋：脛骨外側顆、腓骨内側、下腿骨間膜
長母趾伸筋：腓骨内側中央1/2、下腿骨間膜

停止部
長趾伸筋：第2〜5趾の背側に沿って存在し、それぞれの腱は分かれて中節骨底と末節骨底へ
長母趾伸筋：母趾の末節骨底

作用
長趾伸筋：中足趾節関節を背屈する。趾節間関節の背屈を補助する。足関節の背屈と足部の外返し（外反）を補助する
拮抗筋：長趾屈筋、短趾屈筋
長母趾伸筋：母趾のすべての関節を背屈する。足関節を背屈する。足部の内返し（内反）を補助する
拮抗筋：長母趾屈筋、短母趾屈筋

神経
深腓骨神経（L4, 5, S1）

基本的な機能運動
階段を昇る（足趾が段につまずかないようにする）

関連痛パターン
長趾伸筋：足背から第2〜4趾へ広がる痛み
長母趾伸筋：母趾背面全体に出現する痛み

Muscles of the Leg and Foot

概要

適応
足の痛み（足背）／中足骨痛症／母趾の痛み（頑固な痛み）／夜間のこむら返り／前側コンパートメント症候群／ハンマー趾／鷲爪趾

原因
直接的な外傷／足首を捻じる／ブーツや靴が合っていない／誤った装具の使用／でこぼこな道を歩く／疲労骨折／スプリント（副子固定）／母趾をぶつける／スポーツ（サッカー、サイクリング、登山など）

鑑別診断
ハンマー趾（槌趾）／鷲爪趾／腱膜瘤／腓骨頭の病変／コンパートメント症候群／下垂足（上位運動ニューロンの問題）／腱炎／腱損傷

関連のあるもの
腓骨筋／前脛骨筋

施術者の治療方法

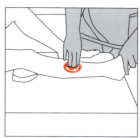
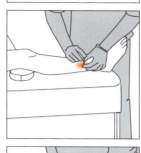
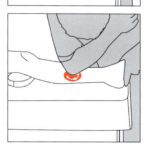

✓	✓	スプレー&ストレッチ
✓	✓	ドライニードリング
✓	✓	ディープストローキングマッサージ
✓	✓	虚血圧迫テクニック
✓	✓	マッスルエナジーテクニック
✓	✓	ポジショナルリリーステクニック
✓		注射

等尺性運動後の筋伸張法（PIR）
対象：急性期から慢性期にかけて
[手順]
① トリガーポイントを同定する。
② 罹患した筋肉／原因となる筋肉に対して十分な可動域が確認でき、患者が苦痛を感じない姿勢にする。
③ 罹患した／原因となる筋肉を、最大限痛みのない範囲まで、10～25%程度の力で収縮するよう指示する。その間、3～10秒間等尺性抵抗を加える。筋肉が短くならないように、身体の一部を固定する。
④ 患者に「筋肉は伸びているか」あるいは「まだ伸びるか」尋ねる。
⑤ 筋肉を伸張している間は、抵抗があるポイントまで引き伸ばすようなイメージで、筋肉を徐々に伸ばす（他動）。長さが変化することに気がつくだろう。
⑥ 上記の流れを数回繰り返す（通常3回）。

セルフケア

セルフマッサージは効果的だろう。筋肉が深部にあるため、ボール、圧をかける道具は使うべきではない。

アドバイス
- 靴を確認する。
- 歩容を分析する。
- 運動するときや寝るときの足の位置を確認する。
- 装具を使用する。
- 体重負荷を伴う運動を再検討する。
- 働く姿勢を確認する。

セルフケアテクニック
① 解剖を確認する。
② トリガーポイントを明らかにする。
③ 下方へ向かってストローキングマッサージを行う。
④ 軟らかくなるまで、トリガーポイントに圧を留める。
⑤ 筋肉の停止部まで行う。
⑥ 上記の流れを3回繰り返す。

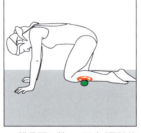

a：腓骨頭の数cm下方（長趾伸筋）、腓骨前方下腿中央（長母趾伸筋）あたりをボールで圧迫する。

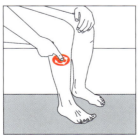

b：腓骨頭の数cm下方（長趾伸筋）、腓骨前方下腿中央（長母趾伸筋）あたりを指で圧迫する。

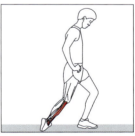

c：ストレッチを行いたい側の脚を後方に引き、足の甲を地面に押し付ける。

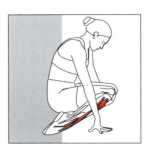

d：自分の体重を使い両足の甲を地面に押し付ける。

FIBULARIS (PERONEUS) LONGUS, BREVIS, TERTIUS

長腓骨筋／短腓骨筋／第3腓骨筋

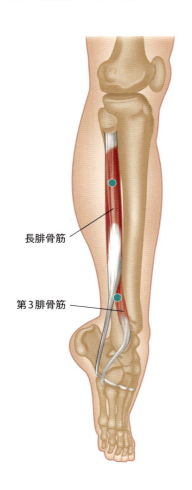
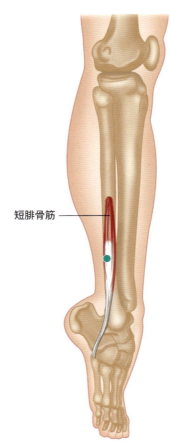
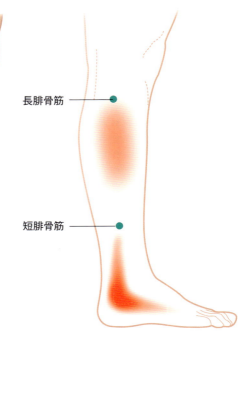

語源
ラテン語
fibula：ピン／留め金
longus：長い
brevis：短い
tertius：第3の

長腓骨筋の停止腱の走行は、足の横アーチと外側縦アーチの維持を補助する。短腓骨筋からの細長い筋は、小趾の長趾伸筋腱と合流するため、小趾腓骨筋と呼ばれることもある。第3腓骨筋は、長趾伸筋の下外側から部分的に分かれる

起始部
長腓骨筋：腓骨外側面上2/3、脛骨外側顆
短腓骨筋：腓骨外側面下2/3、隣接する筋間中隔
第3腓骨筋：腓骨下部の前縁、下腿骨間膜

停止部
長腓骨筋：内側楔状骨の足底面、第1中足骨底
短腓骨筋：第5中足骨粗面
第3腓骨筋：第5中足骨底

作用
長腓骨筋：足部を外返し（外反）する。足関節の底屈を補助する
拮抗筋：前脛骨筋
短腓骨筋：足部を外返し（外反）する
第3腓骨筋：足関節を背屈する。足部を外返し（外反）する

神経
浅腓骨神経（L4, 5, S1）

基本的な機能運動
歩行とランニング。でこぼこ道を歩く

関連痛パターン
各筋共通：外果付近（前後）で線状に広がる痛み（足の外側に沿って出現する不明瞭な痛みで、時に下腿外側面中1/3にも出現する）

Muscles of the Leg and Foot

概 要

適 応
足の回内／反復的な内返し、外返しによる損傷／くるぶし付近の圧痛／足関節の筋力低下／骨折（ギプス固定）後のリハビリテーション／足の問題（たこ、いぼ、神経腫など）／足趾の変形性関節症／中足骨痛症／足首のこわばり／外側コンパートメント症候群

原 因
直接的な外傷／過去の骨折／足首を捻じる／ブーツや靴が合っていない／誤った装具の使用／でこぼこな道を歩く／スプリント（ギプス）／スポーツ（ランニング、サッカー、サイクリング、登山、水泳など）／靴（ハイヒール）／きつい靴下を履く／長時間脚を組む／つま先を立てたままうつ伏せに寝る

鑑別診断
断裂／骨折（足、第1中足骨）／足部の疾患／機能障害（腓骨頭：総腓骨神経）／母趾の疾患／変形性関節症（足関節）／歩行障害／外側コンパートメント症候群／変形性股関節症

関連のあるもの
大腿筋膜張筋／小殿筋／長趾伸筋／短趾伸筋／短母趾伸筋

施術者の治療方法

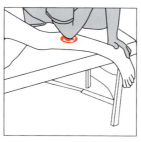
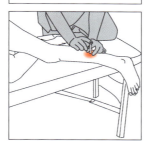

✓	✓	スプレー&ストレッチ
✓	✓	ドライニードリング
✓	✓	ディープストローキングマッサージ
✓	✓	虚血圧迫テクニック
✓	✓	マッスルエナジーテクニック
✓	✓	ポジショナルリリーステクニック
✓	✓	注射

等尺性運動後の筋伸張法（PIR）
対象：急性期から慢性期にかけて
[手順]
①トリガーポイントを同定する。
②罹患した筋肉／原因となる筋肉に対して十分な可動域が確認でき、患者が苦痛を感じない姿勢にする。
③罹患した／原因となる筋肉を、最大限痛みのない範囲まで、10〜25％程度の力で収縮するよう指示する。その間、3〜10秒間等尺性抵抗を加える。筋肉が短くならないように、身体の一部を固定する。
④患者に「筋肉は伸びているか」あるいは「まだ伸びるか」尋ねる。
⑤筋肉を伸張している間は、抵抗があるポイントまで引き伸ばすようなイメージで、筋肉を徐々に伸ばす（他動）。長さが変化することに気がつくだろう。
⑥上記の流れを数回繰り返す（通常3回）。

セルフケア

セルフマッサージが効果的だろう。筋肉は表面にあるのでボール、圧をかける道具も使うことができる。

アドバイス
- 踵の高い靴／低い靴を避ける。
- アイシング／ホットパックとセルフストレッチを行う。

- しっかり足首をサポートする。
- 踵部分に滑り止めの付いた靴／装具を履く。
- 歩容や姿勢を分析する。
- 靴を確認する。

セルフケアテクニック
①解剖を確認する。
②トリガーポイントを明らかにする。
③下方へ向かってストローキングマッサージを行う。
④軟らかくなるまで、トリガーポイントに圧を留める。
⑤筋肉の停止部まで行う。
⑥上記の流れを3回繰り返す。

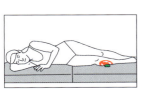
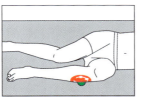
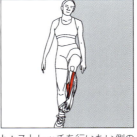
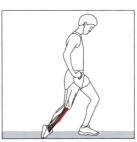

a：側臥位、脚の重さを使い腓骨頭の3横指下あたり（長腓骨筋）、外果の5横指上あたり（短腓骨筋）、外果の3横指上脛骨の2横指外を結ぶあたり（第3腓骨筋）をそれぞれボールで圧迫する。

b：ストレッチを行いたい側の脚を上げて、足部を内返しにさせる。

c：ストレッチを行いたい側の脚を後方に引いて、足の甲を地面に押し付ける。

腓腹筋

GASTROCNEMIUS

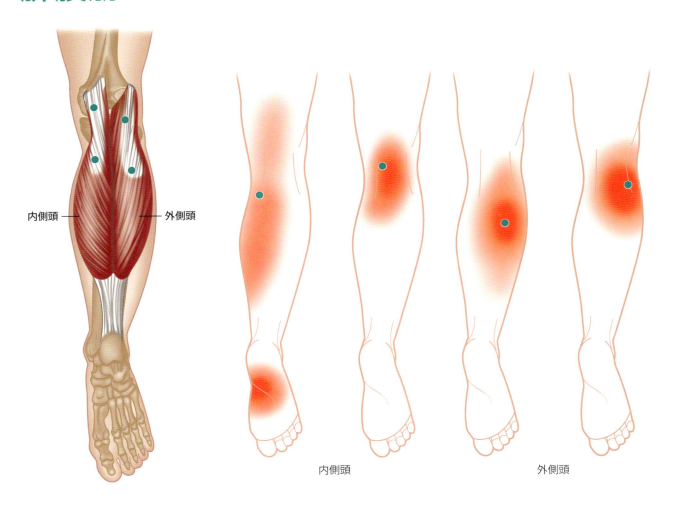

内側頭　　外側頭

語源
ギリシャ語
gaster：腹
kneme：脚

腓腹筋は、下腿三頭筋を構成する筋肉の1つで、ふくらはぎの外形を形成する。下腿三頭筋は、腓腹筋・ヒラメ筋と足底筋で構成される。膝の裏に当たる膝窩は、下方の両辺を腓腹筋と足底筋の筋腹により、上外側の辺を大腿二頭筋腱により、上内側の辺を半膜様筋腱と半腱様筋腱により構成されている

起始部
内側頭：大腿骨内側上顆
外側頭：大腿骨外側上顆

停止部
踵骨隆起（腓腹筋とヒラメ筋の腱が合わさることで踵骨腱〈アキレス腱〉を形成し、踵骨隆起に停止する）

作用
- 足関節を底屈する
- 膝関節の屈曲を補助する（歩行時やランニング時に主に働く）
- 拮抗筋：前脛骨筋

神経
脛骨神経（S1, 2）

基本的な機能運動
つま先立ちをする

関連痛パターン
各部位共通：膝裏、下肢後面、足底に広がる痛み（いくつかのトリガーポイントが内側頭と外側頭の筋腹と付着部に、また付属トリガーポイントが足関節に存在する。最も一般的な4カ所は内側頭と外側頭に存在し、図に示したポイントである）

Muscles of the Leg and Foot

概　要

適　応
ふくらはぎの痛みやこわばり／夜間のこむら返り／足の痛み（足底）／膝裏の痛み／扁平足（アーチがなくなる）

原　因
直接的な外傷／過去の骨折／足首を捻じる／ブーツや靴が合っていない／誤った装具の使用／でこぼこな道を歩く（昇り坂）／スプリント（ギプス）／長時間の運転／職業／スクワット運動が必要なスポーツ（ランニング、サッカー、サイクリング、登山、水泳など）／靴（ハイヒール）／きつい靴下／長時間脚を組む／つま先を立てたままうつ伏せに寝る／こむら返り／生化学的な要因（ビタミン、ミネラル）／薬の副作用

鑑別診断
血栓性静脈炎／深部静脈血栓症（静脈瘤・間欠性跛行）／S1神経根障害／ベーカー嚢腫／後側コンパートメント症候群／アキレス腱炎／シーバー病＊／滑液包炎

＊シーバー病　小児における踵の痛み

関連のあるもの
ヒラメ筋／足底筋／前脛骨筋／後脛骨筋／長趾屈筋／足趾伸筋群

施術者の治療方法

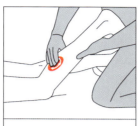

✓	✓	スプレー＆ストレッチ
✓	✓	ドライニードリング
✓	✓	ディープストローキングマッサージ
✓	✓	虚血圧迫テクニック
✓	✓	マッスルエナジーテクニック
✓	✓	ポジショナルリリーステクニック
✓		注射

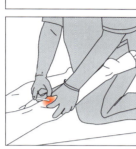

等尺性運動後の筋伸張法（PIR）
対象：急性期から慢性期にかけて
[手順]
①トリガーポイントを同定する。
②罹患した筋肉／原因となる筋肉に対して十分な可動域が確認でき、患者が苦痛を感じない姿勢にする。
③罹患した／原因となる筋肉を、最大限痛みのない範囲まで、10〜25％程度の力で収縮するよう指示する。その間、3〜10秒間等尺性抵抗を加える。筋肉が短くならないように、身体の一部を固定する。
④患者に「筋肉は伸びているか」あるいは「まだ伸びるか」尋ねる。
⑤筋肉を伸張している間は、抵抗があるポイントまで引き伸ばすようなイメージで、筋肉を徐々に伸ばす（他動）。長さが変化することに気がつくだろう。
⑥上記の流れを数回繰り返す（通常3回）。

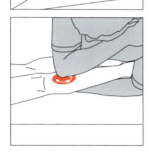

セルフケア

セルフマッサージは効果的である。反対側の膝を使って行ってもよいだろう（図b）。筋肉は表面にあるのでボール、圧をかける道具も使うことができる。

ストレッチはふくらはぎの筋肉のトリガーポイントを和らげるのにとても有効である。

アドバイス
- 踵の高い靴を避ける。
- セルフストレッチを行う。
- 運動前後でウォームアップとクールダウンを行う。
- アイシング／ホットパックとセルフストレッチを行う。
- 定期的にランニングシューズを替える。
- 姿勢を確認する。

セルフケアテクニック
①解剖を確認する。
②トリガーポイントを明らかにする。
③軟らかくなるまで、トリガーポイントに圧を留める。

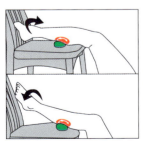

a：膝窩横紋内外側5横指下あたりにボールを置き、脚を矢印の方向に動かし圧迫する。

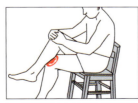

b：膝窩横紋内外側5横指下あたりを反対側の膝を使って圧迫する。

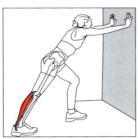

c：壁から少し離れた所に立ち、ストレッチを行いたい側の脚を後方に引き、体重を前に移動させる。

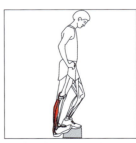

d：台の上に乗り、ストレッチを行いたい側の踵を出し下方に押し付ける。

下腿および足部の筋肉

PLANTARIS
足底筋

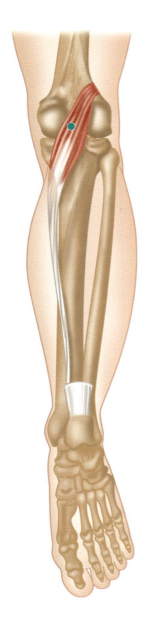
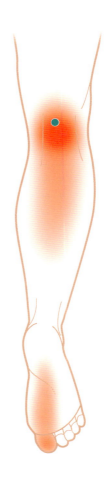

語　源
ラテン語
planta：足底

下腿三頭筋の一部。足底筋の細長い腱は、上肢でいう長掌筋の腱に相当する

起始部
大腿骨外側上顆、膝関節の斜膝窩靱帯

停止部
踵骨隆起

作　用
- 足関節を底屈する
- 膝関節を軽度屈曲する
- 拮抗筋：前脛骨筋

神　経
脛骨神経（L4, **5**, S1, 〈2〉）

基本的な機能運動
つま先立ちをする

関連痛パターン
膝窩部2〜3cmの範囲を中心に、ふくらはぎに5〜10cmほど広がる痛み

概　要

適　応
ふくらはぎの痛み／踵の痛み／膝裏の痛み／踵の高い靴を習慣的、長時間使用する／扁平足（アーチがなくなる）／シンスプリント／階段を上がるときの痛み／子供の成長痛

原　因
過去の骨折／誤った装具の使用／長時間の運転／スポーツ（ランニング、サッカー、サイクリング、登山、水泳など）／靴（ハイヒール）／きつい靴下を履く／長時間脚を組む／テーブルのあるイスに座って脚を休ませる／脚長差

鑑別診断
アキレス腱炎／コンパートメント症候群／血管病変／踵骨骨棘／筋膜炎／距骨下関節の問題／下腿の筋ポンプ作用に関する問題／腱断裂／ベーカー嚢腫／シンスプリント／疲労骨折／脚長差

関連のあるもの
膝窩筋／腓腹筋／後脛骨筋／足底方形筋／母趾外転筋／小殿筋

施術者の治療方法

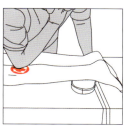
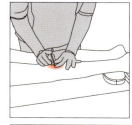
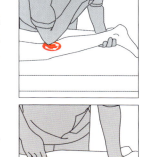
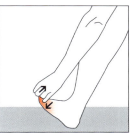

		治療法
□	□	スプレー&ストレッチ
✓	□	ドライニードリング
□	□	ディープストロッキングマッサージ
✓	✓	虚血圧迫テクニック
✓	✓	マッスルエナジーテクニック
✓	✓	ポジショナルリリーステクニック
□	□	注射

虚血圧迫テクニック
①トリガーポイントを同定する。
②罹患した筋肉／原因となる筋肉に対して十分な可動域が確認でき、患者が苦痛を感じない姿勢にする。
③ゆっくりと徐々にトリガーポイントに圧力をかけ、罹患した筋肉／原因となる筋肉を抵抗が感じられるまで伸ばしていく。患者に不快な痛みがないようにする。
④トリガーポイントが軟らかく感じられるまで圧迫を維持する。数秒から数分間行う。
⑤抵抗感が変化するまで、繰り返し圧力を加える。
⑥治療効果を上げるため、繰り返し行う際は圧迫方向を変えてもよいだろう。

セルフケア

この筋肉は深部にあり、同じ領域には多くの静脈があるため、初心者はボールや圧をかける道具は使わない方がいいだろう。

ストレッチはふくらはぎの筋肉のトリガーポイントを和らげるのにとても効果的である。

アドバイス
- 靴を替える。
- ランニングフォームやランニング場所を変える。
- 踵の高い靴を替える／避ける。
- セルフストレッチを行う。
- 家や職場で下肢を休息させる。
- 冷却スプレーを使用する。
- ウォームアップとクールダウンを行う（特に運動後のマッサージ）。
- 姿勢を確認する。

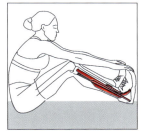

a：つま先を手で持った状態で、足指を曲げるのに反発するように、手で持ち上げる。

b：両膝を曲げた状態で座り、両つま先を両手でつかみ持ち上げる。

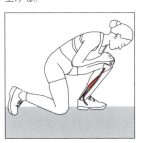

c：ストレッチを行いたい側の脚で片膝立ちをし、体幹を前屈して膝を前方に押し込む。

SOLEUS

ヒラメ筋

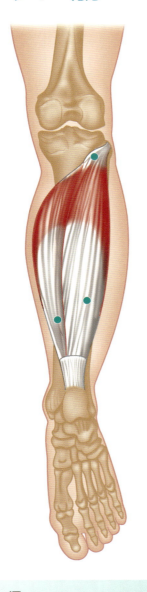
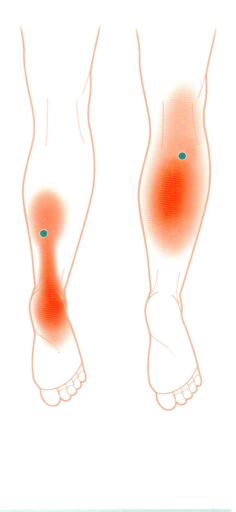
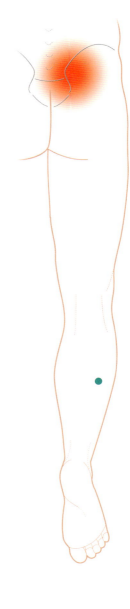

語源
ラテン語
solea：ヒラメ（魚）

下腿三頭筋の一部。ヒラメ筋と呼ばれているのは、その形がヒラメ（魚）に似ているためである。ヒラメ筋と腓腹筋の踵骨腱（アキレス腱）は、人体で最も太く、強固な腱である

起始部
腓骨頭後面、腓骨上1/3、ヒラメ筋線、脛骨内側縁中1/3、ヒラメ筋腱弓

停止部
踵骨隆起（腓腹筋とヒラメ筋の腱が合わさることで踵骨腱〈アキレス腱〉と形成し、踵骨隆起に停止する）

作用
- 足関節を底屈する
- 立位時にヒラメ筋が常に収縮することで、足関節で体が前方に倒れないようにしている（重心線を後ろに保つようにしている）
- 拮抗筋：前脛骨筋

神経
脛骨神経（L5, S1, 2）

基本的な機能運動
つま先立ちをする

関連痛パターン
- アキレス腱と踵から足の後ろ半分へ広がる痛み
- 膝からアキレス腱の起始部直上（ふくらはぎあたり）まで広がる痛み
- 同側の仙腸関節部（4〜5cmの範囲）に出現する痛み（まれ）

Muscles of the Leg and Foot

概　要

適　応
ふくらはぎの痛み／踵の痛み／膝裏の痛み／踵の高い靴を習慣的、長時間使用する／足底筋膜炎／慢性的なふくらはぎの短縮／階段を昇るときのふくらはぎの痛み／腰の痛み／脚の痙攣

原　因
過去の骨折／スプリント／誤った装具の使用／長時間の運転／スポーツ（ランニング、サッカー、サイクリング、登山、スキー、ローイングマシンなど）／靴（ハイヒール）／脚長差／長時間の立位（職業）／直接的な外傷、傷害／ふくらはぎの圧迫

鑑別診断
アキレス腱炎／コンパートメント症候群／血管病変／踵骨骨棘／筋膜炎／距骨下関節の問題／下腿の筋ポンプ作用に関する問題／腱断裂／ベーカー嚢腫／シンスプリント／疲労骨折／脚長差

関連のあるもの
膝窩筋／腓腹筋／後脛骨筋／足底方形筋／母趾外転筋／梨状筋／時に顎

施術者の治療方法

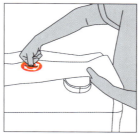
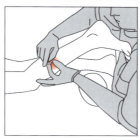
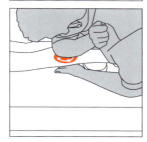

✓	✓	スプレー&ストレッチ
✓		ドライニードリング
✓	✓	ディープストロ－キングマッサージ
✓	✓	虚血圧迫テクニック
✓	✓	マッスルエナジーテクニック
✓	✓	ポジショナルリリーステクニック
		注射

虚血圧迫テクニック
①トリガーポイントを同定する。
②罹患した筋肉／原因となる筋肉に対して十分な可動域が確認でき、患者が苦痛を感じない姿勢にする。
③ゆっくりと徐々にトリガーポイントに圧力をかけ、罹患した筋肉／原因となる筋肉を抵抗が感じられるまで伸ばしていく。患者に不快な痛みがないようにする。
④トリガーポイントが軟らかく感じられるまで圧迫を維持する。数秒から数分間行う。
⑤抵抗感が変化するまで、繰り返し圧力を加える。
⑥治療効果を上げるため、繰り返し行う際は圧迫方向を変えてもよいだろう。

12　下腿および足部の筋肉

セルフケア

セルフマッサージは効果的である。反対側の膝を使うこともできる。この筋肉は深部にあり、同じ領域には多くの静脈があるため、初心者は、ボールや圧をかける道具を使わない方がよいだろう。
ストレッチはふくらはぎの筋肉のトリガーポイントを和らげるのにとても効果的である。特にローラーの使用は効果的である。

アドバイス
- 靴を替える。
- ランニングフォームやランニング場所を変える。
- 踵の高い靴を替える／避ける。
- セルフストレッチを行う。
- 家や職場で下肢を休息させる。
- 冷却スプレーを使用する。
- ウォームアップとクールダウンを行う（特に運動後のマッサージ）。
- 姿勢を確認する。

セルフケアテクニック
①解剖を確認する。
②トリガーポイントを明らかにする。
③反対側の膝を使って、軟らかくなるまで、トリガーポイントに圧を留める。

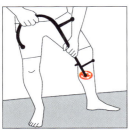

a：内果5横指上方3横指後方あたりを器具で圧迫する。

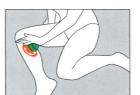

b：内果5横指上方3横指後方あたりをボールで圧迫する。

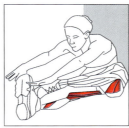

c：ストレッチを行いたい側の脚を伸ばし、反対側の脚はあぐらを組むように膝の上に置き体幹を前屈させる。

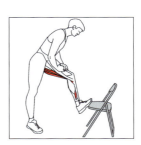

d：ストレッチを行いたい側の膝を軽く屈曲してつま先を椅子に乗せ、体幹を前屈で大腿に体重をかけさせる。

POPLITEUS

膝窩筋

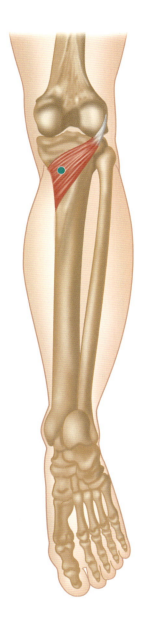
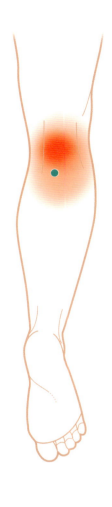

語源
ラテン語
poples：膝の裏側

膝窩筋の起始の一部（腱）は膝関節包の内部に存在する

起始部
大腿骨外側顆の外側面、膝関節の斜膝窩靱帯

停止部
ヒラメ筋線より上の脛骨後面上部

作用
- 大腿骨を外旋する（足部が地面に固定されているとき）
- 脛骨を内旋する（下肢に体重が乗っていないとき）
- 膝関節の屈曲を補助する（膝窩筋は膝関節完全伸展位のロックを外し、下腿を屈曲させる）
- 膝関節後方にある靱帯を補強する

神経
脛骨神経（L4, 5, S1）

基本的な機能運動
歩行

関連痛パターン
膝関節後面中央5〜6cmの範囲に出現する限局した痛み、またはそこから全方向（特に下方）に広がる痛み

Muscles of the Leg and Foot

概　要

適　応
膝裏の痛み（しゃがむ動作、かがむ動作、歩行時／走行時、坂道を昇るとき、階段を降りるとき）／膝のこわばり感（他動的：膝関節屈曲、伸展）／足底筋膜炎／慢性的なふくらはぎの短縮／腰の痛み／脚の痙攣

原　因
過去の骨折／スプリント／誤った装具の使用／長時間の運転／捻じりの動作が多いスポーツ（サッカー、登山、スキー、野球など）／膝の問題

鑑別診断
剥離／十字靭帯（不安定性）／ベーカー嚢腫／変形性関節症／腱炎／軟骨（半月板）損傷／血管病変（深部静脈血栓症、血栓症）／腱滑膜炎

関連のあるもの
ハムストリングス（大腿二頭筋）／腓腹筋（膝蓋靭帯）／足底筋

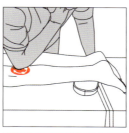
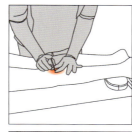
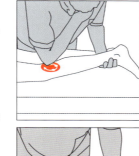
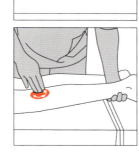

施術者の治療方法

□	□	スプレー&ストレッチ
✓	□	ドライニードリング
□	□	ディープストローキングマッサージ
✓	✓	虚血圧迫テクニック
✓	✓	マッスルエナジーテクニック
✓	✓	ポジショナルリリーステクニック
□	□	注射

虚血圧迫テクニック
①トリガーポイントを同定する。
②罹患した筋肉／原因となる筋肉に対して十分な可動域が確認でき、患者が苦痛を感じない姿勢にする。
③ゆっくりと徐々にトリガーポイントに圧力をかけ、罹患した筋肉／原因となる筋肉を抵抗が感じられるまで伸ばしていく。患者に不快な痛みがないようにする。
④トリガーポイントが軟らかく感じられるまで圧迫を維持する。数秒から数分間行う。
⑤抵抗感が変化するまで、繰り返し圧力を加える。
⑥治療効果を上げるため、繰り返し行う際は圧迫方向を変えてもよいだろう。

セルフケア

セルフマッサージは効果的である。反対側の膝を使うこともできる。この筋肉は深部にあり、同じ領域には多くの静脈があるため、初心者は、ボールや圧をかける道具を使わない方がよいだろう。

ストレッチはふくらはぎの筋肉のトリガーポイントを和らげるのにとても効果的である。

アドバイス
- 活動時に過剰な体重負荷を避ける。
- 靴（装具）を使用する。
- 総合的なストレッチプログラムを指導する。
- 自転車に乗る姿勢を確認する。

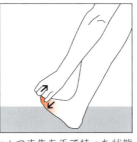

a：つま先を手で持った状態で、足指を曲げるのに反発するように、手で持ち上げる。

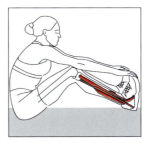

b：両膝を曲げた状態で座り、両つま先を両手でつかみ持ち上げる。

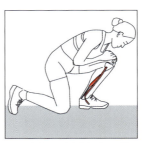

c：ストレッチを行いたい側の脚で片膝立ちをし、体幹を前屈して膝を前方に押し込む。

長趾屈筋／長母趾屈筋

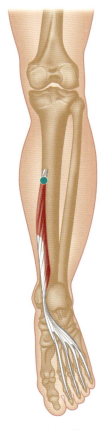

長趾屈筋

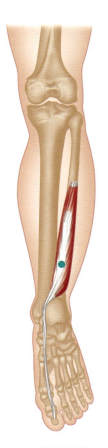

長母趾屈筋

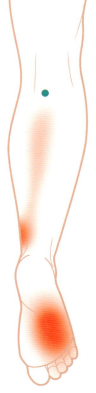

長趾屈筋

長母趾屈筋

語源
ラテン語
flectere：曲がる
digitus：足趾
longus：長い
hallux：母趾

長趾屈筋の腱は、手の深指屈筋と同様に外側の4趾（第2〜5趾）に停止する。長母趾屈筋は、内側縦足弓（内側縦アーチ）の維持を補助する

起始部
長趾屈筋：脛骨後面
長母趾屈筋：腓骨後面下2/3、下腿骨間膜、隣接する筋間中隔

停止部
長趾屈筋：第2〜5趾の末節骨底
長母趾屈筋：母趾の末節骨底

作用
長趾屈筋：第2〜5趾のすべての関節を底屈する。足関節を底屈する。足部の内返し（内反）を補助する
拮抗筋：長趾伸筋、短趾伸筋
長母趾屈筋：母趾のすべての関節を底屈し、歩行の最後に足を押し進めるために重要となる。足関節の底屈と足部の内返し（内反）を補助する
拮抗筋：長母趾伸筋

神経
脛骨神経（L5, S1, ⟨2⟩）

基本的な機能運動
歩行／歩行時に地面を蹴る（特に平坦でない地面を裸足で歩くとき）。つま先立ち

関連痛パターン
長趾屈筋：足底前方に出現する明瞭な痛み、ふくらはぎ内側面に線状に広がる不明瞭な痛み
長母趾屈筋：母趾（足底と第1中足骨頭）に出現する強い痛み

Muscles of the Leg and Foot

概　要

適　応
体重負荷時による足の痛み／歩行時の足の痛み（平坦でない地面）／母趾の痛み／脚の痙攣／母趾後面のしびれ

原　因
趾（母趾）の関節炎／誤った靴、装具の使用／スポーツ（歩行、ジョギング、ランニングなど）／足首の運動性の低下／扁平足／痛風

鑑別診断
シンスプリント／コンパートメント症候群／腱断裂／足部、くるぶし（内側）の不安定性／疲労骨折（行軍骨折）／モートン神経痛／ハンマー趾（槌趾）、鷲爪趾（鉤爪趾）／外反母趾／中足骨痛症／変形性関節症（第1中足趾節関節）／痛風／足底筋膜炎

関連のあるもの
足の浅層筋群／足の深層筋群／後脛骨筋／長趾伸筋／短趾伸筋

施術者の治療方法

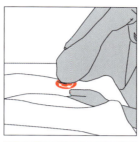
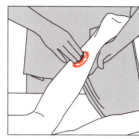
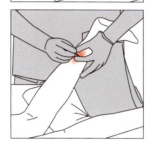

✓	✓	スプレー&ストレッチ
✓		ドライニードリング
✓		ディープストローキングマッサージ
✓	✓	虚血圧迫テクニック
✓	✓	マッスルエナジーテクニック
✓	✓	ポジショナルリリーステクニック
		注射

等尺性運動後の筋伸張法（PIR）
対象：急性期から慢性期にかけて
[手順]
①トリガーポイントを同定する。
②罹患した筋肉／原因となる筋肉に対して十分な可動域が確認でき、患者が苦痛を感じない姿勢にする。
③罹患した／原因となる筋肉を、最大限痛みのない範囲まで、10〜25％程度の力で収縮するよう指示する。その間、3〜10秒間等尺性抵抗を加える。筋肉が短くならないように、身体の一部を固定する。
④患者に「筋肉は伸びているか」あるいは「まだ伸びるか」尋ねる。
⑤筋肉を伸張している間は、抵抗があるポイントまで引き伸ばすようなイメージで、筋肉を徐々に伸ばす（他動）。長さが変化することに気がつくだろう。
⑥上記の流れを数回繰り返す（通常3回）。

セルフケア

ストレッチはふくらはぎの筋肉のトリガーポイントを和らげるのにとても効果的である。つま先の筋肉の運動には水泳がとてもよい。

アドバイス
- 靴を確認して、必要に応じて靴を替える。
- 歩容や姿勢を分析する。
- セルフストレッチを行う。
- ランニングに関するアドバイスをする（舗装された道を走るなど）。

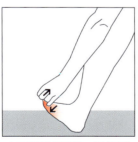

a：つま先を手で持った状態で、足指を曲げるのに反発するように、手で持ち上げる。

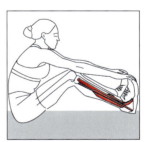

b：両膝を曲げた状態で座り、両つま先を両手でつかみ持ち上げる。

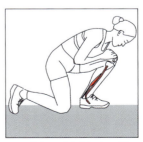

c：ストレッチを行いたい側の脚で片膝立ちをし、体幹を前屈して膝を前方に押し込む。

TIBIALIS POSTERIOR

後脛骨筋

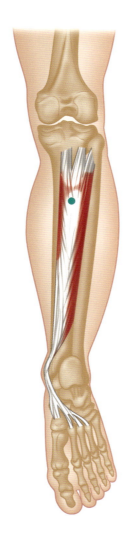 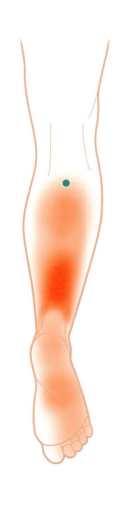

語　源
ラテン語
tibia：パイプ／フルート／脛の骨
posterior：後の

後脛骨筋は下腿後面で最深層に存在する筋肉である。足のアーチの維持を補助する

起始部
脛骨後面、腓骨後面、下腿骨間膜

停止部
足根骨（舟状骨粗面、踵骨の載距突起、内側・外側・中間楔状骨、立方骨）、第2〜4趾の中足骨底

作　用
- 足部の内返し（内反）をする
- 足関節の底屈を補助する
- 拮抗筋：前脛骨筋

神　経
脛骨神経（L⟨4⟩, 5, S1）

基本的な機能運動
つま先立ち、車のペダルを踏み込む

関連痛パターン
アキレス腱に沿って踵や足底へ広がる激しい痛み、またはふくらはぎの不明瞭な痛み

Muscles of the Leg and Foot

概　要

適　応
アキレス腱炎／ふくらはぎの痛み／踵の痛み／足底筋膜炎／ランニング、歩行時の痛み（平坦でない地面）／モートン神経痛／中足骨あたりの足のしびれ／つま先の痙攣／ハンマー趾、鷲爪趾／足根管症候群

原　因
趾（母趾）の関節炎／誤った靴（ハイヒール）、装具の使用／スポーツ（歩行、ジョギング、ランニング、短距離走など）／足首の運動性の低下／扁平足／長時間の運転（アクセルペダル）

鑑別診断
シンスプリント／深後側コンパートメント症候群／腱断裂／腱滑膜炎／心血管の病変／アキレス腱炎／深部静脈血栓症

関連のあるもの
長趾屈筋／腓骨筋群／長母趾屈筋／足の構造

施術者の治療方法

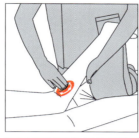
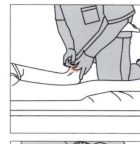
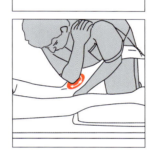

✓	✓	スプレー&ストレッチ
		ドライニードリング
✓		ディープストローキングマッサージ
✓	✓	虚血圧迫テクニック
✓	✓	マッスルエナジーテクニック
✓	✓	ポジショナルリリーステクニック
		注射

虚血圧迫テクニック
①トリガーポイントを同定する。
②罹患した筋肉／原因となる筋肉に対して十分な可動域が確認でき、患者が苦痛を感じない姿勢にする。
③ゆっくりと徐々にトリガーポイントに圧力をかけ、罹患した筋肉／原因となる筋肉を抵抗が感じられるまで伸ばしていく。患者に不快な痛みがないようにする。
④トリガーポイントが軟らかく感じられるまで圧迫を維持する。数秒から数分間行う。
⑤抵抗感が変化するまで、繰り返し圧力を加える。
⑥治療効果を上げるため、繰り返し行う際は圧迫方向を変えてもよいだろう。

セルフケア

ストレッチはふくらはぎの筋肉のトリガーポイントを和らげるのにとても効果的である。この筋肉にとって水泳はとてもよい運動である。しかし、この筋肉は深部にあり、多くの静脈があるため、自身で圧をかけることは勧めない。

アドバイス
- アーチサポート／装具を使用する。
- ランニングシューズを替える。
- ランニング場所を変える。
- 総合的なストレッチプログラムを指導する。
- アイシングとセルフストレッチを行う。

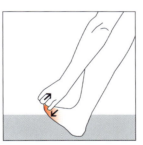

a：つま先を手で持った状態で、足指を曲げるのに反発するように、手で持ち上げる。

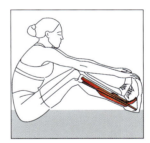

b：両膝を曲げた状態で座り、両つま先を両手でつかみ持ち上げる。

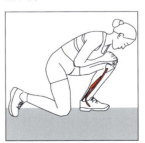

c：ストレッチを行いたい側の脚で片膝立ちをし、体幹を前屈して膝を前方に押し込む。

足の浅層筋

SUPERFICIAL MUSCLES OF THE FOOT

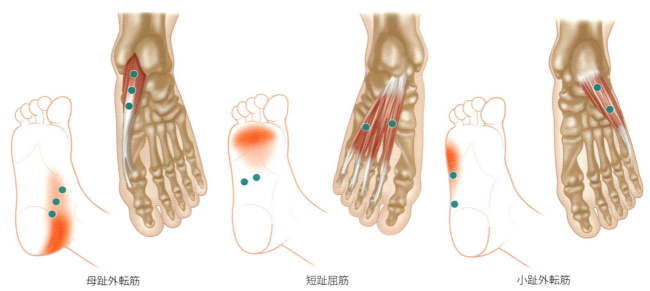

母趾外転筋　　　　　短趾屈筋　　　　　小趾外転筋

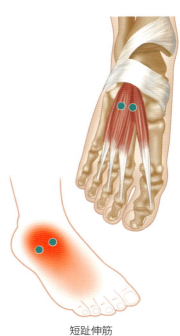

短趾伸筋

語源
ラテン語
abducere：〜から離れて
hallux：母趾
flectere：を曲げる
digitus：足趾
brevis：短い
minimi：最小の
extendere：を伸ばす

足の浅層筋は、母趾外転筋、短趾屈筋、小趾外転筋、短趾伸筋から構成される

起始部
母趾外転筋：踵骨隆起、屈筋支帯、足底腱膜
短趾屈筋・小趾外転筋：踵骨隆起、足底腱膜、隣接した筋間中隔
短趾伸筋：距骨の背面、外側距踵靭帯、下伸筋支帯

停止部
母趾外転筋：母趾の基節骨底
短趾屈筋：第2〜5趾の中節骨底
小趾外転筋：第5趾の基節骨底外側
短趾伸筋：母趾の基節骨底、第2〜4趾の中節骨底、第2〜4趾の趾背腱膜（長趾伸筋腱の外側）

作用
母趾外転筋：母趾の中足趾節関節の外転と底屈を補助する
拮抗筋：母趾内転筋
短趾屈筋：第2〜5趾の中足趾節関節と近位趾節間関節を底屈する
拮抗筋：長趾伸筋、短趾伸筋
小趾外転筋：第5趾を外転する
拮抗筋：短小趾屈筋
短趾伸筋：第1〜4趾を背屈する
拮抗筋：長趾屈筋、短趾屈筋

神経
母趾外転筋・短趾屈筋：内側足底神経（L4, 5, S1）
小趾外転筋：外側足底神経（S2, 3）
短趾伸筋：深腓骨神経（L4, 5, S1）

基本的な機能運動
歩行を補助する。歩行やランニング時に足部を固定させ、足部の力を補助する。母趾と共同して働くことで、足裏で物をかき集めるような動作を補助する

関連痛パターン
母趾外転筋：足の内側縁に沿って広がる痛みと踵に出現する痛み
短趾屈筋：第2〜4趾の中足骨頭直下に出現する足底の痛み
小趾外転筋：第5趾の中足骨頭直下に出現する足底の痛み
短趾伸筋：外果の直下から足背外側に出現する楕円形の強い痛み（4〜5cm）

Muscles of the Leg and Foot

概　要

適　応
足の痛み（足背・足底）／歩行時の痛み（休息時でもうずく）／つま先立ちでの痛み／体重負荷時の痛み／イスから立ち上がる際の痛み／踵の高い靴を習慣的に使用する／モートン神経痛／つま先の痙攣／ハンマー趾、鷲爪趾／間欠的な足のしびれ

原　因
趾（母趾）の関節炎／誤った靴（ハイヒール）、装具の使用／スポーツ（水泳、歩行、ジョギング、ランニング、短距離走など）／足首の運動性の低下／鷲爪趾（鉤爪趾）／外傷

鑑別診断
剥離骨折（茎状突起）／外反母趾／扁平足／母趾の強直、過可動性／中足骨痛症／ハンマー趾（槌趾）、鷲爪趾（鉤爪趾）／踵骨骨棘／疲労骨折（行軍骨折）／コンパートメント症候群／足の内返しと外返し

関連のあるもの
底側骨間筋／足底方形筋／母趾内転筋／長趾伸筋／短趾伸筋／短趾屈筋／股関節、膝関節、足関節の構造／短母趾伸筋／母趾外転筋

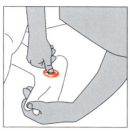
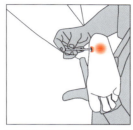
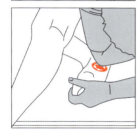

施術者の治療方法

✓	✓	スプレー&ストレッチ
✓		ドライニードリング
✓		ディープストローキングマッサージ
✓	✓	虚血圧迫テクニック
✓	✓	マッスルエナジーテクニック
✓	✓	ポジショナルリリーステクニック
✓		注射

虚血圧迫テクニック
①トリガーポイントを同定する。
②罹患した筋肉／原因となる筋肉に対して十分な可動域が確認でき、患者が苦痛を感じない姿勢にする。
③ゆっくりと徐々にトリガーポイントに圧力をかけ、罹患した筋肉／原因となる筋肉を抵抗が感じられるまで伸ばしていく。患者に不快な痛みがないようにする。
④トリガーポイントが軟らかく感じられるまで圧迫を維持する。数秒から数分間行う。
⑤抵抗感が変化するまで、繰り返し圧力を加える。
⑥治療効果を上げるため、繰り返し行う際は圧迫方向を変えてもよいだろう。

セルフケア

この筋肉は表面にあり、自分で圧をかけるまたは圧をかける道具を使うことを推奨する。

アドバイス
- 歩容や姿勢を分析する。
- 靴を替える。
- 装具を使用する。
- ゴルフボールやテニスボールあるいは棒を使って、家でセルフストレッチを行う。
- 踵の低い靴を使う。
- ホットパックおよびセルフストレッチを行う。

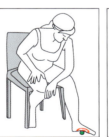
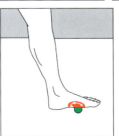
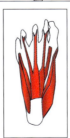
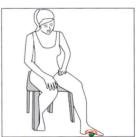

b：足底にボールを置きボールで圧迫、圧を強くしたいときは大腿に手を乗せ体重をかけたり、立位で行う。

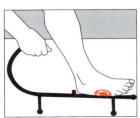

a：足底の外側を器具で圧迫する。

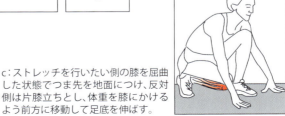
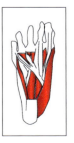

c：ストレッチを行いたい側の膝を屈曲した状態でつま先を地面につけ、反対側は片膝立ちとし、体重を膝にかけるよう前方に移動して足底を伸ばす。

DEEP MUSCLES OF THE FOOT

足の深層筋

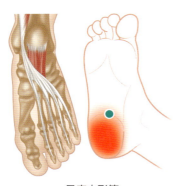
足底方形筋

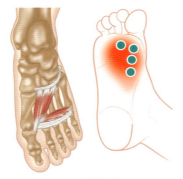
母趾内転筋

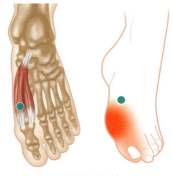
短母趾屈筋

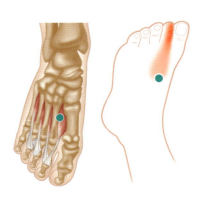
背側骨間筋

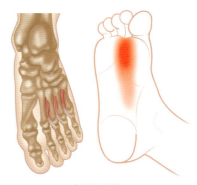
底側骨間筋

語源
ラテン語
quadratus：四角い形をした
planta：足底
adducere：〜のほうへ
hallux：母趾
flectere：を曲げる
brevis：短い
dorsum：背
interosseus：骨間

足の深層筋は、足底方形筋、母趾内転筋、短母趾屈筋、背側骨間筋、底側骨間筋で構成される

起始部
足底方形筋
内側頭：踵骨内側
外側頭：踵骨下面の外側縁
母趾内転筋
斜頭：第2〜4趾の中足骨底
横頭：第3〜5趾の中足趾節関節
拮抗筋：母趾外転筋
短母趾屈筋：立方骨足底面の内側、内側・中間楔状骨、後脛骨筋腱
拮抗筋：長母趾伸筋
背側骨間筋：中足骨の向かい合う面
拮抗筋：底側骨間筋
底側骨間筋：第3〜5趾中足骨底と中足骨内側面
拮抗筋：背側骨間筋

停止部
足底方形筋：長趾屈筋腱の外側縁
母趾内転筋：母趾基節骨底の外側面
短母趾屈筋
内側頭：母趾の基節骨底の内側面
外側頭：母趾の基節骨底の外側面
背側骨間筋
第1背側骨間筋：第2趾の基節骨内側
第2〜4背側間筋：第2〜4趾の基節骨外側
底側骨間筋：第3〜5趾の基節骨底の内側面

作用
足底方形筋：第2〜5趾を底屈する。足の長軸を中心線に維持するために、長趾屈筋腱を牽引することで修正する
母趾内転筋：母趾の中足趾節関節を内転し、底屈を補助する
短母趾屈筋：母趾の中足趾節関節を底屈する
背側骨間筋：趾を外転する。中足趾節関節を底屈する
底側骨間筋：趾を内転する。中足趾節関節を底屈する

神経
足底方形筋・母趾内転筋・背側骨間筋・底側骨間筋：外側足底神経（S1, 2）
短母趾屈筋：内側足底神経（L4, 5, S1）

基本的な機能運動
足趾の間で鉛筆をつかんだり、足の裏でボールをつかむ。母趾と共同して足裏の物をかき集めるような動作を補助する。母趾と隣接する足趾との間を広げる。歩行を補助する

関連痛パターン
足底方形筋：踵に出現する痛み
母趾内転筋：足底の前に出現する痛み
短母趾屈筋：第1中足趾節関節付近に出現する痛み
背側／底側骨間筋：第2趾に出現する痛み（背面と底面）

Muscles of the Leg and Foot

概　要

適　応
足の痛み／踵の痛み／第1中足趾節関節の痛み／腱膜瘤、外反母趾／第2趾の痛み／足部前方の痛み／こわばり（装具の使用ができない）／歩行障害／足のしびれ／股関節、膝関節、足関節の痛み／踵骨骨棘／足底筋膜炎（足底方形筋）

原　因
趾（母趾）の関節炎／誤った靴（ハイヒール）、装具の使用／スポーツ（水泳、歩行、ジョギング、ランニング、短距離走など）／足首の運動性の低下／鷲爪趾（鉤爪趾）／外傷／冷たい水や濡れた靴下で足を冷やす

鑑別診断
モートン神経腫／中足骨痛症／足底筋膜炎／踵骨骨棘／疲労骨折／機能障害（関節）／種子骨の損傷／神経根障害（下垂足）／外反母趾／コンパートメント症候群（踵骨）／痛風／関節炎

関連のあるもの
股関節、膝関節、足関節の問題／短趾屈筋

施術者の治療方法

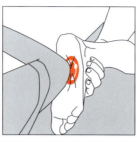
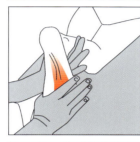
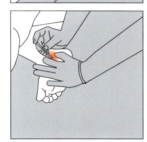

✓	✓	スプレー&ストレッチ
✓		ドライニードリング
✓	✓	ディープストローキングマッサージ
✓	✓	虚血圧迫テクニック
✓	✓	マッスルエナジーテクニック
✓	✓	ポジショナルリリーステクニック
✓		注射

虚血圧迫テクニック
①トリガーポイントを同定する。
②罹患した筋肉／原因となる筋肉に対して十分な可動域が確認でき、患者が苦痛を感じない姿勢にする。
③ゆっくりと徐々にトリガーポイントに圧力をかけ、罹患した筋肉／原因となる筋肉を抵抗が感じられるまで伸ばしていく。患者に不快な痛みがないようにする。
④トリガーポイントが軟らかく感じられるまで圧迫を維持する。数秒から数分間行う。
⑤抵抗感が変化するまで、繰り返し圧力を加える。
⑥治療効果を上げるため、繰り返し行う際は圧迫方向を変えてもよいだろう。

セルフケア

この筋肉は、自分で圧をかけるまたは圧をかける道具を使うことを推奨する。道具には鉛筆の先についた消しゴムを使ってもよい。

アドバイス
- アイシング／ホットパックとセルフストレッチを行う。
- 靴（サイズ）を確認する。
- あらゆる関節の機能障害を治療する。
- テニスボールやゴルフボールを使ったセルフストレッチを行う。
- 適した装具を使用する。
- 歩容や姿勢を分析する。

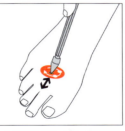

a：先端に消しゴムが付いた鉛筆で足背の中手骨の間を前後に動かし圧迫する。

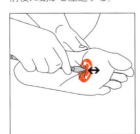

b：先端に消しゴムが付いた鉛筆で足底の中手骨の間を前後に動かし圧迫する。

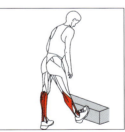

c：ストレッチを行いたい側の脚のつま先を壁に、踵を地面につけ、体重を前に移動する。

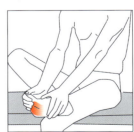

d：つま先を手で持ち上げる。

ANKLE PAIN

足関節痛

適応
頻発する内返しや外返しによる負荷、腱炎、足根管症候群、関節炎などがある。

STEP 1
筋線維の方向と解剖について学ぶ。

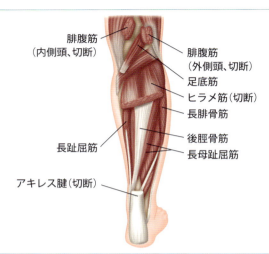

腓腹筋（内側頭、切断）
腓腹筋（外側頭、切断）
足底筋
ヒラメ筋（切断）
長腓骨筋
後脛骨筋
長母趾屈筋
長趾屈筋
アキレス腱（切断）

STEP 2
腹臥位で距腿関節に対し内返しと外返しを行う。

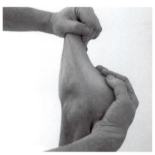
内返し

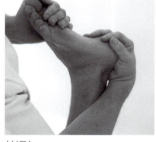
外返し

STEP 3
腹臥位で腓腹筋、ヒラメ筋、足底筋、後脛骨筋に虚血圧迫テクニック（ICT）を行う。

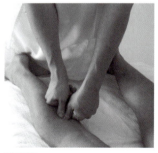
腓腹筋

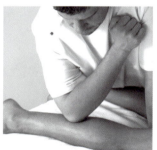
ヒラメ筋

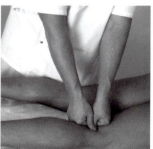
足底筋

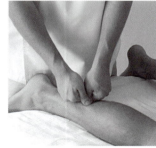
後脛骨筋

STEP 4
側臥位で腓骨筋群に対し、ディープストローキングマッサージを行う。

背臥位で長趾伸筋腱（STP）と前距腿関節に対して虚血圧迫テクニック（ICT）を行う。

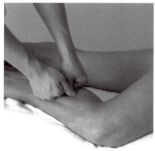
腓骨筋群

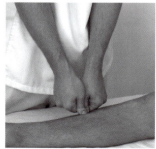
長趾伸筋腱（STP）

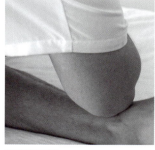
前距腿関節

FOOT PAIN　　　　　　　　　　　　　　　　　　　　　　　　　Muscles of the Leg and Foot

足部痛

適応
歩行時や安静時の踵の痛み、中足骨骨頭症、足底筋膜炎、種子骨炎、踵骨骨棘の痛みなどがある。

STEP 1
筋線維の方向と解剖について学ぶ。

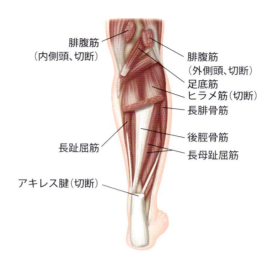

腓腹筋（内側頭、切断）
腓腹筋（外側頭、切断）
足底筋
ヒラメ筋（切断）
長腓骨筋
長趾屈筋
後脛骨筋
長母趾屈筋
アキレス腱（切断）

STEP 2
腹臥位で腓腹筋（内側頭）とヒラメ筋（下部）に対して虚血圧迫テクニック（ICT）を行う

STEP 3
念入りにこの領域をマッサージする。

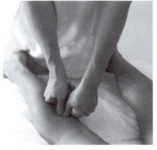
腓腹筋

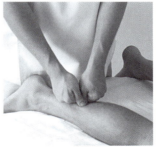
ヒラメ筋

STEP 4
腹臥位で後脛骨筋と長趾屈筋（STP）に対して虚血圧迫テクニック（ICT）を行う

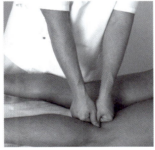
後脛骨筋

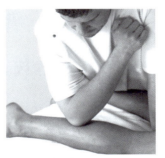
長趾屈筋（STP）

STEP 5
腹臥位で足底筋膜に対して虚血圧迫テクニック（ICT）を丹念に行う。

踵から治療するが、足部の小さな筋肉や踵骨骨棘の周辺部は、塊のように感じられる。よって虚血圧迫テクニック（ICT）をこれらの塊に対して行う。

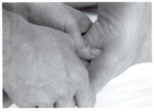
足底筋膜

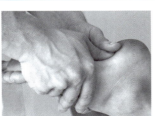

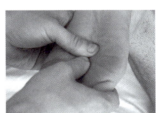

12　下腿および足部の筋肉

参考文献

Anderson, D.M. (chief lexicographer) 2003. *Dorland's Illustrated Medical Dictionary*, 30th edn. Saunders: Philadelphia.

Bengtsson, A., Henrikkson, K., & Larsson, J. 1986. Reduced High Energy Phosphate Levels in the Painful Muscles Patients With Primary Fibromyalgia. *Arthritis and Rheumatism* **29**:817–821.

Bezerra Rocha, C.A.C., Ganz Sanchez, T, & Tesseroli de Siqueira, J.T. 2008. Myofascial Trigger Point: A Possible Way to Modulating Tinnitus. *Audiol Neurotol* **13**:153–160.

Brostoff, J. 1992. *Complete Guide to Food Allergy*. Bloomsbury: London.

Burke, D., & Gandeva, S.C. 1990. Peripheral Motor System. In: Paxines, G., *The Human Nervous System*, 1–133. Academic Press: San Diego.

Caillet, R. 1991. *Shoulder Pain*. F.A. Davis: Philadelphia.

Chaitow, L. 1996. *The Acupuncture Treatment of Pain*. Inner Traditions: Rochester, VT.

Chaitow, L., & DeLany, J. 2000. *Clinical Applications of Neuromuscular Techniques*. Churchill Livingstone: Edinburgh.

Chaitow, L., & Fritz, S. 2006. *A Massage Therapist's Guide to Understanding, Locating and Treating Myofascial Trigger Points*. Churchill Livingstone: Edinburgh.

Clemente, C.M. (ed.) 1985. *Gray's Anatomy of the Human Body*, 30th edn. Lea & Febiger: Philadelphia.

Davies, C. 2004. *The Trigger Point Therapy Workbook*, 2nd edn. New Harbinger: Oakland, CA.

DeJong, R.N. 1967. *The Neurological Examination*, 2nd and 3rd edns. Harper & Row: New York.

Doggweiler-Wiygul, R. 2004. Urologic Myofascial Pain Syndromes. *Curr Pain Headache Rep* **8**:445–451.

Dommerholt, J. 2004. Dry Needling in Orthopaedic Physical Therapy Practice. *Orth Phys Ther Pract* **16**(3): 15–20.

Dommerholt, J., Bron, C., & Franssen, J. 2006. Myofascial Trigger Points: An Evidence-Informed Review. *J Man Manip Ther* **14**(4):203–221.

Dommerholt, J., & Issa, T. 2003. Differential Diagnosis: Myofascial Pain. In: Chaitow, L. (ed.) *Fibromyalgia Syndrome: A Practitioner's Guide to Treatment*, 149–177. Churchill Livingstone: Edinburgh.

Ferguson, L.W., & Gerwin, R. 2004. *Clinical Mastery of Treatment of Myofascial Pain*. Lippincott Williams & Wilkins: Philadelphia.

Ferner, H., & Staubesand, J. 1984. *Sabotta Atlas of Human Anatomy*, Vol. 10. Lippincott Williams & Wilkins: Baltimore, MD.

Fishbain, D.A., Goldberg, M., Meagher, B.R., et al. 1986. Male and Female Chronic Pain Patients Categorized by DSM-III Psychiatric Diagnostic Criteria. *Pain* **26**:181–197.

Foerster. O., & Bumke, O. (eds) 1936. *Handbuch der Neurologie*, Vol. V. Publisher unknown: Breslau.

Friction, J.R., Kroening, R., Haley, D., et al. 1985. Myofascial Pain Syndrome of the Head and Neck: A Review of Clinical Characteristics of 164 Patients. *Oral Surg* **60**:615–623.

Frohlich, D., & Frohlich, R. 1995. Das Piriformiss Syndrom: Eine Haufige Differential Diagnose des Lumboglutaalen Schmerzez (Piriformis Syndrome: A Frequent Item in the Differential Diagnosis of Lumbogluteal Pain). *Manuelle Medizin* **33**:7–10.

Funt, L.A., & Kinnie, B.H. 1984. *Anatomy of a Headache: The Kinnie-Funt System of Referred Pain*. European Orthodontic Products, Inc.: St. Paul, MN.

Garland, W. 1994. Somatic Changes in Hyperventilating Subject. Presentation at the Respiratory Function Congress, Paris.

Gee, D. 1984. Fatal Pneumothorax Due to Acupuncture. *BMJ* **288**(6411):114.

Gerwin, R.D. 1995. A Study of 96 Subjects Examined Both for Fibromyalgia and Myofascial Pain (abstract). *J Musculoskel Pain* **3**(1):121.

Gerwin, R.D., & Dommerholt, J. 2006. Treatment of Myofascial Pain Syndromes. In: Boswell, M.V., & Cole, B.E. (eds), *Weiners Pain Management: A Practical Guide for Clinicians*, 477–492. CRC Press: Boca Raton, FL.

Gerwin, R.D., Dommerholt, J. & Shah, J.P. 2004. An Expansion of Simons' Integrated Hypothesis of Trigger Point Formation. *Curr Pain Headache Rep* **8**:468–475.

Good, M.G. 1950. The Role of Skeletal Muscle in the Pathogenesis of Diseases. *Acta Medica Scand* **138**:285–292.

Grinnel, A.D., Chen Kashani, A., Lin, J., et al. 2003. The Role of Integrins in the Modulation of Neurotransmitter Release from Motor Nerve Terminals by Stretch and Hypertonicity. *J Neurocytol* **32**(5–8):489–503.

Gunn, C. 1997. Radiculopathic Pain: Diagnosis and Treatment of Segmental Irritation or Sensitisation. *J Musculoskel Pain* **5**:119–134.

Harris, R., & Piller, N. 2004. Three Case Studies Indicating Effectiveness of MLD on Patients with Primary and Secondary Lymphedema. *J Bodywork Movement Ther* **7**(4):213–222.

Haymaker, W., & Woodhall, B. 1953. *Peripheral Nerve Injuries*, 2nd edn. W.B. Saunders Co.: Philadelphia.

Hecker, H.-U., Steveling, A., Peuker, E., et al. 2001. *Color Atlas of Acupuncture*. Thieme: Stuttgart, Germany.

Hodges, P., Heinjnen, I., & Gandevia, S. 2001. Postural Activity of the Diaphragm is Reduced in Humans When Respiratory Demand Increases. *J Physiol* **537**(3):999–1008.

Hong, C.-Z. 1996. Pathophysiology of the Myofascial Trigger Point. *J Formosan Med Assoc* **95**(2):93–104.

Hong, C.-Z., Chen, Y.-N., Twehous, D., & Hong, D. 1996. Pressure Threshold for Referred Pain by Compression on the Trigger Point and Adjacent Areas. *J Musculoskel Pain* **4**:61–79.

Hubberd, D.R. 1996. Chronic and Recurrent Muscle Pain: Pathophysiology and Treatment and Review of Pharmacologic Studies. *J Musculoskel Pain* **4**:123–143.

Hunt, V. 1997. *Infinite Mind: Science of the Human Vibrations of Consciousness*. Malibu Publishing: Malibu, CA.

Huxley, A.F., & Niedergerke, R. 1954. Structural Changes in Muscle During Contraction: Interference Microscopy of Living Muscle Fibres. *Nature* **173**:971–973.

Janda, V. 1996. Evaluation of Muscular Imbalance. In: Leibenson, C. (ed.), *Rehabilitation of the Spine*. Lippincott Williams & Wilkins: Baltimore, MD.

Janda, V. 2002. Muscles and Cervicogenic Pain Syndromes. In: Grant, R. (ed.), *Physical Therapy of the Cervical and Thoracic Spine*. Churchill Livingstone: Edinburgh.

Janda, V. 2005. Muscle Weakness and Inhibition in Back Pain Syndromes. In: Boyling, J.D., & Jull, G.A., *Grieve's Modern Manual Therapy: The Vertebral Column*, 3rd edn, 197–201. Churchill Livingstone, Edinburgh.

Jarmey, C. 2008. *The Concise Book of Muscles, 2nd edn*. Lotus Publishing / North Atlantic Books: Chichester, UK / Berkeley, CA.

Jarmey, C. 2004. *The Atlas of Musculoskeletal Anatomy*. Lotus Publishing / North Atlantic Books: Chichester, UK / Berkeley, CA.

Jarmey, C. 2006. *The Concise Book of the Moving Body*. Lotus Publishing / North Atlantic Books: Chichester, UK / Berkeley, CA.

Juhan, D. 1987. *Job's Body*. Station Hill Press: Barrytown, NY.

Kawakita, K., Itoh, K., & Okada, K. 2002. The Polymodal Receptor Hypothesis of Acupuncture and Moxibustion, and Its Rational Explanation of Acupuncture Points. *International Congress Series: Acupuncture – Is There a Physiological Basis?* **1238**:63–68.

Kendall, F.P., & McCreary, E.K. 1983. *Muscles, Testing & Function*, 3rd edn. Lippincott Williams & Wilkins: Baltimore, MD.

Knopf, K. 2011. *Foam Roller Workbook*. Ulysses Press: Berkeley.

Knott, M., & Voss, D. 1968. *Proprioceptive Neuromuscular Facilitation: Patterns and Techniques*, 2nd edn. Harper & Row: New York.

Kraft, G.H., Johnson, E.W., & LeBan, M.M. 1968. The Fibrositis Syndrome. *Arch Phys Med Rehabil* **49**:155–162.

Kraus, H. 1941. The Use of Surface Anaesthesia in the Treatment of Painful Motion. *JAMA* **16**:2582–2583.

Kuchera, W., & Kuchera, L. 1994. *Osteopathic Principles in Practice*. Greyden Press: Dayton, OH.

Lewis, C., Khan, A., Souvlis, T., & Sterling, M. 2010. A Randomised Controlled Study Examining the Short-Term Effects of Strain-Counterstrain Treatment on Quantitative Sensory Measures at Digitally Tender Points in the Low Back. *Manual Therapy* **15**(6):536–541.

Lewis, C., Souvlis, T., & Sterling, M. 2011. Strain-Counterstrain Therapy Combined with Exercise Is Not More Effective Than Exercise Alone on Pain and Disability in People with Acute Low Back Pain: A Randomised Trial. *J Physiother* **57**(2):91–98.

Lewit, K. 1981. Muskelfazilitations- und inhibitionstechniken in der Manuuellen Medizin. Teil II. Post isometrische Musklerelaxation. *Manuelle Med* **19**:12–22.

Lewit, K. 1999. *Manipulative Therapy in Rehabilitation of the Locomotor System*. 3rd edn. Butterworth Heineman: London.

Lowe, J., & Honeyman-Lowe, G. 1998. Facilitating the Decrease in Fibromyalgic Pain During Metabolic Rehabilitation. *J Bodywork Movement Ther* **2**(4):208–217.

Mark, A.L., Victor, R.G., Nerhed, C., & Wallin, B.G. 1985. Microneurographic Studies of the Mechanisms of Sympathetic Nerve Responses to Static Exercise in Humans. *Circ Res* **57**:461–469.

McGill, S., Sherratt, M., & Seguin, J. 1995. Loads on Spinal Tissues During Simultaneous Lifting and Ventilatory Challenge. *Ergonomics* **38**(9):1772–1792.

Melzack, R. 2001. Pain and the Neuromatrix in the Brain. *J Dent Educ* **65**(12):1378–1382.

Melzack, R., Stillwell, D.M., & Fox, E.J. 1977. Trigger Points and Acupuncture Points for Pain: Correlations and Implications. *Pain* **3**(1):3–23.

Meyers, R.A. 1999. Anatomy and Histochemistry of Spread-Wing Posture in Birds. *J Morphol* **233**(1):67–76.

Mills, S. 2005. Exeter University, Lecture Series, Complementary Health Studies.

Mitchell, J.H., & Schmidt, R.F. 1983. Cardiovascular Reflex Control by Afferent Fibers from Skeletal Muscle Receptors. In: Shepherd, J.T., et al. (eds), *Handbook of Physiology*, Sect. 2, Vol. III, Part 2, 623–658. American Physiological Society: Bethesda, MA.

Myers, T. 2013. *Anatomy Trains: Myofascial Meridians for Manual and Movement Therapists, 3rd edn*. Elsevier Science: Edinburgh.

Myklebust, B.M., Gottlieb, G.L., Penn, R.D., & Agarwal, G.C. 2004. Reciprocal Excitation of Antagonistic Muscles as a Differentiating Feature in Spasticity. *Annals Neurol* **12**(4):367–374.

Nakamura, H., Konishiike, J., Sugamura, A. & Takeno, Y. 1986. Epidemiology of Spontaneous Pneumothorax in Women. *Chest J* **89**(3):378–382.

Norris, C. 1998. *Sports Injuries: Diagnosis and Management*, 2nd edn. Butterworth: London.

Oschman, J. 1981. The Connective Tissue and Myofacial Systems. Privately published manuscript.

Oschman, J. 1989–90. How Does the Body Maintain Its Shape? A series of three articles that appeared in *Rolf Lines*, the news magazine for Rolf Institute members, Boulder, CO, ending with **18**(1):24–25.

Oschman, J. 1994. Sensing Solutions in Soft Tissues. *Guild News* (Guild for Structural Integration, Boulder, CO) **3**(2):22–25.

Oschman, J.L. 2003. *Energy Medicine in Therapeutics and Human Performance*. Butterworth Heinemann: Edinburgh.

Penfield, W.G., & Jasper, H.H. 1954. *Epilepsy and the Functional Anatomy of the Human Brain*. Little Brown: Boston, MA.

Plotnikoff, G.A., & Quigley, J.M. 2003. Prevalence of Severe Hypovitaminosis D in Patients with Persistent, Nonspecific Musculoskeletal Pain. *Mayo Clinic Proc* **78**(12):1463–1470.

Qerama, E., Kasch, H., & Fuglsang-Frederiksen, A. 2008. Occurrence of Myofascial Pain in Patients with Possible Carpal Tunnel Syndrome: A Single Blinded Study. *Eur J Pain* **13**(6):588–591.

Quintner, J., & Cohen, M. 1994. Referred Pain of Peripheral Nerve Origin: An Alternative to the Myofascial Pain Construct. *Clinical J Pain* **10**:243–251.

Ramachandran, V.S., & Blakeslee, S. 1999. *Phantoms in the Brain: Probing the Mysteries of the Human Mind*. Harper Perennial: New York.

Reitinger, A., Radner, H., Tilscher, H., et al. 1996. Morphologische Untersuchung an Triggerpunkten. *Manuelle Medizin* **34**:256–262.

Romanes, G.J. (ed.) 1972. *Cunningham's Textbook of Anatomy*, 11th edn. Oxford University Press: London.

Schaible, H. 2006. Peripheral and Central Mechanisms of Pain Generation. *Handbook Exp Pharmacol* **177**:3–28.

Schleip, R. 2003. Fascial Plasticity: A New Neurobiological Explanation. *J Bodywork Movement Ther* **7**(1):11–19 and **7**(2):104–116.

Schultz, R., & Feitis, R. 1996. *The Endless Web – Fascial Anatomy & Physical Reality*. North Atlantic Books: Berkeley, CA.

Shah, J., Phillips, T., Danoff, J., & Gerber, L. 2003. A Novel Microanalytical Technique for Assaying Soft Tissue Demonstrates Significant Quantitative Biochemical Differences in Three Clinically Distinct Groups: Normal, Latent and Active. *Archives Phys Med* **84**:9.

Shah, J.P., Phillips, T.M., Danoff, J.V., & Gerber, L.H. 2005. An In Vivo Microanalytical Technique for Measuring the Local Biochemical Milieu of Human Skeletal Muscle. *J Appl Physiol* **99**(5):1977–1984.

Shankland, W. 1996. *TMJ – Its Many Faces: Diagnosis of TMJ and Related Disorders*, 2nd edn. A N a D E M Inc.

Sharkey, J. 2008. *The Concise Book of Neuromuscular Therapy: A Trigger Point Manual*. Lotus Publishing / North Atlantic Books: Chichester, UK / Berkeley, CA.

Simons, D. 1988. Myofascial Pain Syndromes: Where Are We, Where Are We Going? *Arch Phys Med Rehabil* **69**: 207–212.

Simons, D. 1990. Muscular Pain Syndromes. *Adv Pain Res Ther* **17**:1–41.

Simons, D.G., Hong, C.-Z., & Simons, L.S. 2002. Endplate Potentials Are Common to Mid-fiber Myofascial Trigger Points, *Am J Phys Med Rehabil* **81**:212–222.

Simons, D.G., Travell, J.G., & Simons, L.S. 1998. *Travell and Simons' Myofascial Pain and Dysfunction: The Trigger Point Manual*, Vol. 1, 2nd ed. Lippincott Williams & Wilkins: Baltimore, MD.

Skelly, M., & Helm. A.: 1999. *Alternative Treatments for Fibromyalgia & Chronic Fatigue Syndrome*. Hunter House: Alameda, CA.

Skootsky, S.A., Jaeger. B., & Oye, R.K. 1989. Prevalence of Myofascial Pain in General Internal Medicine Practice. *West J. Med.* **151**(2):157–160.

Spaleholz, W. (date unknown). *Hand Atlas of Human Anatomy*, Vols. II and III, 6th edn. J.B. Lippincott: London.

Starlanyl, D.J., & Copeland, M.E. 2001. *Fibromyalgia and Chronic Myofascial Pain: A Survival Manual*, 2nd edn. New Harbinger Publications: Oakland, CA.

Starlanyl, D., & Sharkey, J. 2013. *Healing through Trigger Point Therapy: A Guide to Fibromyalgia, Myofascial Pain and Dysfunction*. Lotus Publishing / North Atlantic Books: Chichester, UK / Berkeley, CA.

Teachey, W.S. 2004. Otolaryngic Myofascial Pain Syndromes. *Curr Pain Headache Rep* **8**(6):457–462.

Thelen, M.D., Dauber, J.A., & Stoneman, P.D. 2008. The Clinical Efficacy of Kinesio Tape for Shoulder Pain: A Randomized, Double-Blinded, Clinical Trial. *J Orthopaed Sports Phys Ther* **38**(7):389–396.

Travell, J.G., & Simons, D.G. 1992. *Myofascial Pain and Dysfunction: The Trigger Point Manual*, Vol. 2. Lippincott Williams & Wilkins: Baltimore, MD.

Waldrop, M.M. 1992. *Complexity: The Emerging Science at the Edge of Order and Chaos*. Simon & Schuster: Englewood Cliffs, NJ.

Wang, F., & Audette, J. 2000. Electrophysiological Characteristics of the Local Twitch Response with Active Myofascial Pain of Neck Compared with a Control Group with Latent Trigger Points. *Am J Phys Med Rehabil* **79**:203.

Weis, J.T., Niel-Asher, S., Latham, M., et al. 2003. A Pilot Randomised Placebo Controlled Trial of Physiotherapy and Osteopathic Treatment for Frozen Shoulder. *British J Rheumatol* **42**(Suppl. 1):146.

Wilmore, J.H., & Costill, D.L. 1994. *Physiology of Sport and Exercise*. Human Kinetics: Champaign, IL.

Zinc, J. 1981. The Posterior Axillary Folds – A Gateway for Osteopathic Treatment of the Upper Extremities. *Osteopathic Annals* **9**(3):81–88.

Zohn, D., & Mennell, J.M. 1987. *Musculoskeletal Pain: Diagnosis and Physical Treatment*, 2nd edn. Lippincott Williams & Wilkins: Baltimore, MD.

索引

本書の索引の項目には「五十肩→肩関節周囲炎」というように、矢印で表記されているものがあります。これは略称・俗称に関する項目を意味しています。矢印前の用語に関する内容については、矢印先の用語で示されている掲載ページをご確認ください。

― あ ―

あい気（げっぷ）	17
アキレス腱炎	205, 207, 209, 215
握力低下	17
顎の痛み	91
足関節痛	220
足首の不安定性	17
足の痛み	217, 219
足の痛み（足背）	201
足の痛み（足底）	205
足の深層筋	218
足の浅層筋	216
阿是穴	33
アセチルコリン	24
アドバイス	43
アトラクタ	67
アナトミートレイン	36
息切れ	17
胃腸関連の疾患	89, 119
咽頭の痛み	89, 91
インピンジメント症候群	127, 137, 143, 145, 147
運動単位	23
衛生	48
栄養要因	34
腋窩神経障害	135
エネルギー危機説	38
塩化エチルスプレー	51
嚥下痛	89, 109
嚥下困難	17
嘔吐	17, 113, 115
オクルーザルスプリント	83

― か ―

外陰部痛	17
回外時の痛み	155
下位交差症候群	37
開口障害	83, 85, 87, 89, 91
開口制限	17
外側コンパートメント症候群	203
外側線	71
外反母趾	217, 219
カオス理論	67
踵の痛み	209, 215, 219
過換気症候群	93, 120, 133
鉤爪趾→鷲爪趾	
顎関節炎	87
顎関節症	17, 83, 85, 87, 89, 97
顎関節の痛み	83
下垂足	17
かすみ眼	17, 35
肩上部の痛み	125
肩の痛み	93
滑液包炎	119
滑走説	24
活動性トリガーポイント	41
過敏症	93
過敏性腸症候群（IBS）	17, 111
空咳	18
カリウムイオン	24
過流涎	35
眼圧上昇	17
間欠性跛行	179
眼瞼下垂	17, 35, 81, 95
眼周囲の痙攣	81
眼精疲労	81, 109
関節リウマチ	105, 119, 159, 169
感染	47
顔面、顎の痛み	125
顔面神経痛	95
関連痛	13, 33
関連痛パターン	41
気胸	47
機能障害（頚部）	105
脚長差	179, 181
逆流性食道炎	17
求心性収縮	26
急性痛	12
胸郭出口症候群	17, 50, 93, 133, 135, 145, 147, 171
狭心症	93, 103, 133
強直性脊椎炎	105, 183
胸痛	131

強皮症	157
協力筋	25
局所単収縮反応（LTR）	32
局所麻酔薬	46
虚血圧迫テクニック	20, 53, 81, 109, 125, 161, 175, 199
巨細胞性動脈炎	85
起立性めまい	95
筋外膜	22
筋原線維	22
筋収縮	24
筋周膜	22
筋線維	21
筋電図（EMG）	32
筋内膜	22
筋反射	24
筋紡錘	24
筋膜の発生学	28
筋力トレーニング	43, 64
車酔い	17
クロスブリッジ	22
経 穴	33
痙性腹痛	17
頚椎の痛み	125
頚部痛	99
頚部の痛み	105, 109, 125
頚部の凝り	109
月経困難	111, 115
血栓性静脈炎	205
結膜炎	17, 35
下 痢	17, 111, 113
肩関節周囲炎（五十肩）	139, 143, 145, 147, 149
肩甲胸郭関節障害	127
肩甲骨下神経障害（絞扼神経障害）	135
肩甲上神経障害	141
肩甲上腕関節炎	137, 149
肩甲肋骨症候群	129
検査（触診）	42
肩鎖関節炎	137, 149
幻肢痛	17, 93
肩 痛	152
肩峰下インピンジメント症候群	17
肩峰下滑液包炎	137, 139, 143, 149
睾丸の病変	17
行軍骨折→疲労骨折	
後 根	9
交差パターン	36
後 枝	9
後矢状線	72
後斜線	72
光線過敏症	17
後側コンパートメント症候群	205
広汎性トリガーポイント	41
後鼻漏	17
絞扼神経障害（尺骨神経、正中神経、橈骨神経）	50
絞扼神経障害→肩甲骨下神経障害	
声機能障害	17
股関節滑液包炎	117, 181
股関節や殿部の痛み	117
呼吸困難	131
五十肩→肩関節周囲炎	
鼓 腸	17, 113
骨格筋	21
骨盤痛	194
固定筋	26
こむら返り	17, 205
ゴルジ腱器官	24
ゴルフ肘	133, 151, 159
コントラクト リラックス／アンタゴニスト コントラクト（CRAC）	56
コントラクト リラックス／ホールド リラックステクニック（CRHR）	55

― さ ―

坐骨神経炎	181
坐骨神経痛	50, 117, 183, 185
作用点	27
三叉神経痛	81, 87, 95
3次元（3-D）治療	75
指 圧	33
姿 勢	36, 43
持続要因	42
膝蓋軟骨軟化症	193
膝 痛	187, 195
支 点	27
耳鼻咽喉科病変	89
耳 閉	17
耳閉感	89
斜角筋症候群	93
斜 頚	95, 109
しゃっくり	17
尺骨神経炎	159, 171
尺骨神経障害	135, 151
ジャンパー	193
ジャンプサイン	46
十字靭帯（不安定性）	211
柔軟性	28

項目	ページ
終板電位	24
手関節痛	172
手関節の痛み（手根骨）	165
手根管症候群	93, 157, 159, 163, 169
腫脹（足部）	18
腫脹（手）	18
腫脹（喉）	18
上位交差症候群	36
消化不良	18
上気道機能障害	18
踵骨骨棘	207, 209, 217, 219
上肢の痛み	93
静脈瘤	199
上腕骨外側上顆炎	163, 165, 167
上腕骨内側上顆炎	155, 159
上腕二頭筋腱炎	133, 141, 143, 149
除荷テーピングテクニック	58
触診	45
食品アレルギー	18
食欲不振	18
自律神経系	14, 34
自律神経症状	47
視力障害	17, 109
視力障害（弱視）	81
神経筋テクニック（NMT）	52
神経根障害	103, 117
神経根障害説	39
腎結石治療後	117
深後側コンパートメント症候群	215
深呼吸時の痛み	131
シンスプリント	18, 199, 207, 209, 213, 215
深前線	73
心臓、肺の問題	120
身体所見	42
靭帯の痛み	117
伸張性収縮	26
伸張性収縮テクニック	57
伸張反射	25
深部静脈血栓症（静脈瘤・間欠性跛行）	205, 215
シーバー病	205
錘内線維	24
随伴性（2次性）トリガーポイント	40
スターテクニック	59
頭痛	81, 83, 85, 87, 91, 95, 98, 105, 109, 125
ストレッチ	28, 43, 62
ストレッチ＆リリーステクニック	54
ストレッチポール	63
ストレンジアトラクター	68
スプレー＆ストレッチ	51
スーパートリガーポイント	69
生化学的要因	34
性交疼痛	18
精巣の痛み	111, 113, 115
静的ストレッチ	62
咳	18
脊髄分節	9
脊柱管狭窄症	117, 183
脊柱関節症	117
脊柱すべり症	117
脊椎関節症	105
石灰性腱炎（棘上筋）	147
石灰性腱炎ローテーターカフ腱炎	139
折鍼	48
背中の痛み	125
セルオートマトン	68
セルフケア	14
セルフマッサージ	63
線維筋痛症	33, 129
全か無の法則	23
占拠病変	119
前側コンパートメント症候群	199, 201
前根	9
前枝	9
前矢状線	73
喘息	93, 120, 131
仙腸骨炎	117, 175, 177, 179, 181, 183
疝痛	17, 18, 111, 115
相互抑制	27, 66
増殖療法	50
相反抑制テクニック（RI）	55
足関節の痛み	199
足底筋膜炎	18, 211, 215, 219
側頭筋腱炎	85
側頭動脈炎	85
足部痛	221
側弯症	117, 119
鼠径部の痛み	111, 113, 119
鼠径部の痛み（持続的）	189
足根管症候群	215

― た ―

項目	ページ
大後頭神経絞扼	79
大後頭神経痛	50
帯状疱疹	87, 131
大腿神経障害	119
大腿前面の痛み	119

大腿の痛み	185, 187	ドライニードリングテクニック	49
大腿部と下腿部の筋力低下	18	ドライニードリングの禁忌	48
大腿部の痛み	193	トリガーポイント	13
大転子滑液包炎	175, 177, 179	トリガーポイントオンデマンド	66
大転子の痛み	117	トリガーポイント統合仮説	37
タイプⅠ線維	35	トリガーポイントの定義	31
タイプⅡ線維	35	鳥肌	35
単収縮サイン	46	TOLA	15
知覚異常性大腿神経痛	50, 119, 189, 191		
知覚過敏	18	— な —	
乳首過敏症	18	内臓疾患	111, 113, 115
注射	46	内臓痛	103
中心（1次性）トリガーポイント	40	内臓の痛み	111
虫垂炎	119	ナトリウムチャネル	24
中枢性感作	39	涙目（過剰）	18
中枢神経系	9	難聴	17
聴覚過敏	17, 18	肉離れ	185
腸脛靭帯症候群	193	乳房過敏	131
聴力低下	17	尿細管アシドーシス（RTA）	91, 117, 131, 187
直腸過敏症	18	尿便失禁	18
椎間板疾患（頚部）	105	妊婦	48
椎間板症	175, 183	ニールアッシャーテクニック（NAT）	52, 74
椎間板症（腰部）	199	寝汗	18
椎間板痛	117	猫背	129
槌趾→ハンマー趾		ノブル	15
痛覚過敏	85		
痛風	213, 219	— は —	
ティーツェ病	133	胚形成	32
ディープストローキングマッサージ	53	バイトプレート	83
手首（外側）の痛み	155	背部の痛み	93
テニス肘（上腕骨外側上顆炎）		背部の痛み	115
	133, 151, 157, 161, 163, 165, 167	吐き気	18, 111, 113, 115
デュピュイトラン拘縮	157	歯ぎしり（ブラキシズム）	19, 83, 85, 87, 89
殿部の痛み	183	鼻づまり	18
テーピング	58	鼻水の増加	35
頭蓋下顎痛	87	パニック発作	93
橈骨神経障害	151	ばね指	159
等尺性運動	64	バネ指（母指）	18
等尺性運動後の筋伸張法（PIR：Post Isometric Relaxation）	55	バネ指（母指以外）	18
		歯の痛み	18, 83, 85, 91
等尺性収縮	26	鍼	33
等尺性収縮テクニック	57	バレット症候群	89
等張性運動	64	ハンマー趾（槌趾）	201, 213, 215, 217
等張性収縮テクニック	57	非活動性（潜在性）トリガーポイント	41
頭皮のヒリヒリ感	79	尾骨痛	175, 179, 183
徒手リンパドレナージテクニック（MLD）	54	尾骨の痛み	107
ドライアイ	81	膝裏の痛み	205, 207, 209, 211
ドライニードリング	46	膝折れ	193

非定型顔面痛	95
ビューティコ法	121
病理学的異常	103
疲労骨折（行軍骨折）	207, 209, 213, 217, 219
頻脈	18
フェルデンクライス	121
複合性局所疼痛症候群（反射性交感神経性ジストロフィー：RSD）	131, 157
複雑性理論	67
腹痛	18
副鼻腔炎	18, 87, 91, 95
副鼻腔炎の痛み	83
副鼻腔の痛み	81, 85
腹部の痛み	111
腹部膨満（腹部膨満感）	18
ふくらはぎの痛み	207, 209, 215
ブシャール結節	171
婦人科疾患	18
婦人科疾患による痛み	18
不整脈	18, 48
付属トリガーポイント	41
フッ素メタンスプレー	51
船酔い	17
ブラキシズム（歯ぎしり）	19
噴出性嘔吐	19
ヘバーデン結節	171
ヘルニア	119, 187, 189
変形性関節症	105, 211
変形性関節症（足関節）	19
変形性関節症（股関節）	19, 119, 177, 179, 181, 183, 187, 189, 203
変形性関節症（膝関節）	19
変形性股関節症	119, 177, 179, 181, 183, 187, 189, 203
片側顔面神経麻痺	95
片頭痛	81
便秘	19
扁平足	205, 213
ベーカー嚢腫	207, 209, 211
ベージェット病	105
棒	15
膀胱痛	19
膀胱の痛み	111
膨満感	115
ポジショナルリリーステクニック（PRT）	57
母趾の痛み	199
勃起不全（ED）	19
ホットゾーン	15, 59
ボツリヌス毒素A	46
保有パターン	67
ポリモーダル仮説	39
ホルネル症候群（眼瞼下垂）	81
ボール	15

— ま —

マイオセラピー（MT）	53
末梢神経系	9
末梢性感作	39
マッスルエナジーテクニック（MET）	56
眉毛の痛み	81
眉の痛み	85
マルチプルトリガーポイントテーピング	59
慢性痛	12
慢性閉塞性肺疾患（COPD）	120
耳鳴り	19, 83, 87
耳の痛み	83
むずむず脚症候群	18, 193
むずむず首	93
むちうち	93, 95, 105, 109, 125
胸の痛み	131
胸やけ	19, 113, 115
眼の痛み	19, 109, 125
眼の後ろの痛み	19
眼の奥の痛み	19
眼のかゆみ（眼の充血）	19
目の下の腫れ	83
眼の充血	17
めまい	19, 125
モートン神経腫	219
モートン神経痛	213, 215, 217

— や —

夜尿症	111, 113
指の痙攣	19
腰椎前弯増強	119
腰痛	19, 103, 122, 175, 179
腰背部の痛み	103, 107
翼状肩甲骨	131

— ら —

らせん線	71
ランナー膝	193
リウマチ性多発筋痛	85, 105
力学	27
力点	27
梨状筋症候群	183

流涎症（唾液の過剰分泌）	19
流涙症	35
リンパ節（腫脹）症	95, 187, 189
リンパ節（腫脹）症（鼠径部）	191
ロッキング（膝）	19
肋骨の痛み	115
ローテーターカフ腱炎	133, 137, 143, 145, 147
ローラー	15

— わ —

鷲爪趾（鉤爪趾）	201, 213, 215, 217

— 欧文 —

A帯	22
C5 - C6椎間板症（頚部）	93
Chapman反射ポイント	34
COPD→慢性閉塞性肺疾患	
CRAC→コントラクト リラックス／アンタゴニスト コントラクト	
CRHR→コントラクト リラックス／ホールド リラックス テクニック	
de Quervain's腱滑膜炎	155, 159, 161, 163, 165, 167, 169
ED→勃起不全	
EMG→筋電図	
Gebauer's spray & stretch	51
IBS→過敏性腸症候群	
ITPH	37
I帯	22
Janda	36
Janet Travell	11
L4 - L5椎間板症	119
LTR→局所単収縮反応	
MET→マッスルエナジーテクニック	
MLD→徒手リンパドレナージテクニック	
MT→マイオセラピー	
NAT→ニールアッシャーテクニック	
NAT理論	74
NMT→神経筋テクニック	
PIR：Post Isometric Relaxation→等尺性運動後の筋伸張法	
PNF（固有受容性神経筋促通法）	63
PRT→ポジショナルリリーステクニック	
RI→相反抑制テクニック	
RSD→複合性局所疼痛症候群（反射性交感神経性ジストロフィー）	
RTA→尿細管アシドーシス	
STAR	45
TART	45

筋肉名 index

― あ ―

円回内筋	154
横隔膜	120

― か ―

回外筋	166
回旋筋	106
外側翼突筋	86
外腹斜筋	110
顎二腹筋	90
眼輪筋	80
拮抗筋	25
胸鎖乳突筋	94
棘下筋	140
棘上筋	138
頚板状筋	108
肩甲下筋	144
肩甲挙筋	126
咬筋	82
後頚筋群	104
後脛骨筋	214
後斜角筋	92
広背筋	134

― さ ―

三角筋	136
指伸筋	164
膝窩筋	210
収束筋	23
手関節屈筋群	158
手関節伸筋群	162
主動筋	25
小円筋	142
小手筋	170
小殿筋	180
小菱形筋	128
上腕三頭筋	150
上腕二頭筋	148
脊柱起立筋	102
前鋸筋	130
前脛骨筋	198
前斜角筋	92
僧帽筋	124
足底筋	206

側頭筋	84

― た ―

大円筋	146
大胸筋	132
第3腓骨筋	202
大腿筋膜張筋	176
大腿四頭筋	192
大殿筋	174
大菱形筋	128
多裂筋	106
短腓骨筋	202
中斜角筋	92
中殿筋	178
長趾伸筋	200
長掌筋	156
長腓骨筋	202
長母趾伸筋	200
頭蓋表筋（後頭前頭筋）	78
頭板状筋	108

― な ―

内側翼突筋	88
内転筋	186

― は ―

羽状筋	23
ハムストリングス	184
腓腹筋	204
ヒラメ筋	208
腹横筋	112
腹直筋	114
平行筋	23
縫工筋	190
母指対立筋	168
母指内転筋	168

― や・ら・わ ―

腰方形筋	116
梨状筋	182
菱形筋群	128
輪状筋	23
腕橈骨筋	160

兆候・症状に対する
トリガーポイントチェックリスト

下記に示す兆候・症状がある場合、治療として考慮すべきトリガーポイントが存在する可能性の高い領域をまとめています。

顔面痛・頭痛・頚部痛に対するトリガーポイント

●顎関節（TMJ）と耳痛
- 咬筋 …………………………… 82
- 外側翼突筋 …………………… 86
- 内側翼突筋 …………………… 88
- 胸鎖乳突筋 …………………… 94

●頚部痛：前面
- 胸鎖乳突筋 …………………… 94
- 顎二腹筋 ……………………… 90
- 内側翼突筋 …………………… 88

●頚部痛：後面
- 僧帽筋 ………………………… 124
- 肩甲挙筋 ……………………… 126
- 多裂筋 ………………………… 106
- 頚板状筋 ……………………… 108
- 棘下筋 ………………………… 140

●歯痛
- 咬筋 …………………………… 82
- 顎二腹筋 ……………………… 90
- 側頭筋 ………………………… 84

●頭痛：前頭部
- 前頭筋 ………………………… 130
- 頭半棘筋 ……………………… 104
- 胸鎖乳突筋 …………………… 94
- 眼輪筋 ………………………… 80

●頭痛：側頭部（こめかみ周囲）
- 僧帽筋 ………………………… 124
- 胸鎖乳突筋 …………………… 94
- 頭半棘筋 ……………………… 104
- 頚板状筋 ……………………… 108
- 側頭筋 ………………………… 84

●頭痛：後頭部
- 胸鎖乳突筋 …………………… 94
- 顎二腹筋 ……………………… 90
- 僧帽筋 ………………………… 124
- 頭半棘筋 ……………………… 104
- 頚半棘筋 ……………………… 104
- 後頭筋 ………………… 78, 105, 125
- 側頭筋 ………………………… 84
- 頚板状筋 ……………………… 108

●頭痛：頭頂部
- 頭板状筋 ……………………… 108
- 胸鎖乳突筋 …………………… 94

●鼻腔痛：副鼻腔周囲
- 外側翼突筋 …………………… 86
- 眼輪筋 ………………………… 80
- 頭蓋表筋（前頭筋） ………… 78
- 咬筋 …………………………… 82
- 側頭筋 ………………………… 84
- 胸鎖乳突筋 …………………… 94

顔面痛・頭痛・頚部痛に対するトリガーポイント（続き）

●頬と顎の痛み

胸鎖乳突筋	94
咬筋	82
外側翼突筋	86
内側翼突筋	88
僧帽筋	124
顎二腹筋	90
頬筋	87, 89
眼輪筋	80

●眼周囲の痛み

眼輪筋	80
咬筋	82
後頭下筋群	79, 105, 109
僧帽筋	124
側頭筋	84
後頭筋	78, 105, 125
頚板状筋	108

腹痛・胸痛・腰痛に対するトリガーポイント

●胸痛：前面

大胸筋	132
斜角筋	92, 99, 172
胸鎖乳突筋（胸骨頭）	94
頚腸肋筋	102
外腹斜筋	110
横隔膜	120

●胸痛：側面

前鋸筋	130
広背筋	134
横隔膜	120

●背部痛：上部

斜角筋	92, 99, 172
肩甲挙筋	126
棘上筋	138
僧帽筋	124
多裂筋	106
菱形筋	128
頚板状筋	108
上腕三頭筋	150
上腕二頭筋	148

●背部痛：中部

腸腰筋	118
広背筋	134
胸腸肋筋	102
多裂筋	106
腹直筋	114

●腹痛

腹直筋	114
外腹斜筋	110
腹横筋	112
胸腸肋筋	102
多裂筋	106
腰方形筋	116

●腰痛

中殿筋	178
腸腰筋	118
胸最長筋	102
胸腸肋筋	102
腰腸肋筋	102
多裂筋	106
腹直筋	114

肩痛・上肢痛に対するトリガーポイント

●肩前面の痛み
三角筋前部線維 …………………………… 136, 141, 149
棘上筋 …………………………………………………… 138
棘下筋 …………………………………………………… 140
大胸筋 …………………………………………………… 132
上腕二頭筋 ……………………………………………… 148
上腕三頭筋長頭 ………………………………………… 150
広背筋 …………………………………………………… 134
斜角筋 …………………………………………… 92, 99, 172

●肩後面の痛み
小円筋 …………………………………………………… 142
棘上筋 …………………………………………………… 138
大円筋 …………………………………………………… 146
三角筋後部線維 ………………………………………… 136
肩甲挙筋 ………………………………………………… 126
肩甲下筋 ………………………………………………… 144
広背筋 …………………………………………………… 134
上腕三頭筋 ……………………………………………… 150
僧帽筋 …………………………………………………… 124

●上肢前面の痛み
斜角筋 …………………………………………… 92, 99, 172
棘下筋 …………………………………………………… 140
棘上筋 …………………………………………………… 138
上腕二頭筋 ……………………………………………… 148
上腕三頭筋 ……………………………………………… 150
上腕筋 …………………………………… 149, 152, 161, 167
三角筋前部線維 ………………………………… 136, 141, 149

●上肢後面の痛み
斜角筋 …………………………………………… 92, 99, 172
肩甲下筋 ………………………………………………… 144
棘上筋 …………………………………………………… 138
上腕二頭筋 ……………………………………………… 148
上腕三頭筋 ……………………………………………… 150
三角筋後部線維 ………………………………………… 136
広背筋 …………………………………………………… 134
小円筋 …………………………………………………… 142
大円筋 …………………………………………………… 146

前腕痛・手の痛みに対するトリガーポイント

●手関節内側の痛み
尺側手根屈筋 …………………………………… 162, 172
長橈側手根伸筋 ………………………………………… 162

●手関節外側の痛み
円回内筋 ………………………………………………… 154
尺側手根伸筋 …………………………………… 162, 172
（〈総〉指伸筋） ………………………………………… 164
回外筋 …………………………………………………… 166
母指対立筋 ……………………………………………… 168
母指内転筋 ……………………………………………… 168

●手と指の痛み
長掌筋 …………………………………………………… 156
短橈側手根屈筋 ………………………………………… 158
浅指屈筋 ………………………………………………… 158
小手筋 …………………………………………………… 170

●肘内側・前腕内側の痛み
手関節屈筋群 …………………………………………… 158
前鋸筋 …………………………………………………… 130
上腕三頭筋 ……………………………………………… 150
大胸筋／小胸筋 …………………………………… 132/152
長掌筋 …………………………………………………… 156
（総）指伸筋 …………………………………………… 164

●肘外側と前腕外側の痛み
回外筋 …………………………………………………… 166
腕橈骨筋 ………………………………………………… 160
長橈側手根伸筋 ………………………………………… 162
上腕三頭筋 ……………………………………………… 150
棘上筋 …………………………………………………… 138

●母指の痛み
腕橈骨筋 ………………………………………………… 160
長橈側手根伸筋 ………………………………………… 162
（総）指伸筋 …………………………………………… 164
回外筋 …………………………………………………… 166
母指対立筋 ……………………………………………… 168
母指内転筋 ……………………………………………… 168

殿部痛・大腿痛・膝痛に対するトリガーポイント

●大腿内側の痛み
- 恥骨筋 ……………………………………… 188
- 内側広筋 …………………………… 187, 192
- 薄 筋 ……………………………………… 191
- 大内転筋 …………………………………… 186
- 縫工筋 ……………………………………… 190

●大腿外側と股関節の痛み
- 小殿筋 ……………………………………… 180
- 外側広筋 …………………………………… 192
- 梨状筋 ……………………………………… 182
- 腰方形筋 …………………………………… 116
- 大腿筋膜張筋 ……………………………… 176
- 中間広筋 …………………………………… 192
- 大殿筋 ……………………………………… 174
- 大腿直筋 …………………………………… 192

●大腿前面の痛み
- 大腿直筋 …………………………………… 192
- 内側広筋 …………………………… 187, 192
- 長内転筋 …………………………………… 186
- 短内転筋 …………………………………… 186

●大腿後面の痛み
- 小殿筋 ……………………………………… 180
- 半腱様筋 …………………………………… 184
- 半膜様筋 …………………………………… 184
- 大腿二頭筋 ………………………… 184, 194
- 梨状筋 ……………………………………… 182

●膝内側の痛み
- 薄 筋 ……………………………………… 191
- 内側広筋 …………………………… 187, 192
- 大腿直筋 …………………………………… 192
- 縫工筋 ……………………………………… 190
- 長内転筋 …………………………………… 186
- 短内転筋 …………………………………… 186
- 半膜様筋 …………………………………… 184
- 半腱様筋 …………………………………… 184
- 腓腹筋（内側頭）………………………… 204

●膝外側の痛み
- 小殿筋（前方）…………………………… 180
- 大腿二頭筋 ………………………… 184, 194
- 外側広筋 …………………………………… 192
- 長腓骨筋 …………………………………… 202
- 腓腹筋（外側頭）………………………… 204

●膝前面の痛み
- 大腿四頭筋 ………………………………… 192
- 膝蓋靭帯 …………………………………… 195
- 大腿直筋 …………………………………… 192
- 長内転筋 …………………………………… 186
- 短内転筋 …………………………………… 186
- 内側広筋 …………………………… 187, 192

●膝後面の痛み
- 膝窩筋 ……………………………………… 210
- ヒラメ筋 …………………………………… 208
- 腓腹筋（外側頭）………………………… 204
- 腓腹筋（内側頭）………………………… 204
- 大腿二頭筋 ………………………… 184, 194
- 半膜様筋 …………………………………… 184
- 半腱様筋 …………………………………… 184

下肢痛・足首痛・足の痛みに対するトリガーポイント

●脚外側の痛み

腓腹筋 …………………………………… 204
小殿筋 …………………………………… 180
長腓骨筋 ………………………………… 202
短腓骨筋 ………………………………… 202
外側広筋 ………………………………… 192

●脚前面の痛み

前脛骨筋 ………………………………… 198
長内転筋 ………………………………… 186
短内転筋 ………………………………… 186

●脚後面の痛み

ヒラメ筋 ………………………………… 208
小殿筋 …………………………………… 180
腓腹筋 …………………………………… 204
半腱様筋 ………………………………… 184
半膜様筋 ………………………………… 184
長趾屈筋 ………………………………… 212
後脛骨筋 ………………………………… 214
足底筋 …………………………………… 206

●足関節内側の痛み

母趾外転筋 ……………………………… 216
長趾屈筋 ………………………………… 212

●足関節外側の痛み

長腓骨筋 ………………………………… 202
短腓骨筋 ………………………………… 202
第3腓骨筋第3腓骨筋 …………………… 202

●足関節前面の痛み

前脛骨筋 ………………………………… 198
第3腓骨筋第3腓骨筋 …………………… 202
長趾伸筋 ………………………………… 200
長母趾伸筋 ……………………………… 200

●足関節後面の痛み

後脛骨筋 ………………………………… 214
ヒラメ筋 ………………………………… 208

●足底の痛み

ヒラメ筋 ………………………………… 208
腓腹筋（内側頭） ……………………… 204
長趾屈筋 ………………………………… 212
後脛骨筋 ………………………………… 214
母趾外転筋 ……………………………… 216
骨間筋 …………………………… 170, 218

●足背の痛み

短趾伸筋 ………………………………… 202
短母趾伸筋 ……………………………… 218
長趾伸筋 ………………………………… 200
長母趾伸筋 ……………………………… 200
短母趾屈筋 ……………………………… 218
骨間筋 …………………………… 170, 218
前脛骨筋 ………………………………… 198

●踵の痛み

ヒラメ筋 ………………………………… 208
足底方形筋 ……………………………… 218
母趾外転筋 ……………………………… 216
後脛骨筋 ………………………………… 214

監訳をおえて

　本書は、イギリスのオステオパシー医であるSimeon Niel-Asher氏によってまとめられた、トリガーポイントのベストセラー『The Concise Book of Trigger Points (Third edition)』の翻訳書です。Simeon Niel-Asher氏はロンドンでトップ10に入るオステオパシー医であり、トリガーポイントの理論を応用した独自の方法「ニールアッシャーテクニック（NAT）」を創案した臨床家です。このテクニックは、トリガーポイントの概念をさらに発展させたものであり、特定の順序でトリガーポイントを刺激することで、脳の活性や筋肉の共同運動を変化させるというものです。実際、この治療はさまざまな慢性痛の新たな治療法として注目されています。

　なお、原書である『The Concise Book of Trigger Points』は、欧米を中心に幅広い臨床家の支持を受けており、トリガーポイントに関する入門書、参考書として最も評価の高い書籍です。第3版まで改訂版が出版され、版を新しくするごとに、興味深い内容が追加されています。

　第3版の特徴は、起始部・停止部、作用、トリガーポイントの出現部位や関連痛パターンなど治療に必要な基本情報、筋肉ごとの適応や鑑別診断、考慮すべき事柄や患者へのアドバイスに加えて、筋肉ごとに最適な治療手技がわかりやすくまとめられている点です。各筋肉別の最も効果的な手技が一目瞭然になっているため、臨床家にとって、とても使いやすく仕上げられています。監訳者として、本書が初学者から上級者までのトリガーポイントを学ぶすべての方に満足いただける内容であると確信しています。

　なお、本書の作成に際しては、読者が理解しやすいことを優先し、意訳しています。また、その内容が日本の状況にそぐわない場合には、関連文献を参考に内容の修正および追記を行ったため、原書とは異なる部分も存在します。お気づきの点については忌憚なくご意見をお聞かせいただければ幸いです。

　最後に、本書の翻訳・校正にあたり多大なるご協力いただいた皆川智美氏、ならびに本書の校正にご協力いただいた明治国際医療大学大学院 加納舞氏、増崎大希氏、大井康宏氏に感謝します。また、緑書房の秋元理氏、森川茜氏にも大いにお世話になったことを厚く御礼申し上げます。

2018年5月

伊藤和憲

著者プロフィール

Simeon Niel-Asher（シメオン・ニール アッシャー）

　1992年オステオパシー医資格取得。五十肩（frozen shoulder syndrome）に対する「ニールアッシャーテクニック™」の考案者であり、『イブニング・スタンダード（イギリス・ロンドンの夕刊紙）』において、ロンドンでトップ10に入るオステオパシー医の1人に選出された。治療、研究、執筆活動に取り組むとともに、ヨーロッパ、中東、アメリカで治療方法を指導するなど、精力的に活動している。哲学士（B.Phil.）、理学士（B.Sc）。

監訳者プロフィール

伊藤和憲（いとう・かずのり）

　1997年明治鍼灸大学（現：明治国際医療大学）鍼灸学部卒業、2002年同大学院博士課程修了。同学部臨床鍼灸学教室助手・助教を経て、2008年よりカナダのトロント大学に留学（Research Fellow）し、B J Seslle教授に師事する。帰国後、同教室准教授を経て、2015年より明治国際医療大学鍼灸学部臨床鍼灸学講座教授、ならびに明治国際医療大学附属京都桂川鍼灸院「mythos361」院長に就任。2017年からは同大学大学院研究科長および附属鍼灸センター長も務めている。その他、2006年より大阪大学医学部生体機能補完医学講座（現：統合医療学寄付講座）特任研究員、2012年からは厚生労働省地域医療基盤開発推進事業の統合医療における慢性痛研究班（セルフケア・鍼灸）班長を兼務している。

　主な著書に『痛みが楽になる トリガーポイント ストレッチ＆マッサージ』、『痛みが楽になる トリガーポイント 筋力トレーニング』（ともに緑書房）、監訳書に『トリガーポイント治療 セルフケアのメソッド』、『子供のためのトリガーポイントマッサージ＆タッチ』、『図解 スポーツ傷害とリハビリ治療のためのテーピング技術』、『頚部の手技療法－写真で学ぶ治療法とセルフケア－』、『複雑な症状を理解するためのトリガーポイント大事典』（いずれも緑書房）などがある。その他、論文多数。

翻訳者プロフィール

皆川陽一（みなかわ・よういち）

　2006年明治鍼灸大学（現：明治国際医療大学）鍼灸学部卒業、2011年明治国際医療大学大学院博士課程修了。現在は帝京平成大学ヒューマンケア学部鍼灸学科講師を務める。

齊藤真吾（さいとう・しんご）

　2008年明治鍼灸大学（現：明治国際医療大学）鍼灸学部卒業、2014年明治国際医療大学大学院博士課程修了。現在は平成医療学園専門学校鍼灸師科学科長を務める。

ビジュアルでわかる　トリガーポイント治療　増補改訂版

2018年7月1日　第1刷発行 Ⓒ

著　者	シメオン・ニールアッシャー Simeon Niel-Asher
監訳者	伊藤和憲
翻訳者	皆川陽一、齊藤真吾
発行人	森田　猛
発行所	株式会社 緑書房 〒 103-0004 東京都中央区東日本橋3丁目4番14号 TEL 03-6833-0560 http://www.pet-honpo.com
日本語版編集	秋元　理、森川　茜
デザイン・DTP	リリーフシステムズ
カバーデザイン	アクア
印刷・製本	図書印刷

ISBN 978-4-89531-334-6　Printed in Japan
落丁・乱丁本は弊社送料負担にてお取り替えいたします。

本書の複写にかかる複製、上映、譲渡、公衆送信（送信可能化を含む）の各権利は株式会社緑書房が管理の委託を受けています。

[JCOPY]〈（一社）出版者著作権管理機構　委託出版物〉
本書を無断で複写複製（電子化を含む）することは、著作権法上での例外を除き、禁じられています。本書を複写される場合は、そのつど事前に、（一社）出版者著作権管理機構（電話 03-3513-6969、FAX 03-3513-6979、e-mail：info@jcopy.or.jp）の許諾を得てください。また本書を代行業者等の第三者に依頼してスキャンやデジタル化することは、たとえ個人や家庭内の利用であっても一切認められておりません。